临床诊疗指南

辅助生殖技术和精子库分册

（2021修订版）

中华医学会生殖医学分会　编著

主　编　黄国宁　孙莹璞　孙海翔

副主编　邓成艳　黄学锋　刘　平　周灿权

人民卫生出版社

·北京·

版权所有，侵权必究！

图书在版编目（CIP）数据

临床诊疗指南. 辅助生殖技术和精子库分册:2021
修订版／中华医学会生殖医学分会编著. — 北京：人
民卫生出版社，2021.9（2024.9 重印）
 ISBN 978-7-117-32081-8

 Ⅰ. ①临… Ⅱ. ①中… Ⅲ. ①临床医学–技术操作规
程②试管婴儿–技术操作规程 Ⅳ. ①R4-65②R321-33

 中国版本图书馆 CIP 数据核字（2021）第 190444 号

人卫智网	www.ipmph.com	医学教育、学术、考试、健康，
		购书智慧智能综合服务平台
人卫官网	www.pmph.com	人卫官方资讯发布平台

临床诊疗指南
辅助生殖技术和精子库分册（2021 修订版）
Linchuang Zhenliao Zhinan
Fuzhushengzhijishu he Jingziku Fence（2021 Xiudingban）

编　　著：中华医学会生殖医学分会
出版发行：人民卫生出版社（中继线 010-59780011）
地　　址：北京市朝阳区潘家园南里 19 号
邮　　编：100021
E - mail：pmph @ pmph.com
购书热线：010-59787592　010-59787584　010-65264830
印　　刷：北京盛通数码印刷有限公司
经　　销：新华书店
开　　本：787×1092　1/16　　印张：17
字　　数：414 千字
版　　次：2021 年 9 月第 1 版
印　　次：2024 年 9 月第 3 次印刷
标准书号：ISBN 978-7-117-32081-8
定　　价：139.00 元

打击盗版举报电话：**010-59787491**　E-mail：**WQ @ pmph. com**
质量问题联系电话：**010-59787234**　E-mail：**zhiliang @ pmph. com**

编委（以姓氏笔画为序）

王秀霞　中国医科大学附属盛京医院
王晓红　空军军医大学唐都医院
邓成艳　中国医学科学院北京协和医院
卢文红　国家卫生健康委科学技术研究所
冯　云　上海交通大学医学院附属瑞金医院
师娟子　西北妇女儿童医院
伍琼芳　江西省妇幼保健院
全　松　南方医科大学南方医院
刘　平　北京大学第三医院
刘万鹏　哈尔滨医科大学附属第一医院
刘睿智　吉林大学第一医院
孙莹璞　郑州大学第一附属医院
孙海翔　南京大学医学院附属鼓楼医院
沈　浣　北京大学人民医院
宋学茹　天津医科大学总医院
张松英　浙江大学医学院附属邵逸夫医院
张学红　兰州大学第一医院
张清学　中山大学孙逸仙纪念医院
陈秀娟　内蒙古医科大学附属医院
周灿权　中山大学附属第一医院
胡　蓉　宁夏医科大学总医院
冒韵东　南京医科大学第一附属医院
徐　阳　北京大学第一医院
高　颖　华中科技大学同济医学院附属协和医院
黄元华　海南医学院第一附属医院
黄国宁　重庆市妇幼保健院
黄学锋　温州医科大学附属第一医院
梁晓燕　中山大学附属第六医院
滕晓明　同济大学附属第一妇婴保健院

3

序

历经十余年的临床实践、经验积累和试验研究，中华医学会生殖医学分会专家共同努力，把《临床诊疗指南——辅助生殖技术和精子库分册（2021修订版）》修订、再版，奉献给社会，奉献给同道，就显得更有意义、更有价值。

以试管婴儿的诞生为代表的人工辅助生育技术，让我们重新翻开了认识生命终极奥秘的篇章。这就是罗伯特·爱德华（Robert Edward）的卓越贡献，也许他在1977年成就的不仅仅是一个试管婴儿，而是拉开了人或人产生秘剧的沉重帷幕！现今，已有近千万的试管婴儿诞生，又进一步发展了各种的人工助孕或者辅助生育的技术，包括遗传、遗传缺陷的干预等，这也是本书要全面论述的主要内容。

我很欣赏本书把伦理问题放在辅助生殖技术的开宗明义第一篇。我以为，伦理问题是辅助生育技术的首要问题，或者基本问题，甚至是未来发展的决定性问题。辅助生育不是一般的医疗技术，它涉及人、人的诞生，涉及家庭、社会、国家，人文是科学的脊梁。技术是天使，也可以是魔鬼，正如基因编辑，是一个不错的技术，但是用的不对、用的不正，也会出现问题，甚至是严重的问题。因此，涉及伦理的各种问题，或者道德问题、法律问题，都应该周全考虑、全面解决。

其次就是技术管理，包括从基础到临床，从实验到实施的结合与转化。管理应该作为不孕不育、能孕能育、如何孕育的全周期管理。从检查诊断、药物治疗，手术治疗或者人工授精、体外受精胚胎移植等，包括男方、女方、精子库的各种问题的全面统筹管理，而不是追求或炫耀某种技术，或者某种及率。对于可能出现的各种状况和并发问题都应该予以注意。所幸，这些问题在本书中都有全面、系统、详尽的论述或者令人信服的回答。

从1988年张丽珠教授造就了中国大陆第一个试管婴儿以后的33年，我国的人工辅助生育技术有了长足的发展。可以说，我们拥有了该方面的各种技术，而且形成了可观的技术队伍，诚如本书的专家作者群。

我国是一个人口大国，也是一个人口发展，经济、文化、医疗卫生发展的大国，生育政策、生育调控是关系着国计民生、社会进步与民族繁衍的重要事业，因此辅助生育技术具有很强的社会性和政策性。所以，本书的出版不仅是推行一种医疗技术，实际也是一项利国利民、兴业兴邦的重要行动。我们感谢主编和作者们，不仅为不孕不育夫妇带来了福音，也为国家和社会带来了福音！

郎景和

二〇二一年秋

前　言

　　《临床诊疗指南——辅助生殖技术和精子库分册》(2021修订版)是由中华医学会生殖医学分会组织专家和学者编写的指导全国辅助生殖技术医务工作者诊断及治疗行为的学术著作,本书的编写和出版主旨是对辅助生殖技术临床医务人员的医疗、护理等技术操作行为提出具体的要求,使辅助生殖技术临床医务人员的医疗工作有章可循、有据可依。有利于提高辅助生殖技术临床医务人员的综合素质和医疗质量;有利于加强对辅助生殖技术的管理;使这项技术安全有效地服务于不孕不育人群。

　　《临床诊疗指南——辅助生殖技术和精子库分册》于2009年正式出版发行,至今已12年,这个阶段也是国内外辅助生殖技术水平飞速发展的阶段,临床治疗成功率显著提高,辅助生殖技术的理论水平也取得了很大的进展,不断出现的新技术和新方法广泛应用于辅助生殖技术治疗中。我国从事辅助生殖技术治疗的机构也在不断增加,根据国家卫生健康委员会公布的数据,截至2020年年底,我国经批准开展辅助生殖技术的医疗机构生殖医学中心共计536家,精子库27家,每年实施辅助生殖技术治疗周期近100万个,出生试管婴儿约50万名。辅助生殖技术的飞速发展的同时也带来了一些亟待解决的问题,如高龄患者的增加、多胎妊娠等并发症的增加。为了适应辅助生殖技术理论水平进步以及新技术的应用等,特此修订本书。

　　本次修订在保留了原书的结构和框架的基础上,增加了男性不育症治疗、未成熟卵母细胞体外成熟、卵母细胞冻融及生育力保存等章节,并对女性不孕症药物治疗、女性不孕症手术治疗等章节进行了细化和技术更新。

　　全书共分为十八章,在保持原书科学性、权威性以及指导性的基础上,除了对相关内容进行了更新外,更注重实用性和可操作性,力求做到指导性和操作性兼顾,以便更好地指导广大辅助生殖技术临床医务人员的临床治疗工作,供全国辅助生殖技术临床医务人员在医疗实践中遵循。

　　本次修订还得到了中华医学会生殖医学分会全体委员及其他专家的支持和帮助,尤其是中华医学会生殖医学分会副秘书长邵小光教授、委员高颖教授以及工作秘书胡琳莉教授等专家的大力支持!在此表示衷心的感谢。本书参编人员多数在临床一线工作,在繁忙工作中完成了对本书的编写,虽然经过反复论证、反复征求意见、反复修改,仍难免存在一些不足之处,本书出版之际,恳切希望各位同道在实施过程中发现问题并及时反馈给我们,欢迎发送邮件至邮箱 renweifuer@pmph.com 或扫描封底二维码,关注"人卫妇产科学",对我们的工作予以批评指正,以期再版修订时进一步完善。希望本书能更好地指导临床工作,促进我国辅助生殖技术事业的发展。

黄国宁　孙莹璞　孙海翔
中华医学会生殖医学分会
2021 年 10 月

目　　录

第一篇　伦理与管理

第一章　人类辅助生殖技术伦理

第一节　医学伦理学的基本原则

一、医学伦理学的定义

医学伦理学是运用一般伦理学的理论、方法、道德原则,解决医疗卫生实践和医学科学发展过程中,人与人、人与社会、人与自然关系的道德问题的一门学问,是一般伦理学原则在医学领域中的应用。

二、医学伦理学的发展历程

医学的出现使人群中分化出专门从事医疗活动的人员,系统的医疗行为是人类独特的行为活动,伴随着医疗行为的出现,有关医师职业道德的论述应运而生,医学伦理学也由此逐渐发展并完善起来。

医学伦理学的第一个阶段是医学伦理思想的雏形阶段。一直延续到 19 世纪,主要关注于医师的个人修养、职业道德、行为规范和医患关系。公元前 4 世纪的《希波克拉底誓词》即提出医师应根据自己的"能力和判断",采取有利于患者的措施,保守患者的秘密。我国最早的医学著作《黄帝内经》中提出医者以治病救人为己任,首先要谦虚谨慎、礼仪待人,其次要学风端正、方法灵活,还要了解患者、不分贵贱、不为功名、不图利禄。东汉名医张仲景在《伤寒杂病论》序言中批评当时社会上热衷于功名利禄的那些人,反对"竞逐荣势,企踵权豪,孜孜汲汲,唯名利是务。"强调医师必须要多为患者着想。孙思邈在《大医精诚》中指出:"凡大医治病,必当安神定志,无欲无求""医人不得恃己所长,专心经略财物,但作救苦之心。"

第二个阶段是近代医学伦理学阶段,医学伦理学发展成为一个正式的学科。1803 年,英国医学家、医学伦理学家帕兹瓦尔(Thomas Percival)在其为英国曼彻斯特医院起草的《医院及医务人员行动守则》基础上,撰写了世界上第一部《医学伦理学》(*Medical Ethics*)著作,标志着医学伦理学学科的诞生。1847 年,新成立的美国医学会(American Medical Association,AMA)直接引用帕兹瓦尔的《医学伦理学》制定了医学伦理准则。1948 年和 1949 年,世界医学联合会分别通过了《日内瓦宣言》(*Geneva Declaration*)和《医学伦理学法典》(*The Code of Medical Ethics*)两个伦理学法典。指出医务人员要首先关心患者的健康问题,并将之置于头等重要的地位,应无例外地保守患者的秘密,对其事如兄弟,坚持光荣而崇高的医业传统。

第三个阶段是生命伦理学阶段,20 世纪 60 年代以后,迅猛发展的医学以及相关生物基础学科和技术给临床医疗行为带来了巨大的影响,随之生命伦理学逐渐兴起。1970 年,美国生物学家 Van Rensselar Potter 撰写了《生命伦理学——通向未来的桥梁》(*Van Rensselar Potter*)一书,首次提出生命伦理学(bioethics)的概念,其中生命(bio)主要指人类生命,但有时也涉及动物生命和植物生命以至生态;伦理学(ethics)是对人类行为的规范性研究。生命伦理学是运用伦理学的理论和方法,在跨学科、跨文化的情境中,对生命科学和医疗保健的伦理学方面(包括决定、行动、政策、法律)所进行的系统研究。

三、医学伦理学基本原则

1989 年,美国的比彻姆和查尔瑞斯(TL. Beauchamp & JF. Childress)在《生物医学伦理学原则》(*Principle of Biomedical Ethics*)一书中提出了四个原则:不伤害原则、有利原则、公正原则和自主性原则,逐渐得到了国际医学伦理学界的广泛接受。

1. **不伤害原则** 是指在医疗诊治活动中不使患者身心受到伤害。生物医学中的"伤害"主要指躯体伤害(包括疼痛、残疾和死亡)、精神伤害及其他如经济损失等的伤害。在医疗活动中,合理的治疗手段也会有伴随诸如药物和手术的副作用导致的躯体伤害,然而即使是在无意的情况下,这些伤害也都有可能发生在患者身上。医务人员可以预知某些医疗活动可能带来的伤害,而有些在错综复杂情况下发生的伤害,又会超出医务人员的预知范围。不伤害原则对医师的具体要求是:强化以患者为中心的动机和意识,恪尽职守,正确处理审慎与胆识的关系,经过风险/治疗、伤害/受益的比较评价,选择最佳诊治方案,并在实施中尽最大努力,坚决杜绝有意和责任伤害,把不可避免但可控伤害控制在最低限度以内,千方百计防范无意识伤害以及意外伤害的出现。不伤害原则是一种底线要求,是消极义务要求。

2. **有利原则** 狭义的有利原则是指医务人员在医疗活动中把对患者健康有利放在第一位并为患者谋利益的伦理原则。广义的有利原则要求医务工作者的行为不仅有利于患者的康复,而且有利于医学事业和医学科学的发展,有利于促进人群和人类健康。有利原则要求医务人员的行为要与解除患者的痛苦有关,在医疗活动对患者利害共存的时候,要能使医疗行为给患者带来最大的利益和最小的伤害,并且在不会给他人带来太大伤害的前提下使患者受益。有利原则不仅仅是减少伤害,更是一种积极义务要求。

3. **尊重原则** 是指医护实践中,对患者的人格尊严及其自主性的尊重。依照这个原则,知情同意和保护患者隐私都成为对医务工作者最起码的要求。尊重原则要求医务人员:①平等尊重患者及其家属的人格与尊严。②尊重患者知情同意和选择的权利,而对于缺乏或丧失知情同意和选择能力的患者,应该尊重家属或监护人的知情同意和选择的权利。③要履行帮助、劝导,甚至限制患者选择的责任。知情同意和选择是在医务人员提供正确、适量、适度的信息并让患者理解的前提下,让患者自由行使的同意和选择。在患者的选择与他人、社会的利益发生了矛盾时,医务人员要协助患者进行调整,以履行对他人、对社会的责任,同时使患者的损失最小化;如果患者的选择可能会对他人的健康和生命构成威胁或对社会造成严重危害,那么医务人员限制患者的选择是符合伦理原则的。另外,医师的特殊干涉权只在患者缺乏正常人的行为能力时才发生效力。

4. **公正原则** 是指根据一个人的义务或应得而给予的公平、平等和恰当的对待,一个人所享有的权利与他所履行的义务相等,是社会公正的根本原则。公正原则可区分为报偿性公正(retributive justice)、程序性公正(procedural justice)和分配性公正(distributive

justice)，又可分为形式公正和实质公正。形式公正指同样的人应予以同样对待，不同的人应予以不同对待，但是没有指出依据什么内容来进行这样的对待。实质公平则为分配提供了实质性根据，如按照需要、贡献、努力或者美德等来进行分配等。在医疗实践中，公正原则要求医务人员公正对待不同性别、阶层以及不同身体状况的患者，还要公平对待医疗资源的分配。完美解决医疗资源的分配是一件困难的事情，稀缺资源的有偿使用使不同经济能力的人形成不平等，经济发展不同的地区之间也存在不平等，这些都是当前社会所要解决的问题。公正是现代社会有序、有效发展的道德保证。

第二节　人类辅助生殖技术伦理规范及原则

为使人类辅助生殖技术（assisted reproductive technology，ART）健康、有序、良好的发展，避免技术滥用，危害个人、家庭及社会利益，生殖医学工作者在临床、科研、教学活动中必须严格遵循辅助生殖伦理规范和原则。以道德规范为基础，结合人文观念和法律法规，规范人类辅助生殖技术实践中的行为，使之更符合社会伦理道德的要求，把技术的负面影响降至最低点。

一、人类辅助生殖技术伦理规范的七项基本原则

我国卫生部于 2003 年颁布的 176 号文件中，《人类辅助生殖技术和人类精子库伦理原则》是我国辅助生殖伦理学的规范性文件，目的在于安全、有效、合理地实施人类辅助生殖技术，保障个人、家庭以及后代的健康和利益，维护社会公益性。具体包括七大伦理原则：

（一）有利于患者的原则

1. 综合考虑患者病理、生理、心理及社会因素，医务人员有义务告诉患者目前可供选择的治疗手段、利弊及其所承担的风险，在患者充分知情的情况下，提出有医学指征的选择和最有利于患者的治疗方案。

2. 禁止以多胎和商业化赠卵为目的的促排卵。

3. 不育夫妇对实施人类辅助生殖技术过程中获得的配子、胚胎拥有其选择处理方式的权利，技术服务机构必须对此有详细的记录，并获得夫、妇或双方的书面知情同意。

4. 患者的配子和胚胎在未征得其知情同意情况下，不得进行任何处理，更不得进行买卖。

（二）知情同意的原则

1. 人类辅助生殖技术必须在夫妇双方自愿同意并签署书面知情同意书后方可实施。

2. 医务人员对具有人类辅助生殖技术适应证的夫妇，须使其了解实施该技术的必要性、实施程序、可能承受的风险以及为降低这些风险所采取的措施、该机构稳定的成功率、每周期大致的总费用及药物选择等与患者作出合理选择相关的实质性信息。

3. 接受人类辅助生殖技术的夫妇在任何时候都有权提出中止该技术的实施，并且不会影响对其今后的治疗。

4. 医务人员必须告知接受人类辅助生殖技术的夫妇及其已出生的孩子随访的必要性。

5. 医务人员有义务告知捐赠者对其进行健康检查的必要性，并获取书面知情同意书。

（三）保护后代的原则

1. 医务人员有义务告知受者通过人类辅助生殖技术出生的后代与自然受孕分娩的后代享有同样的法律权利和义务,包括后代的继承权、受教育权、赡养父母的义务、父母离异时对孩子监护权的裁定等。

2. 医务人员有义务告知接受人类辅助生殖技术治疗的夫妇,他们通过对该技术出生的孩子(包括对有出生缺陷的孩子)负有伦理、道德和法律上的权利和义务。

3. 如果有证据表明实施人类辅助生殖技术将会对后代产生严重的生理、心理和社会损害,医务人员有义务停止该技术的实施。

4. 医务人员不得对近亲间及任何不符合伦理、道德原则的精子和卵母细胞实施人类辅助生殖技术。

5. 医务人员不得实施代孕技术。

6. 医务人员不得实施胚胎赠送助孕技术。

7. 在尚未解决人卵细胞质移植和人卵核移植技术安全性问题之前,医务人员不得实施以治疗不育为目的的人卵细胞质移植和人卵核移植技术。

8. 同一供者的精子最多只能使 5 名妇女受孕。

9. 医务人员不得实施以生育为目的的嵌合体胚胎技术。

（四）社会公益原则

1. 医务人员必须遵守相关法律法规及技术规范,如禁止为单身妇女女性实施人类辅助生殖技术等。

2. 根据《中华人民共和国母婴保健法》,医务人员不得实施非医学需要的性别选择。

3. 医务人员不得实施生殖性克隆技术。

4. 医务人员不得将异种配子和胚胎用于人类辅助生殖技术。

5. 医务人员不得进行各种违反伦理、道德原则的配子和胚胎实验研究及临床工作。

（五）保密原则

1. 互盲原则。凡使用供精和赠卵实施的人类辅助生殖技术,供方与受方夫妇应保持互盲、供方与实施人类辅助生殖技术的医务人员应保持互盲、供方与后代保持互盲。

2. 机构和医务人员对使用人类辅助生殖技术的所有参与者(如卵子捐赠者和受者)有实行匿名和保密的义务。匿名是藏匿供体的身份;保密是藏匿受体参与配子捐赠的事实以及对受者有关信息的保密。

3. 医务人员有义务告知捐赠者不可查询受者及其后代的一切信息,并签署书面知情同意书。

（六）严防商业化的原则

1. 机构和医务人员对要求实施人类辅助生殖技术的夫妇,要严格掌握适应证,不能受经济利益驱动而滥用人类辅助生殖技术。

2. 供精、赠卵只能以捐赠助人为目的,禁止买卖,但是可以给予捐赠者必要的误工、交通和医疗补偿。

（七）伦理监督的原则

1. 为确保以上原则的实施,实施人类辅助生殖技术的机构应建立人类辅助生殖技术伦理委员会,并接受其指导和监督。

2. 人类辅助生殖技术伦理委员会应由医学伦理学、心理学、社会学、法学、生殖医学、护理学专家和群众代表等组成。

3. 人类辅助生殖技术伦理委员会应依据上述原则对人类辅助生殖技术的全过程和有关研究进行监督，开展生殖医学伦理宣传教育，并对实施中遇到的伦理问题进行审查、咨询、论证和建议。

二、人类辅助生殖技术伦理规范的相关原则

人类辅助生殖伦理学与生命伦理学、医学伦理学具有相通之处，是伦理学在辅助生殖技术中的具化，而且各个伦理原则之间相辅相成，相互包容。除严格遵守《人类辅助生殖技术和人类精子库伦理原则》中的七大伦理原则之外，人类辅助生殖技术中还涉及的伦理原则有：

(一) 尊重原则

在辅助生殖技术中，尊重原则是所有伦理原则中最重要的。尊重原则是指对能够自主的患者自主性的尊重，同时包括尊重配子和尊重胚胎。胚胎是人类生物学生命，具有发育成为人的潜能，更应该得到人的尊重。

(二) 自主原则

自主原则是指在医疗活动中患者有独立的、自愿的决定权，是维系医患之间的服务与被服务关系的核心。自主原则的实现有其必要的前提条件：①要保证医务人员为患者提供适量、正确并且患者能够理解的诊疗护理信息。②要保证患者有正常的自主能力，情绪是正常的，决定是经过深思熟虑并与家属讨论过的。③要保证患者自主性的选择和决定不会与他人利益、社会利益发生严重的冲突。

(三) 公正原则

公正原则首先体现在具有同样需求的不孕症患者，应该得到同样的医疗待遇、同样的服务态度和医疗水平，不能因为医疗以外的其他因素，如民族、性别、职业、信仰、党派、国籍和血缘等条件而亲此疏彼。其次，公正原则还体现在对不同医疗需要的患者，给予不同的医疗对待。公正原则不否认人人均有的生命和健康的权利，但也不是人人都应得到平均的医疗保健和照顾。给予不同需要的患者以平均的医疗资源、医疗照顾待遇，也是一种不公正。在稀有医疗资源分配中就应以医疗需要为首要条件。公正除了对就医患者的公正外，还应考虑对子代、利益相关方乃至社会公益的公正。

(四) 严禁技术滥用原则

辅助生殖技术属于限定使用技术，其中包含一些探索性使用技术，如人造配子技术、人卵胞浆移植及核移植技术、线粒体移植技术等，这些技术在未得到临床数据的支持下，不得用于以生育为目的的临床治疗；以生育为目的禁止使用技术，如克隆人的技术、配子混合使用技术、代孕技术、胚胎赠送等。探索使用技术可以经过正规程序审批后进行探索性使用，禁止使用技术则是坚决禁止的。

(五) 辅助检查的伦理原则

辅助检查的伦理原则是指医务人员在医疗辅助检查活动中必须遵循的道德规范。辅助检查的道德规范是：①不能滥用各种检查。辅助检查要有疾病诊断指征的根据，有计划、有目的地选择必要的检查项目，以解决诊断和治疗的问题。②辅助检查的程序应该是先简单

后复杂、先无创后有创、先费用少后费用高。这个程序原则不仅符合医学目的,而且也符合患者利益。医师要慎重选择辅助检查,不到非用不可时不轻易做检查,没有把握的新检查手段不能乱用。

(六) 用药的伦理原则

用药的伦理原则是指医疗用药活动中必须遵守的道德规范。辅助生殖工作者在用药问题上应持谨慎态度、以科学和伦理为基础、按最优化原则慎重选择用药。用药伦理原则具体是:①禁止不合理用药。凡违背医药学原理的,或不符合患者病情和生理状况的用药,属于不合理用药或滥用药物。②用药既要看到近期疗效,也要注意远期不良影响。在用药取得最佳近期疗效的同时,还要考虑药物蓄积可能对患者生命质量的影响,应考虑患者的长远效应。③坚持医疗原则用药。不能为了获取经济效益而滥开药物处方,增加患者的负担。同时也要拒绝少数患者的无理要求,不能迎合患者的好恶而多用药、用与疾病无关的保健类药等。

(七) 严防医源性疾病原则

严防医源性疾病原则是指患者在诊治或预防疾病过程中由于医学的某种原因,包括药物、诊疗措施、医务人员的行为和言语以及由错误的医学理论或实验导致的疗法等因素所引起的疾病。

(八) 不伤害原则

不孕症患者的治疗中,对剩余配子与胚胎的研究以及未来的临床应用研究中,如果出现利弊并存的矛盾,在权衡利弊时,应采取"两害相权取其轻"的原则,并尽可能采取措施予以避免。对研究者和临床应用者的计划和行为要作出科学的判断,如对人体有可能出现伤害的情况,应立即停止。

(九) 双重效应原则

双重效应原则是一种对医疗措施和行为进行道德评价的原则。任何医疗措施都具有两重性或双重效应。某一医疗措施的目的是好的,而且也可以带来明确的正面效应,这是医疗行为的直接效应,亦称第一效应;同时也会伴随着不可避免的技术性伤害,如药物的毒副作用、手术的并发症等,这是医疗行为的间接效应,亦称第二效应,但不是此行为的目的。双重效应原则认定对医疗行为的道德判断以第一效应为主。在辅助生殖技术应用双重效应原则时,必须符合两个要素:一是医疗行为的目的必须是指向第一效应的,即医务人员的动机必须是有利于患者的;二是权衡各方面的价值利弊,医疗措施的第一效应必须大于第二效应,对患者是有益的、有利的、有好处的。

(十) 最优化原则

即在选择诊疗方案时,要以最小的代价获得最大的诊疗效果。最优化原则要求医务人员在进行临床思维和实施诊治方案时,追求医疗行为中的技术性与伦理性的统一,主要内容有:①疗效最好。指诊疗效果从当时医学科学发展的水平来说是最佳的,或在当时当地是最好的。其中包括治疗方案最佳、选用药物最佳、手术方案最佳等。②安全无害。指尽可能地减轻对患者的伤害。在治疗效果相当的情况下选择最安全、伤害最小的诊疗方案。对必须实行但又有一定伤害或危险的诊疗手段,应尽力使伤害减少到最低限度,并保证患者的生命安全。③痛苦最小。在保证诊疗效果的前提下,采用的诊疗方案应尽可能注意减轻患者的痛苦,包括疼痛、血液损耗、精力消耗等。有些非常规性的特殊检查,只能在必须的、有针对性且并有保护措施的情况下才能使用。④耗费最少。在保证诊疗效果的前提下,医务人员在选择诊断手段、治疗方案和选用药物时,应当多方面权衡,考虑患者的经济负担和社会医药资源的消耗。

第三节　人类辅助生殖技术伦理委员会

一、组 织 结 构

2003年,卫生部颁布的176号文件《人类辅助生殖技术和人类精子库伦理原则》中明确在实施ART的医疗机构应建立"生殖医学伦理委员会",将建立生殖医学伦理委员会作为批准从事ART业务医疗机构的必要条件;2007年,颁布了《伦理审查委员会和伦理审查管理办法》,来规范科学研究行为。辅助生殖技术伦理委员会(以下简称"委员会")必须遵守国家宪法、法律等各项国家政策,尊重社会道德风尚和中华民族道德传统,汲取国内外最先进的生命伦理学成就,坚持理论联系实际,团结各相关领域的专家和各界人士,研究现实的医学伦理学问题与难题,保证医院及医务活动规范而有序的运转,为维护患者和公民的各项相关权益而积极工作。

1. 委员会由所属的法人医疗机构组织成立,并发文登记备案。

2. 委员会设主任1名,主持伦理委员会工作;设副主任1~2名,协助主任工作;设秘书1名,承办日常工作。所有委员均为兼职人员。

3. 委员会的组建应符合国家相关的管理规定。成员由医学伦理学、心理学、社会学、法学、生殖医学、护理专家和群众代表等组成,按每个学科方向和专业背景分类,至少7人组成,一般可为11~15人(单数),以能够有效地行使其职责的人数为准,建议外单位人数应不少于1/3,并有不同性别的委员。

4. 如果工作需要补充人员,需经过医疗机构批准。有特殊问题,可临时聘请有关人员参加工作。

5. 委员会应制定标准操作规程和制度,以确保伦理审查工作的规范性与一致性。内容至少包括以下几个方面:

(1)标准操作规程与伦理审查申请指南的制定。

(2)委员会的组织与管理:委员会的组建、伦理审查的保密措施、利益冲突的管理、委员与工作人员的培训等。

(3)伦理审查的方式:会议审查与紧急会议审查、快速审查。

(4)伦理审查的流程:审查申请的受理与处理、初始审查、跟踪审查、审查决定的传达。

(5)会议管理:会议准备、会议程序、会议记录。

(6)文件与档案管理:建档、保存、查阅与复印。

6. 委员会应有书面文件说明伦理委员会的组织构架、主管部门、委员会职责,以及成员的资质要求、任职条件和任期、工作职责,建立选择与任命伦理委员会委员与秘书的程序等。

7. 委员会的工作直接向所在医疗机构负责。

二、辅助生殖技术伦理委员会委员要求

1. 辅助生殖技术伦理委员会委员(以下简称"委员")由医疗机构聘任。

2. 委员具有参加委员会会议的权利和义务。享有表决权、选举权和被选举权,并享有对委员会的工作提出批评建议和监督的权利。

3. 委员不得违反国家的法规和技术部门根据国家法规制定的工作制度。

4. 委员不得私自对外公布伦理检查的结果和在委员会内部有争议且未形成决议的问题,对外公布信息需经医疗机构的同意。

三、伦理决议的形成

(一)决议的形成程序和方式

1. 提案由书面方式提出。以下情况为有效提案:

(1)辅助生殖技术和其他生殖医学技术实施机构所提出的伦理审查请求。

(2)针对生殖医学科研所提出的伦理审查请求。

(3)委员会成员在生殖医学伦理监察和调查中针对发现的伦理争议所做出的提案。

(4)针对患者投诉或反映的有关伦理问题,获得多名委员同意的联合提案。

2. 伦理决议一般在伦理委员会的会议中,经过提案人论述、伦理答辩、记名或无记名投票表决后形成。

3. 因工作关系不能举行会议时,可根据所提供的书面材料进行书函讨论,形成决议。决议的形成需经过多数委员通过。

(二)决议的通过及执行

1. 委员会的决议形成须经过至少 2/3 到会委员赞成。

2. 委员会将决议报告提交给医疗机构,由医疗机构责成相关部门执行相关的决议。

3. 委员会有监督医疗机构执行委员会决议过程的权利和义务。

4. 决议实施后,委员会有责任跟踪决议的实施效果和社会反应,并向医疗机构以及技术实施部门提供意见。

5. 在决议实施中,如果出现不良效应,或认为决议不当,可由实施者或委员会委员重新提案,进行修改或废止。

四、辅助生殖技术伦理委员会职责

辅助生殖技术伦理委员会的职责是:认真学习贯彻《人类辅助生殖技术和人类精子库伦理原则》,理解精神实质,指导工作。对辅助生殖技术相关的生殖医学临床研究、临床医学技术的实施进行咨询论证、监督通过行政部门完善管理工作,促使生殖医学安全、有效和健康地开展,保障不孕夫妇和出生子代的健康,维护家庭和社会的稳定。医院辅助生殖技术伦理委员会的工作直接向所在医疗机构负责。

(一)伦理审查

审查、确定医疗机构实施各项辅助生殖技术和其他生殖医学技术是否符合伦理原则;审查、确定辅助生殖技术和其他生殖医学技术相关的科研工作是否符合伦理原则;对于不以生殖为目的,但涉及人类配子、合子、胚胎和胚胎干细胞的科研进行审查,确定其是否符合伦理原则。

(二)伦理督查

监督检查是伦理委员的主要任务之一。对本机构及工作人员在医疗服务过程中是否严格遵循辅助生殖技术的伦理原则,提出整改建议,督促及时改进工作;督查 ART 实施的各个环节、卵母细胞核查并完善 ART 的规章制度,监督将制度执行到位;规范精子库的处理运作,使之符合各项相关制度的规定;定期进行有一定规模的伦理督查、组织并召开一次伦理委员小组内会议;督查生殖伦理委员会的各项决议是否在人类辅助生殖技术和其他生殖医学技术实施中得到贯彻执行情况。

(三) 患者知情同意和伦理咨询

ART 的整个过程需要患者全部知情同意,在充分保证信息告知的步骤性和渗透性的同时,开展心理、伦理和遗传门诊,加强生殖知识的系列培训,定期了解患者需求。

伦理咨询是指通过伦理委员与医务人员或患者的交谈,对在医疗行为或科研活动中所处的道德状况做出分析,并对即将进行的诊疗或研究决策的道德选择提出建议的沟通过程。

(四) 伦理教育

定期对辅助生殖技术工作人员及其他有关人员进行生殖医学伦理道德教育,提高生殖医学伦理道德水平,提升医务工作者贯彻落实 ART 伦理学原则的自觉性、主动性和积极性,以及面对医患伦理问题的应急处理能力。从 ART 临床实践中的问题出发,对患者人群深入进行 ART 基本原理、流程和伦理学原则的宣讲及教育,使符合 ART 实际需要的科学的道德准则体系得到患者内心的广泛认同和接受。

五、辅助生殖技术伦理委员会审查制度

1. 委员会组成。由医学伦理学、社会学、心理学、法学、生殖医学、护理学专家及群众代表等组成,并有不同性别的委员。

2. 委员会职责。对生殖医学的检查、诊断、治疗等技术实施伦理监督,确保人类辅助生殖医学技术的规范性。

3. 委员会的工作性质是独立的。

4. 委员会审议同意并签署批准意见后方能实施生殖医学新技术。

5. 委员会审查工作程序

(1)委员会接受生殖医学中心提交的申请书、诊断与治疗技术方案、知情同意书等申请资料。

(2)委员会在接到申请后及时召开会议,委员会秘书负责会议准备和会议记录。

(3)委员会会议应有 2/3 以上的委员出席,到会委员需签到,并注明委员的专业情况和会议日期。

(4)委员会听取生殖医学中心关于申请事项的报告。

(5)委员会在遵守相关的法规文件的基础上,严格按下列各点审议试验方案:

1)研究者的资格、经验、是否满足技术开展的需要,人员配备及设备条件等是否符合临床要求。

2)技术方案路线是否适当,包括研究目的、技术方法、检查方式是否会使患者及其他人员可能遭受风险或受益、技术的科学性。

3)知情同意书的信息资料是否完整易懂、获取知情同意书的方法是否适当。

4)对生殖医学技术提出的修正意见是否可接受。

5)定期审查正处于临床试验患者的风险度。

6)危险性/受益比合适,患者选择无偏向,取得书面知情同意书,保证患者的资料不公开,患者在治疗过程中不受压力,研究者与研究条件合格等。

(6)委员会讨论送审材料并提出审查意见。

(7)委员对送审材料的审查意见进行投票表决。委员会应建立工作程序,所有会议及其决议均应有书面记录,并按照相关规定进行归档保存。委员会的意见可以是:①同意。②做必要的修正后同意。③不同意。④终止,或暂停已批准的试验。

(8)委员会主任签发书面意见。

(9)委员会秘书将辅助生殖技术伦理委员会批件、出席会议的委员签到表、会议记录等资料归档。

六、辅助生殖技术伦理委员会督查制度

1. 伦理委员会必须定期对生殖中心进行监督检查。

2. 由委员会成员组成2人或2人以上的小组进行此项工作。

3. 督查内容

(1)各项管理制度、规范在执行中符合伦理原则的情况。

(2)不育症或不孕症患者、供精者在实施辅助生殖技术过程中的知情同意状况和身份证、结婚证等各类证明的检查核实状况。

(3)接受人类辅助生殖技术和利用人类精子库的所有参与者的资料保密制度、档案管理和信息反馈存档落实情况。

(4)生殖医学工作人员的培训情况。

(5)收集人类辅助生殖技术的全过程中存在的其他伦理学问题,并提请伦理委员会咨询、论证。

4. 由秘书填写《生殖伦理委员会督查工作表》表格,在所有参与检查的伦理委员会成员签字后方能生效。

5. 由秘书将伦理委员会督查情况向生殖医学中心进行传达并跟踪整改情况。

6. 由秘书在下次会议上向委员会汇报伦理督查情况。

七、辅助生殖技术伦理委员会培训制度

1. 培训目的是为了使辅助生殖技术伦理委员会所有成员能够称职地履行生殖医学技术伦理审查的职责。

2. 委员会新成员都必须接受相关法律法规、生殖医学伦理审查技术以及伦理委员会标准操作规程的培训并考核合格。

3. 委员会所有成员每年都必须接受继续教育,不断提高伦理审查的能力。

4. 培训材料

(1)人类辅助生殖技术相关法律法规以及技术规范等。

(2)世界医学会:《赫尔辛基宣言》(*Declaration of Helsinki*)。

(3)国际医学科学组织委员会(Council for International Organizations of Medical Sciences CIOMS):《人体生物医学研究国际伦理指南》(*International Ethical Guidelines for Biomedical*

Research Involving Human Subjects）。

（4）辅助生殖技术伦理委员会工作制度。

（5）辅助生殖技术伦理委员会操作规程。

（6）辅助生殖技术伦理委员会审查程序。

5．培训要求与目标

（1）掌握有关辅助生殖技术伦理委员会及伦理审查的有关规定。

（2）掌握人体生物医学研究项目科学审查和伦理审查的要点。

（3）了解国际、国内有关人体生物医学研究项目伦理评价的进展。

6．工作人员的培训

（1）工作人员在开始正式工作之前，须接受培训。

（2）培训由指定的委员和秘书负责。每次培训需有明确的主题并做好登记和签名，作为培训记录保存。

（3）培训的内容包括相关的法律、法规、委员会工作制度和标准操作规程。

7．成员的继续教育

（1）委员会将定期举办培训班，培训内容和成员出席情况需作详细记录。

（2）继续教育的目的是使委员能了解生命伦理学发展的状况，并就辅助生殖技术伦理委员会的工作制度进行学习。

8．保留培训记录

（1）按时间顺序将培训情况填写于培训记录表中。

（2）证书和表格进行复印。

（3）原始表格由委员保留，复印件交由辅助生殖技术伦理委员会统一归档。

八、辅助生殖技术伦理委员会秘书工作制度

1．辅助生殖技术伦理委员会秘书在辅助生殖技术伦理委员会主任的领导下工作。

2．委员会秘书职责

（1）各类标准操作规程及指南的准备、审阅、修订和分发。

（2）协助主任委员开展工作。

（3）安排委员们和工作人员的培训。

（4）跟踪生殖医学相关最新的伦理进展，为委员们提供相关的最新文献。

（5）负责受理伦理审查申请材料，以书面方式告知申请受理，或告知申请材料需补充的缺项，以及审查日期。

（6）负责安排会议日程，并通知中心成员和辅助生殖技术伦理委员会委员。材料齐全的申请应在限定工作日内进行审查。

（7）负责在会议前将技术简介和知情同意书提交辅助生殖技术伦理委员会成员预审。

（8）负责会议的服务工作，包括会场设备、投票计票；会议进入决定程序时，请生殖医学中心成员离场。

（9）根据审查结果，准备会《辅助生殖技术伦理委员会批件》，提交辅助生殖技术伦理委员会主任委员签发。

（10）负责在会议作出结束后将《辅助生殖技术伦理委员会批件》传达至中心成员。

(11)负责辅助生殖技术伦理委员会文件档案的管理。

九、辅助生殖技术伦理委员会审查文件的管理制度

1. 辅助生殖技术伦理委员会应有独立的档案文件管理系统,建档存档的文件包括管理文件和项目审查文件。

2. 委员会管理文件包括(但不限于)的内容

(1)委员会的工作制度、岗位职责、标准操作规程和伦理审查申请指南。

(2)委员会的委员任命文件,委员的履历与培训记录,以及委员签署的保密协议和利益冲突声明。

(3)委员会年度工作计划和总结。

3. 委员会应对文件的查阅和复印作出相关规定,以保证文件档案的安全和保密性。

十、辅助生殖技术伦理监督的机制

(一)成立辅助生殖技术伦理委员会

应成立辅助生殖技术伦理委员会。在临床工作中,除强调胚胎学家和医师自身的道德意识外,需制定辅助生殖管理条例、技术规范、基本标准和伦理原则,建立健全专业科技伦理审查委员会,在 ART 的实施中进行有效的伦理管理,有效地监督辅助生殖技术的实施符合伦理原则,即遵循"尊重原则、有利于供受者原则、保护后代原则、严防商业化原则、严禁技术滥用原则、社会公益性原则、保密原则、自主原则、公正原则、辅助检查伦理原则、用药伦理原则、严防医源性疾病传播原则、不伤害原则、双重效应原则、最优化原则、伦理监督原则",从而保护患者的正当权益。

(二)规范辅助生殖技术行为,保证医疗质量

辅助生殖技术伦理委员会实施伦理审查和伦理监察,规范辅助生殖技术行为,保证医疗质量。

(三)为辅助生殖技术的后续发展提供伦理技术支持

生殖医学的发展,依赖于相关科学技术的进步,且以不与传统道德伦理观念冲突为前提。因此,在开展 ART 的同时,必须明确辅助生殖技术的社会责任,充分发挥伦理监督作用,及时反馈该领域研究与临床应用中的伦理道德问题,加以妥善解决,为解决 ART 的后续发展提供伦理技术支持,也为相关法律制度和规范的制定与完善提供依据。

第四节 人类辅助生殖技术的临床伦理问题

由于 ART 解决生育问题的方式有悖于人类自然生殖的规律和原则,其实施过程中自始至终面临着巨大的伦理争议、冲突和挑战,时常会遇到各种各样的伦理和法律问题。因此,深入了解临床实施 ART 过程中涉及的伦理问题、发生原因及处理原则,对促进生殖医学的规范化发展大有裨益。

一、医 患 关 系

在 ART 实施过程中,医患关系为民事法律关系,即 ART 机构医务人员与不孕不育症患

者的关系为平等关系。在我国现行的法律制度下，它受合同法调整，同时又受《中华人民共和国侵权行为法》《医疗事故处理条例》的调整。

由于 ART 具有其独特的专业性、技术性、高风险性，导致了对于辅助生殖机构而言，有很多法律直接规定的义务，如有法律规定人类辅助生殖机构在开始实施 ART 之前，需对受术者夫妇进行详细的身份检查及全面的身体检查，同时还有告知义务，主要体现在患者的知情同意权上。根据我国人类辅助生殖技术相关法律法规以及技术规范等的规定，实施体外受精及胚胎移植的医院，必须同受术夫妇签署相关技术的《知情同意书》和《多胎妊娠减胎术同意书》。另外辅助生殖机构对 ART 还承担有瑕疵担保义务，即要求所从事的辅助生殖技术须达到当代及当地平均水平。还有其他一些情况不作为义务，如：禁止代孕；不得实施无医学指征的性别选择；禁止买卖、赠送胚胎；禁止在没有患者同意的情形下，将胚胎用于科学研究或转送他人；禁止克隆人等。同时，由于辅助生殖技术经常会涉及患者的隐私情况以及第三方捐赠者，根据《中华人民共和国执业医师法》第 22 条的规定，执业医师应"保护患者的隐私"。如果医务人员违反保密义务，则应承担违约责任或侵权责任，负相应的赔偿责任。除此之外，辅助生殖方还负有随访义务，需要对受术夫妇的术后信息情况进行全面的收集，以便了解此次生殖服务活动的成功率、安全性。为了维护社会、民族和家庭的权益，医务人员有权拒绝不符合医学原则、政策法规和伦理原则的不合理要求与决定。

ART 患者的权利义务总体上是与辅助生殖机构的权利义务相对应的。首先，对于实施的 ART 服务，受术者完全可以根据自己的意愿决定继续或终止 ART 中就医、监察、治疗和随访等，但需要其承担由此产生的不利后果。另外，所有的决定都应该是在不违反法律法规同时符合社会伦理规范的条件下才是有效的。接受 ART 服务的患方还享有医疗安全保障权、隐私权。同时受术者需要如实提供病史，并且如实说明自己的身体健康状况、既往病史，若因其隐瞒真实情况而导致的医疗问题则自己要承担不利后果。ART 实施过程中需要遵循医嘱、并加以必要的观察、治疗和随访，如因患者违反或不遵循医嘱所导致的不良后果由患者自己承担责任。

ART 实施过程中，医患双方应充分明确各自的权利及义务，以平等的方式进行交流和沟通。医务人员对待患者应尊重、理智、热情，不得训斥、嘲笑、责怪和谩骂患者。禁止应用技术对患者实施报复，或有意忽视/过度夸张副作用以给患者造成与实际情况不符的精神心理压力，或者诱导患者选择不恰当的检查方法、治疗方案和药物。患者应充分理解、信任医务人员，在病史采集、检验检查、技术操作、手术、随访等过程中应谨遵医嘱、诚实诚恳、知情同意，如有疑问及意见应及时和医务人员进行平等沟通，不得扰乱医疗秩序及环境，禁止对医务人员进行谩骂、攻击及报复。

二、临床常规伦理问题

临床常规伦理问题是指 ART 临床实施过程中遇到的常见、多发、可预知，且具有共性的伦理问题。

在人工授精、体外受精胚胎移植术（in vitro fertilization and embryo transfer，IVF-ET）、卵细胞质内单精子注射（intra cytoplasmic sperm injection，ICSI）、胚胎冷冻、配子捐赠及胚胎植入前遗传学诊断中涉及的常见伦理问题有：①最优化原则。不孕症诊断、治疗方案、用药、手术等均需考虑到最优化原则。②隐私保护。供精/赠卵的患者要注重保密及互盲原则。③配子及胚胎的地位。配子及胚胎因其具有结合及发育成为人的特性,不能简单的将其定义为物,其冷冻保存时限、去向、归属权及继承权的确定等须进行伦理考量。④技术安全性及可靠性。ART技术有其局限性及副作用,如多胎妊娠、遗传缺陷下传、有创活检等。⑤子代权益。ART子代的生命选择权、近期及远期安全性、血亲关系、法律地位等。⑥新技术的伦理问题。如自体线粒体移植技术、人造配子技术、子宫移植技术等带来的伦理问题。

ART临床常规伦理问题的处理一般有法律法规、临床指南及伦理原则可依或有先例可循,应严格遵循国家或卫生部门所制订的法律法规及规章制度,如《中华人民共和国执业医师法》《中华人民共和国侵权责任法》《医疗事故处理条例》《辅助生殖技术规范》《人类辅助生殖技术和人类精子库伦理原则》等,做到有法可依、有法必依。个别难以处理的常规伦理问题,如有充分的时间应递交到医院人类辅助生殖技术伦理委员会讨论决定,以便予以妥善处理。

三、临床特殊伦理问题

临床特殊伦理问题是指在ART实践中不时会遇到新的、突发的、特殊伦理问题,其特点是发生率较低、个性鲜明且难以事先预料,因其发生突然、事态紧急及多无先例可循,而且没有充分的时间将其递交到医院人类辅助生殖技术伦理委员会进行细致的讨论,故处理较为棘手,往往是ART引起法律、伦理争议和医疗纠纷或事故的根源所在。一般据其发生原因分为因患方因素、医方因素和其他因素导致的特殊伦理问题三类。

(一)患方因素

患方因素所致特殊伦理问题是指在ART临床工作中,因患者方面原因所引起的不良事件所导致的伦理问题,如患方ART治疗过程中突发矛盾、发生意外等。因ART的治疗涉及不孕症夫妇双方的权益,当治疗过程中夫妇双方发生矛盾、意愿不一致时,或者治疗过程中因一方意外去世、被囚禁、发现肿瘤等,因此所引起的伦理问题不胜枚举,其在法律法规上尚属空白地带,若处理不当,容易引发巨大的伦理及法律纠纷。

(二)医方因素

因ART是一门新兴的、在发展中不断完善的技术,在此过程中,难以避免地面临着许多医源性所致的不良事件,而这些医源性不良事件中往往蕴含着特殊的伦理问题,如:给药错误、仪器设备故障、操作失误及流程缺陷等。不仅导致患者权益受损,引发医疗纠纷,而且违背辅助生殖伦理原则。这些问题多在各生殖医学中心内部处理,缺乏有效的监管及伦理监督,且现阶段我国缺乏系统完善的ART中心不良事件上报管理体系,难以从整体上有效降低此类不良事件所致伦理问题的发生。

(三)其他因素

在人类ART工作中还会不断遇到新的特殊伦理问题,如因自然灾害(地震、洪水等)、因生育观念因素(性别鉴定后流产)所致的特殊伦理问题等。前者属于不可抗力因素,只能尽量做好防范措施;后者属于根深蒂固的传统生育观念,只能通过医患间耐心细致的沟通、疏导,以此减少此类特殊伦理问题的发生率。

四、特殊伦理问题的处理原则

1. 遵循原则,循规守矩。遵循国家或卫生部门所制订的法律法规、规章制度及伦理原则,做到有法可依、有法必依、伦理与法理的有机统一。

2. 具体问题,具体分析。根据患者不同的特点及特殊伦理问题的不同的切入面,集思广益、全盘考量,做到因时、因地、因人制宜,妥善处理。

3. 集思广益,避免扩大。若条件允许,应紧急召开医院生殖伦理委员会。若条件不允许,可在生殖医学中心内部进行商讨,集思广益,而非独断专行,减少处理失误的发生和事态发展、扩大。

4. 及时备案,有备无患。如生殖伦理委员会存在较大争议,或无恰当的搁置处理方法,及时提交主管卫生行政主管部门备案及各级生殖医学分会伦理学组进行充分的研讨,以求形成合理妥善处理的意见与方法。

5. 完善体系,形成规范。建立完善的生殖医学中心医疗危机处理预案、风险评估体系、不良事件上报管理及伦理监督系统,提高 ART 中心的操作标准、管理规范、风险规避及伦理监督。

第五节　人类辅助生殖技术的科研伦理问题

一、人类辅助生殖技术的科研伦理原则

(一) 科研相关的伦理制度

人类辅助生殖技术的科研不仅需要考虑研究方法和技术,由于临床科研对象复杂,还要考虑法律、社会、伦理等层面的问题。

根据辅助生殖技术科研的自身特点,国际上制定了一系列科研伦理规范、原则和制度等,包括世界医学理事会制定且并不断修改的有关生物医学研究伦理规范的《赫尔辛基宣言》(*Declaration of Helsinki*),联合国教科文组织(United Nations Educational; Scientific and Cultural Organization, UNESCO)发表的《世界人类基因组与人权宣言》(*Universal Declaration on the Human Genome and Human Rights*)、世界卫生组织颁布的《评审生物医学研究的伦理委员会工作指南》(*Operational guidelines for ethics committees that review biomedical research*)和《涉及人类受试者的生命医学研究国际伦理准则》(*International Ethical Guidelines for Biomedical Research Involving Human Subjects*),以此来指导、监督临床科研的开展,对那些不符合科研伦理准则及规范的临床科研进行约束。

我国科技部和原卫生部先后制定了《涉及人的生物医学研究伦理审查办法(试行)》《人胚胎干细胞研究伦理指导原则》《人类辅助生殖技术和人类精子库伦理原则》《干细胞临床研究管理办法(试行)》《干细胞制剂质量控制及临床前研究指导原则(试行)》《涉及人的生物医学研究伦理审查办法》《生物技术研究开发安全管理办法》《医疗技术临床应用管理办法》《基因工程安全管理办法》《人类遗传资源管理暂行办法》《人类辅助生殖技术管理办法》《人类辅助生殖技术规范》等。提倡和要求在科学研究中重视伦理问题,且遇到伦理问题时有章可循,保障科技发展与进步。

（二）科研的基本伦理原则

生殖医学科研属于涉及人的临床科研,科研人员和科研管理部门需要充分认识伦理原则在科研管理中的重要性,需遵循以下伦理原则:

1. **尊重原则** 在开展科学研究时,必须做到信息的充分告知,保证受试者在理解的基础上自主做出是否参加试验的决定。在相关临床试验中,受试者应自主选择是否参加,自由决定是否中途退出试验。科研人员需要以通俗易懂的方式向受试者提供研究的方法、过程、可能的风险和受益等方面的信息。在辅助生殖科研中,应对研究对象——不孕患者进行充分的知情告知,在其签署知情同意书后方可实施科研。

在辅助生殖技术科研中还应特别尊重生命权,因其研究对象为产生生命的物质——精子、卵母细胞和生命的初始阶段——胚胎。精子、卵母细胞和胚胎均不能做到自主决定、充分知情同意,研究者应充分尊重生命,在生殖伦理委员会的指导和监督下对科研中废弃的配子或胚胎进行妥善处理。

2. **不伤害原则** 是指尽量减低对受试者的身体伤害、精神心理伤害及经济损失,尽量减少对人群的公共卫生风险以及对环境的危害等。在设计和选择促排卵方案时充分评估受试者的情况,使促排卵方案尽量个体化,最大限度地降低对受试者的伤害。

3. **有益原则** 是指涉及人的科学研究中评估利益和风险,衡量利益-风险的比例,保护受试者的合法权益。当研究者的利益与受试者的利益发生冲突时,要把受试者的权益放在首位。

4. **公正原则** 是指在科研中坚持正义与公道,公平合理地评审科研项目、分配科研资源,同时使辅助生殖技术科研人员和受试者在程序、回报、分配等方面履行公正原则。

此外,在进行辅助生殖技术科研中,还必须遵循以下医学科研伦理原则:医学目的导向原则;维护受试者利益原则;知情同意原则;科学性原则等。

二、配子及胚胎用于科学研究的伦理问题

（一）剩余配子与胚胎用于科学研究的伦理原则

当不孕夫妇同意捐赠剩余配子和胚胎进行科学研究时,科研人员和医务工作者不能预先利用患者的胚胎;不能为获得更多的卵母细胞而故意增大对患者的卵巢刺激程度。不得进行违反各种伦理、道德原则,违反法律法规的操作。对剩余的配子和胚胎进行科学研究应十分慎重,必须尊重每一个人类胚胎。

（二）胚胎干细胞研究

2003 年 12 月 24 日,科技部和卫生部联合下发了 12 条《人胚胎干细胞研究伦理指导原则》,明确了人胚胎干细胞的来源定义、获得方式、研究行为规范等,强调必须认真贯彻知情同意与知情选择原则,签署知情同意书,保护受试者隐私,并再次申明中国禁止进行生殖性克隆人的任何研究,禁止买卖人类配子、受精卵、胚胎或胎儿组织。2003 年,卫生部同时下发了《人类辅助生殖技术和人类精子库伦理原则》,包括:有利于患者和有利于供受者的原则、知情同意原则、保护后代原则、社会公益原则、保密原则、防止商业化原则、伦理监督原则。其中有 5 条伦理准则:行善和救人、尊重和自主、无伤和有利、知情同意、谨慎和保密。

干细胞是一类具有自我复制能力的多潜能细胞,在一定条件下,它可以分化成多种功能

细胞。根据干细胞所处的发育阶段分为胚胎干细胞和成体干细胞。来源于人的胚胎干细胞又分为胚胎干细胞和胚胎生殖细胞两类。相关的研究和应用对于有效地治疗人类多种疾病、维护和促进人类健康具有巨大的潜在价值。

人类胚胎是有生命的物质，不同于其他临床材料，在捐赠时的伦理限制非常严格，其目的是防止生殖领域配子滥用或商业化。在进行涉及人类胚胎的科研时，应在课题开始阶段认真撰写知情同意书及试验方案，以使课题通过相关伦理委员会审批；在募集胚胎时严格按照国内外伦理要求，在课题进行阶段应接受相关伦理组织审查，以确保胚胎捐赠符合国际伦理、取得的试验结果能得到国际公认。

我国颁布的《人胚胎干细胞研究伦理指导原则》对人胚胎干细胞研究的伦理原则为：尊重原则；知情同意原则；安全有效原则；防止商品化原则。同时我国严格禁止：将用于干细胞研究的胚胎放入任何女性和动物的子宫内；利用人的配子与动物的配子制造嵌合体；所用胚胎超过了受精后 14 天；在胚胎中加入任何外来基因或将任何人和动物的细胞核取代胚胎中的细胞核；利用强迫或者利诱等手段使捐献者怀孕、流产或操纵人工流产的方法和时间；一切形式的买卖配子、胚胎、胎儿组织，包括给予捐献者经济报酬。

（三）治疗性克隆与生殖性克隆

克隆技术在人类医疗技术史上是具有划时代意义的，它不仅可以利用转基因动物生产药物、从转基因动物血液中分离取得人血红蛋白、为医学研究建立转基因动物模型提供了方便，最重要的是还给器官移植缺乏和治疗遗传病带来了希望。

治疗性克隆是指把患者体细胞移到去核卵母细胞中形成重组胚，把重组胚体外培养到囊胚，然后从囊胚内分离出胚胎干细胞。获得的胚胎干细胞使之定向分化为所需的特定细胞类型用于替代治疗。

（四）配子及胚胎的基因编辑

《世界人类基因组与人权宣言》中，宣告了"人类基因组的基础是人类家庭所有成员的基本统一，以及其固有的尊严和多样性的认识"。其中第一条指出："人类基因组是人类家庭所有成员根本统一的基础，也是承认他们与生俱来的尊严与多样性的基础"。胚胎基因编辑技术的开发应用，是人类技术发展史上的一次重大突破。

2015 年 12 月，在美国华盛顿召开了"人类基因编辑国际峰会"，来自美国、英国、中国等国家的 22 名专家组成了人类基因编辑研究委员会，就技术可能存在的风险及相关伦理问题展开了讨论。峰会达成的基本共识是：鼓励基因编辑"基础和临床前研究"和在"体细胞层面上的临床应用"；在相关的安全性和有效性问题得到解决和相关应用的合法性达成广泛共识之前，"进行生殖系编辑的任何临床应用都是不负责任的"。

人类基因编辑技术尚处于研究试验阶段，其有效性、安全性尚未得到科学验证和确认，并在伦理、社会等方面存在巨大的风险。在安全性方面，人类基因编辑技术目前存在着不确定、不可逆等风险。在伦理性方面，人类基因编辑技术在生殖系统的不当应用，可能颠覆文明社会以来的至高无上的人性尊严和生存价值。在公平性方面，人类胚胎基因编辑技术在生殖系统的不当应用，可能导致未来社会的分裂和不平等。考虑到这些情况，我国对基因编辑试验采取了以下政策：可以进行医疗或研究目的的体细胞基因编辑基础研究、临床前试验或临床应用，可以进行生殖细胞（或胚胎）基因编辑基础研究，但禁止进行生殖细胞（或胚胎）基因编辑临床试验和应用，禁止培养人与其他生物的嵌合体胚胎，禁止克隆人。基因编辑技术是一柄"双刃剑",善用可以济世救人,滥用则可能危害人类。我国在该方面的立法及规范尚处于起步阶段,仍有很多挑战需要应对。

三、科学研究中的伦理审查及督查

辅助生殖科学研究对象涉及创造新生命的基本单位——精子和卵母细胞、生命的起始阶段——胚胎及不孕症患者。因此,对辅助生殖技术的科研立项、项目实施,要求科研人员严格遵守伦理原则,在我国还必须遵守原卫生部颁布的《人类辅助生殖技术和人类精子库伦理原则》,同时要求项目承担单位的医学伦理委员会或辅助生殖技术伦理委员会依据医学伦理学和生命伦理学的原则,认真负责地对相关科研的立项和实施进行严格的伦理审查与监管,以确保辅助生殖技术科研顺利、有效、安全地开展。

(一)科研中的伦理审查范围

科研中的伦理审查和监管工作由独立的医学伦理委员会承担,其通过对临床研究项目的科学性、伦理的合理性进行审查,确保受试者尊严,安全、利益得到保护、生物医学研究达到科学和伦理的高标准,增强公众对临床科学研究的信任和支持。

伦理审查范围包括:

(1)提交伦理审查的研究范围:确定研究范围是涉及人的临床科研项目,药物临床试验还是医疗器械临床试验,按照规定提交伦理审查申请。

(2)根据伦理审查申请或报告的类别:初始审查,跟踪审查或是复审分别提交相应的审查报告。

(3)伦理审查流程:提交送审文件—伦理委员会受理—接受伦理审查。

(二)科研的伦理审查内容

审查内容包括科研目的是否是为解除疾病、改善健康、造福人类而探索未知,科研志愿者的知情自愿原则是否充分遵守。科研工作中是否对科研志愿者及其子代的权益进行了保护、是否对志愿者造成伤害,伤害的补偿办法有哪些。科研工作是否可能对社会造成伤害、是否与社会道德及伦理价值相冲突。涉及动物实验时,审查相关的伦理问题。

(三)科研伦理审查原则

受试者的健康、安全和权益是否得到保障,其必须高于科学价值和社会利益;受试者的风险相对预期的受益是否合理,是否将其风险降至最低;选择受试者是否公平,公正;是否尊重受试者的尊严,隐私;是否有合理的和补偿;是否制定了切实可行有效的保密措施,以保证数据安全;是否规定研究成果发表不泄露受试者的个人信息,以保护好受试者的隐私;是否考虑研究中纳入特定患者群正当、合理;研究中是否采用特殊的措施维护其权益与健康。

(四)科研伦理审查方式

主要有会议审查、紧急会议审查、快速审查等。

(五)科研中的伦理监管

若在辅助生殖技术科研中发生严重不良事件,发现违背研究方案、损害受试者的权益、安全和健康的事件,以及没有履行伦理审查意见时,伦理委员会可做出现场督导检查提议。了解其是否涉及伦理问题,然后进行细则的调查,收集相关资料、证据,认真查找其原因,分析在执行伦理原则和制度方面是否存在不足或缺陷,以及其与不良事件的发生是否有必然联系。如随机抽查知情同意制度的落实,与受试者交流了解发生不良事件的情况。要求开展辅助生殖技术科研的单位准备好所需的相关文件,针对伦理督导检查的工作程序,组织现场督导检查小组,安排现场督导检查时间和内容等。

依据发现的问题和调查获得的情况,认真讨论并形成处理意见,包括:"不需要采取进一步处理措施"和"需要采取进一步处理措施"。然后将处理意见上报伦理委员会进行审查,并将审查意见反馈给主要研究者,督促其整改与落实。

第二章 人类辅助生殖技术管理

第一节 人类辅助生殖技术人员的行为准则

1. 医务人员必须遵守相关法律法规及技术规范。
2. 医务人员必须遵守患者知情同意、知情选择以及自愿的原则。
3. 医务人员必须尊重患者隐私权。
4. 禁止无医学指征的性别选择。
5. 禁止实施代孕技术。
6. 禁止实施胚胎赠送。
7. 禁止实施以治疗不育为目的的人卵细胞质移植及核移植技术。
8. 禁止人类与异种配子的杂交;禁止人类体内移植异种配子、合子和胚胎。禁止异种体内移植人类配子、合子和胚胎。
9. 禁止以生殖为目的对人类配子、合子和胚胎进行基因操作。
10. 禁止实施近亲间的精子和卵母细胞结合。
11. 在同一治疗周期中,配子和合子必须来自同一男性和同一女性。
12. 禁止在患者不知情和不自愿的情况下,将配子、合子和胚胎转送他人或进行科学研究。
13. 禁止开展人类嵌合体胚胎试验研究。
14. 禁止克隆人。

第二节 人类辅助生殖技术规范

2001年,卫生部颁布了《人类辅助生殖技术管理办法》,并发布了其配套文件《人类辅助生殖技术规范》。2003年,重新修订了该技术规范,共包括三大部分内容:体外受精胚胎移植术及其衍生技术规范、人工授精技术规范和实施技术人员的行为准则。

人类辅助生殖技术规范

人类辅助生殖技术包括体外受精胚胎移植术及其衍生技术和人工授精(artificial insemi-nation,AI)两大类。从事人类辅助生殖技术的各类医疗机构和计划生育服务机构(以下简称"机构")须遵守本规范。

(一) 体外受精胚胎移植术及其衍生技术规范

体外受精胚胎移植术及其衍生技术目前主要包括体外受精胚胎移植、配子或合子输卵管内移植、卵细胞质内单精子注射、胚胎冻融、胚胎植入前遗传学诊断等。

1. 基本要求

（1）机构设置条件

1）在符合本省（市、区）辅助生殖技术配置规划的前提下，新筹建开展的辅助生殖技术应当配置在三级综合医院、三级妇幼保健院或三级妇产医院。

2）军队医疗机构开展人类辅助生殖技术的规划由中央军委后勤保障部另行规定。

3）机构必须设有妇产科和男科临床科室并具有妇产科住院开腹手术的技术和条件。具有基本急救条件，包括供氧、气管插管等用品和常用急救药品和设备等；采用麻醉技术的机构，必须配备相应的监护、抢救设备和人员。

4）生殖医学机构由生殖医学临床（以下称临床）和体外受精实验室（以下称实验室）两部分组成。

5）机构必须具备选择性减胎技术。如不具备选择性减胎术的条件和技术，必须与具备该技术的机构签订使用减胎技术协议，以确保选择性减胎术的有效实施，避免多胎分娩。

6）机构必须具备胚胎冷冻、保存、复苏的技术和条件。

7）机构如同时设置人类精子库，不能设在同一科室，必须与生殖医学机构分开管理。

（2）在编人员要求

机构设总负责人、临床负责人和实验室负责人，临床负责人与实验室负责人不得由同一人担任。

生殖医学机构的在编专职技术人员不得少于 12 人，其中临床医师不得少于 6 人（包括男科执业医师 1 人），实验室专业技术人员不得少于 3 人，护理人员不得少于 3 人。上述人员须接受国家卫生健康委员会指定医疗机构进行生殖医学专业技术培训。

外籍、中国台湾省、中国香港和中国澳门技术人员来内地从事人类辅助生殖诊疗活动须按国家有关管理规定执行。

1）临床医师：①专职临床医师必须是具备医学学士学位并已获得中级以上技术职称或具备生殖医学硕士学位的妇产科或泌尿男科专业的执业医师。②临床负责人须由从事生殖专业具有高级技术职称的妇产科执业医师担任。③临床医师必须具备以下方面的知识和工作能力：掌握女性生殖内分泌学临床专业知识，特别是促排卵药物的使用和月经周期的激素调控；掌握妇科超声技术，并具备卵泡超声监测及 B 超介导下阴道穿刺取卵的技术能力，具备开腹手术的能力；具备处理人类辅助生殖技术各种并发症的能力。④机构中应配备专职男科临床医师，掌握男性生殖医学基础理论和临床专业技术。

2）实验室技术人员：①胚胎培养实验室技术人员必须具备医学或生物学专业学士以上学位或大专毕业并具备中级技术职称。②实验室负责人须由医学或生物学专业高级技术职称人员担任，具备细胞生物学、胚胎学、遗传学等相关学科的理论及细胞培养技能，掌握人类辅助生殖技术的实验室技能，具有实验室管理能力。③至少一人具有按世界卫生组织精液分析标准程序处理精液的技能。④至少一人在国家卫生健康委员会指定的机构接受过精子、胚胎冷冻及复苏技术培训，并系统掌握精子、胚胎冷冻及复苏技能。⑤开展卵细胞质内单精子注射技术的机构，至少有一人在国家卫生健康委员会指定机构受过本技术的培训，并具备熟练的显微操作及体外受精胚胎移植实验室技能。⑥开展胚胎植入前遗传学诊断的机构，必须有专门人员受过极体或胚胎卵裂球活检技术培训，熟练掌握该项技术的操作技能，掌握医学遗传学理论知识和单细胞遗传学诊断技术,所在机构必须具备遗传咨询和产前诊断技术条件。

3)护士:护士须有护士执业证书,受过生殖医学护理工作的培训,护理工作的负责人必须具备中级技术职称。

(3)场所要求

1)场所须包括候诊区、诊疗室、检查室、取精室、精液处理室、资料档案室、清洗室、缓冲区(包括更衣室)、超声室、胚胎培养室、取卵室、体外受精实验室、胚胎移植室及其他辅助场所。

2)用于生殖医学医疗活动的总使用面积不小于 $260m^2$。

3)场所布局须合理,符合洁净要求,建筑和装修材料要求无毒,应避开对工作产生不良影响的化学源和放射源。

4)工作场所须符合医院建筑安全要求和消防要求,保障水电供应。各工作间应具备空气消毒设施。

5)主要场所要求:①超声室:使用面积不小于 $15m^2$,环境符合国家卫生健康委员会医疗场所Ⅲ类标准。②取精室:与精液处理室邻近,使用面积不小于 $5m^2$,并有洗手设备。③精液处理室:使用面积不小于 $10m^2$。④取卵室:供 B 超介导下经阴道取卵用,使用面积不小于 $25m^2$,环境符合国家卫生健康委员会医疗场所Ⅱ类标准。⑤体外受精实验室:使用面积不小于 $30m^2$,并具备缓冲区。环境符合国家卫生健康委员会医疗场所Ⅰ类标准,建议设置空气净化层流室。胚胎操作区必须达到百级标准。⑥胚胎移植室:使用面积不小于 $15m^2$,环境符合国家卫生健康委员会医疗场所Ⅱ类标准。

(4)设备条件

1)B 超:2 台(配置阴道探头和穿刺引导装置)。

2)负压吸引器。

3)妇科床。

4)超净工作台:3 台。

5)体视显微镜。

6)生物显微镜。

7)倒置显微镜(含恒温平台)。

8)精液分析设备。

9)二氧化碳培养箱(至少 3 台)。

10)二氧化碳浓度测定仪。

11)恒温平台和恒温试管架。

12)冰箱。

13)离心机。

14)实验室常规仪器:pH 计、渗透压计、天平、电热干燥箱等。

15)配子和胚胎冷冻设备包括:冷冻仪、液氮储存罐和液氮运输罐等。

申报开展技术的机构,必须具备显微操作仪 1 台。

(5)其他要求。开展体外受精胚胎移植术及其衍生技术的机构,还必须具备以下条件:

1)临床常规检验(包括常规生化、血尿常规、影像学检查、生殖免疫学检查等)。

2)生殖内分泌实验室及其相关设备。

3)细胞和分子遗传学诊断实验室及其相关设备;若开展胚胎植入前遗传学诊断的机构,必须同时具备产前诊断技术的认可资格。

4)开腹手术条件。

5)住院治疗条件。

6)用品消毒和污物处理条件。

2. 管理

(1)实施体外受精胚胎移植术及其衍生技术的机构,必须遵守相关的法规和条例,并同不育夫妇签署相关技术的《知情同意书》和《多胎妊娠减胎术同意书》。

(2)机构必须预先认真查验不育夫妇的身份证和结婚证等,并保留其复印件备案;涉外婚姻夫妇及外籍人员应出示护照及婚姻证明并保留其复印件备案。

(3)机构必须按期对工作情况进行自查,按要求向国家卫生健康委员会提供必需的各种资料及年度报告。

(4)机构的各种病历及其相关记录,须按原卫生部和国家中医药管理局(卫医发[2002]193号)"关于印发《医疗机构病历管理规定》的通知"要求,予以严格管理。

(5)机构实施供精体外受精胚胎移植术及其衍生技术,必须向供精的人类精子库及时准确地反馈受者的妊娠和子代等相关信息。

(6)规章制度

机构应建立以下制度:

1)人类辅助生殖技术伦理委员会工作制度。

2)病案管理制度。

3)随访制度。

4)工作人员分工责任制度。

5)接触配子、胚胎的试验材料质量控制制度。

6)各项技术操作常规。

7)特殊药品管理制度。

8)仪器管理制度。

9)消毒隔离制度。

10)材料管理制度。

(7)技术安全要求

1)要求机构具有基本急救条件,包括供氧、气管插管等用品和常用急救药品和设备等。

2)采用麻醉技术的机构,必须配备相应的监护、抢救设备和人员。

3)实验材料必须无毒、无尘、无菌,并符合相应的质量标准。

4)实验用水须用去离子超纯水。

5)每周期移植胚胎总数不得超过3个,其中35岁以下女性第一次助孕周期移植胚胎数不得超过2个。

6)与配子或胚胎接触的用品须为一次性使用耗材。

7)实施供精的体外受精胚胎移植术及其衍生技术的机构,必须参照人工授精的有关规定执行。

3. 适应证与禁忌证

（1）适应证

1）体外受精胚胎移植术适应证：①女方各种因素导致的配子运输障碍。②排卵障碍。③子宫内膜异位症。④男方少精子症、弱精子症。⑤不明原因的不育。⑥免疫性不孕。

2）适应证：①严重的少精子症、弱精子症和畸形精子症。②不可逆的梗阻性无精子症。③生精功能障碍（排除遗传缺陷疾病所致）。④免疫性不育。⑤体外受精失败。⑥精子顶体异常。⑦需行胚胎植入前遗传学检查者。

3）胚胎植入前遗传学诊断适应证：目前主要用于单基因相关遗传病、染色体病、性连锁遗传病及可能生育异常患儿的高风险人群等。

4）接受卵母细胞赠送适应证：①丧失产生卵母细胞的能力。②女方是严重的遗传性疾病携带者或患者。③具有明显的影响卵母细胞数量和质量的因素。

5）赠卵的基本条件：①赠卵是一种人道主义行为，禁止任何组织和个人以任何形式募集赠卵者进行商业化的赠卵行为。②赠卵只限于人类辅助生殖治疗周期中剩余的卵母细胞。③对赠卵者必须进行相关的健康检查（参照供精者健康检查标准）。④赠卵者对所赠卵母细胞的用途、权利和义务应完全知情并签定知情同意书。⑤每位赠卵者最多只能使 5 名女性妊娠。⑥赠卵的临床随访率必须达 100%。

（2）禁忌证

1）有如下情况之一者，不得实施体外受精胚胎移植术及其衍生技术：①任何一方患有严重的精神疾患、泌尿生殖系统急性感染、性传播疾病。②患有《中华人民共和国母婴保健法》规定的不宜生育的、目前无法进行胚胎植入前遗传学诊断的遗传性疾病。③任何一方具有吸毒等严重不良嗜好。④任何一方接触致畸量的射线、毒物、药品并处于作用期。

2）女方子宫不具备妊娠功能或严重躯体疾病不能承受妊娠。

4. 质量标准

（1）为了切实保障患者的利益，维护妇女和儿童健康权益，提高人口质量，严格防止人类辅助生殖技术产业化和商品化。

（2）机构对体外受精胚胎移植术出生的随访率不得低于 95%。

（3）体外受精的受精率不得低于 65%，的受精率不得低于 70%。

（4）取卵周期临床妊娠率在机构成立的第一年不得低于 15%，第二年以后不得低于 20%；冻融胚胎的移植周期临床妊娠率不得低于 10%［移植周期临床妊娠率＝（临床妊娠数/移植周期数）×100%］。

（5）对于多胎妊娠必须实施减胎术，避免双胎。

（二）人工授精技术规范

请参照第二篇及第三篇的相关章节。

（三）实施技术人员的行为准则

请参照本章第一节。

第三节　临床工作人员要求和常规工作制度

一、人 员 要 求

(一) 工作人员

临床工作人员是指以患者为对象,以医疗为目的,直接接触和操作的执业技术人员,包括医师和护士。医师负责人类辅助生殖技术前患者的病史采集、诊断、治疗方案的选择,人类辅助生殖技术中的药物应用和临床手术操作,人类辅助生殖技术后的临床措施的制定和实施。护士协助医师负责护理工作。临床工作人员须接受国家卫生健康委员会指定医疗机构进行生殖医学专业技术培训。外籍、中国台湾省、中国香港和中国澳门技术人员来内地从事人类辅助生殖临床诊疗活动须按国家有关管理规定执行。

(二) 人员组成设置要求

1. **人员数量**　根据开展工作的不同,工作量的大小差异,人类辅助生殖技术的人员组成要求也不同。具体请参照原卫生部《人类辅助生殖技术与人类精子库相关技术规范、基本标准和伦理原则》(卫科教发〔2003〕176号)文件要求。

(1)人工授精技术最少具有从事生殖医学专业的在编专职医师2人,实验室工作人员2人,护士1人。

(2)体外受精胚胎移植术及衍生技术生殖医学机构的在编专职技术人员不得少于12人,其中临床医师不得少于6人(包括男科执业医师1人),实验室专业技术人员不得少于3人,护理人员不得少于3人。

此外,人员的数量应与所开展的技术服务量相适应。

2. **人员分工**　人员分工与机构运行模式有关,但必须具备以下几种分工:

(1)医师

1)临床负责人:负责该机构和医疗组的临床领导工作。

2)妇产科医师:负责人类辅助生殖技术中女性的医疗工作。

3)男科医师:负责人类辅助生殖技术中男性的医疗工作。

(2)护士:护士长(或护理组长),在临床负责人的领导下组织护理工作;护士,负责护理工作。

3. **人员资质**　要求从事辅助生殖临床工作的医师必须符合《中华人民共和国执业医师法》的规定,护士必须符合《中华人民共和国护士管理办法》的规定,且均具备良好的职业道德。此外,各岗位人员还必须满足以下要求:

(1)人工授精技术

1)临床负责人:机构必须指定专职临床负责人,该负责人须是从事生殖医学专业并具备高级技术职称的妇产科执业医师。具备医学本科或以上学历,具备妇产科、生殖生理、生殖内分泌知识和相关临床技能,熟悉ART实验室工作。

2)妇科医师:具备医学本科或以上学历和中级或以上技术职称,或本专业硕士、博士学位并具备初级或以上职称。具备妇产科、生殖生理、生殖内分泌知识和相关临床技能,了解ART实验室工作。

3)男科医师:具备医学本科或以上学历和中级或以上技术职称,或本专业硕士、博士学位并具备初级或以上职称。具备男科学(泌尿外科)、生殖生理、生殖内分泌知识和相关临床技能,了解 ART 实验室的工作。

4)护士工作负责人:具备专科或以上学历和中级或以上技术职称的护士。具备妇产科护理的基本知识和技能。

5)护士:必须具备妇产科护理的基本知识和技能。

6)同时开展体外受精胚胎移植术的机构必须指定专职负责人一位,其他人员可以兼用。

(2)体外受精胚胎移植术及衍生技术

1)临床负责人:由从事生殖医学专业并具备高级技术职称的妇产科执业医师担任。具备医学本科或以上学历,具备妇产科、生殖生理、生殖内分泌知识和相关临床技能,熟悉 IVF-ET 及衍生技术的实验室工作。

2)妇产科医师:具备医学本科或以上学历和中级或以上技术职称,或本专业硕士、博士学位并具备初级或以上职称。具备妇产科、生殖生理、生殖内分泌知识和相关临床技能。特别是促排卵药物的使用和月经周期的激素调控;掌握妇科超声技术,并具备卵泡超声监测及B 超介导下阴道穿刺取卵的技术能力;具备处理人类辅助生殖技术各种并发症的能力等;熟悉 IVF-ET 及衍生技术的实验室工作。

3)男科医师:应配备专职男科临床医师,具备医学本科或以上学历和中级或以上技术职称,或本专业硕士、博士学位并具备初级或以上职称。具备男科学(泌尿外科)、生殖生理、生殖内分泌知识和相关临床技能,了解 IVF-ET 及衍生技术实验室的工作。

4)护士负责人:具备专科或以上学历和中级或以上技术职称的护士。具备妇产科护理的基本知识和技能。

5)护士:必须具备妇产科护理的基本知识和技能。

6)心理咨询人员:建议生殖中心设立心理咨询人员,熟悉辅助生殖技术相关的心理问题,协助医师向患者解释知情同意书与相关的心理问题,具备专科或以上学历及本专业心理学基本知识。

二、常规工作制度

制度管理是 ART 临床管理工作的重要部分。实施 ART 的机构须建立严格可执行的临床规章制度。以下对 ART 特殊的制度进行要求,未涉及的部分,按照医疗机构管理的相关制度要求。

(一) 工作流程管理与诊疗制度

流程管理是 ART 实施中十分重要的管理。通过制度和程序使每一个工作环节置于管理体系内。各个机构应当根据自己的技术程序和管理模式建立相应的工作流程管理制度和诊疗制度。由于各自机构的技术程序和管理模式的不同,制度有相应的区别。在程序管理制度建立上,必须确保以下工作得以实施:接诊与诊疗、病例登记、病例讨论、差错讨论、会诊、操作登记、医疗记录、医疗文件交接、医疗标本交接和核查、随访、自查等。

常规工作流程管理制度需要达到以下要求:

1. 所有的病例和操作必须具有登记管理程序。从程序上杜绝未登记病例进入治疗程序,并确保登记管理的真实性和不可更改性。

2. 确保病例在诊疗程序中监督的机制,保障正常的诊疗工作,杜绝商业化、不恰当医疗、违反伦理等诊疗活动,杜绝差错。

3. 保障技术流程的衔接与通畅,使工作能顺利进行。涉及医疗文件的交接,必须明确交接地点、内容、时间、责任人签名;涉及医疗标本的交接,还必须保障标本来源和使用对象与医疗方案一致(如配子是否来源于患者夫妇,配子使用的对象等),并进行严格的核查,杜绝差错发生。

4. 保障在 ART 工作中记录所有的操作和程序。并保障这些记录能按照规定得到妥善保存。

5. 制度应体现以人为本的理念,特别是对患者负责的精神。制度必须可行,有利于技术常规的安全实施。

6. 制度的实施情况必须可以被监测。

7. 生殖中心必须建立技术实施的经验交流和定期会议总结制度。

(二)工作人员分工责任制

分工责任制是工作流程得以顺利进行的基础。临床负责人、各专业的各级医师、护理人员、各岗位的工作人员需要有明确的分工和责任。应当根据各自的技术流程和技术常规,确定各工作岗位的各级工作人员职责。分工责任制必须注意以下方面:

1. 岗位设置必须与技术流程和工作流程一致。

2. 符合医疗机构科室岗位设置的要求,符合辅助生殖技术有关岗位设置的相关要求。

3. 各级专业技术人员职责必须与其技术职称相符合。

(三)知情同意制度

知情同意是保护患者利益和医务工作人员双方利益的重要措施之一。机构应当制定必要的制度,以确保知情同意在 ART 工作中的实施,使患者被告知诊疗的过程、检查的目的、诊断、治疗方案、治疗目的、本中心的治疗效果、治疗风险、医患双方所承担的责任和义务、患者的权利、经济消费等情况,提出有医学指征的、最有利于该患者的医疗建议,医师应该尊重患者的自主选择。在制度的设计中应当保障只有经过知情同意的病例,诊疗工作才能在工作流程中顺利进行。实施重要诊疗技术须有数目的知情同意记录。

(四)病案记录和管理制度

病案记录是对患者诊疗过程的全面记录,具有两个属性:一是患者的医疗记录,二是法律文献和证据。病历记录和管理制度必须达到以下要求:

1. 保障所有的临床资料、医疗护理和技术操作、病情分析和小结能及时收集和记录到病历中。

2. 制度必须符合国家关于病历的管理规定和人类辅助生殖技术关于病历的相关规定。

3. 必须与机构的工作流程相关制度、病历的设计一致。

第四节　实验室工作人员要求和常规工作制度

一、实验室工作人员要求

依据 2003 年卫生部《人类辅助生殖技术与人类精子库相关技术规范、基本标准和伦理原则》(卫科教发〔2003〕176号)文件基本要求。实验室专业技术人员不少于3人。具备细胞生物学、胚胎学、遗传学相关知识及细胞培养、显微操作技能,掌握人类辅助生殖实验室技能,包括培养皿的制备、卵母细胞的收集、精液的处理、胚胎的评估、配子/胚胎的冷冻与复苏。

至少一人具有按世界卫生组织精液分析标准程序处理精液的技能。

至少一人在国家卫生健康委员会指定的机构接受过精子、胚胎冷冻及复苏技术培训,并系统掌握精子、胚胎冷冻及复苏技能。

开展技术的机构,至少有一人在国家卫生健康委员会指定机构受过本技术的培训,并具备熟练的显微操作及体外受精胚胎移植实验室技能。

开展胚胎植入前遗传学诊断的机构,必须有专门人员受过极体或胚胎卵裂球活检技术培训,熟练掌握该项技术的操作技能,掌握医学遗传学理论知识和单细胞遗传学诊断技术,所在机构必须具备遗传咨询和产前诊断技术条件。

此外,人员的数量应与所开展的技术服务量相适应。

二、实验室人员资质要求

实验室负责人必须由医学或生物学专业高级技术职称人员担任,具备细胞生物学、胚胎学、遗传学等相关学科的理论及细胞培养技能,掌握人类辅助生殖技术的实验室技能,具有实验室管理能力。

实验室技术人员必须具备医学或生物学专业学士及以上学历,或大学专科毕业并具备中级技术职称。

专业培训要求:

(1)已经通过审核批准的开展人类辅助生殖技术机构单位,要有计划地安排在职技术人员的培训和继续教育;对新上岗的技术人员,上岗前必须到指定的培训基地接受不少于2个月的岗位培训,并获得相关合格证书,此外实验室内部要有带教、培训、考核计划,考核合格才能上岗。

(2)新开展人类辅助生殖技术的机构,在申请评审前,实验室负责人及技术人员须接受国家卫健委指定的医疗机构进行生殖医学专业技术培训,并取得培训证书。同时还需要设置总负责人、临床负责人和实验室负责人,其中临床负责人与实验室负责人不得由同一人担任。

三、实验室常规工作制度

1. 实验室清洁消毒制度

(1)每日工作完全结束后,对工作台面、地面进行清洁,可使用 IVF 专用清洁剂。地面采用湿式拖地即可,拖不到之处,用清洁用湿毛巾擦地。

(2)如工作台面或地面被污染,用 IVF 实验室专用的清洁剂处理,后用纯水擦拭,不建议使用酒精擦拭。

(3)每日清洗室内拖鞋。

(4)每周一次大清洁,包括墙壁、吊顶等均需要彻底清洁。

(5)每月进行培养室空气细菌培养,并记录结果。

（6）进入实验室的人员需更换消毒后的手术衣，佩戴一次性口罩、帽子。

（7）在保证工作安全顺利开展的前提下，严格控制进入实验室的人员数量。

（8）无关的物品不放在实验室；仅带入当天使用的耗材，带有大包装的试剂耗材，开包装后带入实验室；暂不用的仪器移出实验室。

（9）严格按照室内空气净化设备要求定期更换滤膜。

（10）确保胚胎实验室与其他相邻的功能室保持正压。

（11）定期更换实验室层流滤膜（高效滤膜、中效滤膜、回风口滤膜、新风口滤膜），并对更换时间、更换滤膜类型、更换前滤膜处理状态等作详细记录。

2. 核对制度

（1）采卵、精液的接收与处理、IVF/ICSI 授精、移植、冷冻、解冻等对配子/胚胎的实验室操作，必须有两名实验室人员核对，并在相应记录上签名。

（2）操作过程中，所有用品、标本必须标记患者夫妇全名，并由另一名实验室人员复核。

（3）配子/胚胎冷冻载体上患者信息标识清楚易辨识。

（4）配子/胚胎冷冻解冻时需双人核对患者夫妇姓名、储存位置、冷冻日期、胚胎期、胚胎数目、冷冻管数等。

（5）建议配置电子核对系统，施行人机双重核对。

3. 实验室日常工作制度

（1）日常遵守胚胎培养室的规章制度，操作遵守实验室标准操作规程（standard operating procedure，SOP）。

（2）每日工作前半小时开启超净工作台、热台、热板、空气净化设备并测试所有培养箱的 CO_2 浓度、温度，操作台面和热板的温度；检查空调运行状态，培养室温度控制在（23±2）℃，湿度 40%~60%。

（3）每日工作结束离开培养室时，切断一切可以关闭的仪器设备的电源，检查冰箱、培养箱、液氮罐。

（4）培养室内禁止嬉闹、跑动、倒退行走；行走时，手持配子/胚胎的人员优先，邻近的其他人员让行。

（5）不得将有毒的化学物质或放射源带进胚胎培养室，进入培养室的人员不得浓妆艳抹、使用香水和染发。

（6）不在同一区域内同时处理两名或两名以上的患者的标本；不同时交接两份或是两份以上患者的标本；不使用同一支吸管操作不同患者的配子/胚胎。

（7）发现患者身份可疑或是标本混乱，必须立即停止操作，核实身份；混乱的标本、所用的耗材用品等一律废弃。

（8）使用患者废弃配子/胚胎进行科学研究，必须经过患者的知情同意。

4. 实验室仪器设备管理制度

（1）对实验室仪器设备建立使用档案，内容包括安装日期、工作原理、操作使用方法、使用记录、日常维护记录、定期检修记录、使用年限、常见故障的排除等。

（2）对所有的仪器设备制作简易的操作流程和使用注意事项，并对使用人员进行培训，使用人熟练掌握仪器设备的性能和操作程序后，方可操作仪器；关键仪器设备实行专人管理。

（3）测量或检测设备,要定期校准,如测温仪、气体浓度检测仪、pH 仪、电子天平等。

（4）对关键的设备建议安装监控报警系统,如培养箱、冰箱、液氮罐。

（5）实验室要配置 UPS 电源或是备用电力设备以保证突发断电情况下仪器设备的运行。

5. 试剂和耗材的管理与质量控制制度

（1）培养液:建议全程冷链运输,并可追溯温度的波动。到货后立即清点核对,记录货物及票据相关信息,并检查包装完整性。

要求培养液的储存环境不改变培养液的性质;存储过程使细菌污染风险降到最低;存放次序合理,取用方便。

每次使用培养液时,要标识开瓶日期;每一批号培养液在使用前需要通过质量控制试验。

（2）一次性耗材(培养皿、离心管、移液管等):耗材到货后,立即清点核对,记录到货时间、耗材名称、批号、数量、发票号等。使用前确认产品包装的完整以及确认是否在效期内。使用前需进行质量控制试验。

常用的质量控制检测试验方法有人类精子存活试验和体外鼠胚试验。具体操作方法,可参见由国家食品药品监督管理总局发布的《人类体外辅助生殖技术用医疗器械生物学评价——人精子存活试验》(YY/T 1535—2017)和《人类体外辅助生殖技术用医疗器械生物学评价——体外鼠胚试验》(YY/T 1434—2016)。

其他检测方法:除人精子存活试验和体外鼠胚试验,还可同时检测 pH、内毒素、渗透压等其他指标。

第五节　人类辅助生殖技术人员培训制度

按照 2006 年(卫科教发〔2006〕43 号)文件要求,2006 年 9 月 30 日后,已纳入辖区省级卫生行政部门规划,拟开展人类辅助生殖技术和设置人类精子库的机构,在申请国家卫生健康委员会专家评审前,其临床、实验室负责人及主要技术人员必须到原卫生部确定的培训基地接受不少于 3 个月的培训,并获得培训合格证书,否则,将不受理其申请。

获得批准开展人类辅助生殖技术或人类精子库的机构,要有计划地安排新上岗的卫生技术人员到培训基地进修培训。

被确定为培训基地的机构也要认真加强生殖医学基础知识、基本理论和基本技能的学习与训练,建立并逐步完善培训和自查制度,不断提高管理和技术水平,在提高服务水平和质量的基础上,完成好培训工作。

一、临床工作人员培训制度

(一) 提高医务人员临床能力

1. 进一步强化医学专业基础知识和基本理论,进一步提高临床操作技能,进一步规范临床基本操作流程,全面提高能力素质以适应岗位要求。

2. 新进人员需接受系统的培训,培训内容包括基本理论、专业知识和操作技能培训,并接受相应考核。

3. 对每个临床工作人员制订切实可行的方案来衡量其工作表现和技术能力,并作为绩效考核指标。

4. 构建合理的人才梯队,制订技术人员的继续教育和培训计划。如参加国内外学术会议或培训,定期安排内部培训教育。

（二）规范医疗行为

加强有关卫生法律法规、规章制度和技术规范的学习,临床医师自觉做到依法行医、合理检查、合理用药;形成按法规管理、按制度办事、按规范操作、按标准落实的运行机制。

（三）持续改进医疗质量

进一步加强基础医疗,保证医疗质量和医疗安全的核心制度得到落实,医疗质量指标达到标准要求,并不断提高医疗质量。

（四）不断改善医患关系

医务人员在为患者服务中,应文明礼貌,服务热心周到。落实医患沟通制度,加强医患感情交流,尊重患者知情同意权和选择权,自觉维护患者的合法权益,减少医患纠纷和医疗事故。

（五）"生殖医学"题库的建设

题库内容包括:①本专业医务人员应掌握的急诊急救相关知识。②生殖中心常见病种诊疗规范、指南、操作常规、伦理、法律等相关知识。③常用药品(包括药理、适应证、禁忌证、用法用量等)相关知识。④本专业应掌握的检验、超声、放射、病理等辅助检查的相关知识。⑤收集日常工作中遇到的疑难、复杂、死亡、纠纷等病例,建立生殖医学案例库。本着严谨、认真、务实的态度,结合临床实际和专业特点进行题库建设,把本科室医务人员必须掌握的重要的知识纳入题库,使题库具有操作性、实用性。总体要求:生殖中心在岗医师培训覆盖率 100%,考核合格率 100%。

二、实验室工作人员培训制度

构建合理的人才梯队,制订技术人员的继续教育和培训计划。如参加国内外术会议或培训,定期安排内部培训教育。

对每个实验室人员制订切实可行的方案来衡量其工作表现和技术能力,并作为绩效考核指标。

新进人员需接受系统的培训,培训内容包括基本理论、专业知识和操作技能培训。基本理论和专业知识,可按计划学习让其自行学习并接受相应考核。

新进人员的操作培训可从动物实验开始,利用小鼠为实验动物进行选卵、授精、胚胎培养、胚胎观察等技术培训,同时进行实验室基本技能培训。实验室技能要从易到难逐渐学习,有高资质技术人员带教。如:人工授精精液处理→IVF精液处理→冷冻精液→捡卵→加精→脱颗粒→胚胎观察→胚胎移植→胚胎冷冻→ICSI→胚胎活检等。

新进人员进行独立操作前应通过主要负责人的考核和同意。一项技术操作结果不合格,不能进入下一阶段技术操作训练。

新进人员应在半年内对胚胎培养室内工作的基本流程、基本操作了解。掌握日常质量控制记录,试剂耗材的名称、用途、存放、质量控制方法,以及培养室内各种设备的日常维护,气瓶的更换,转移配子/胚胎用管的制备,病历资料的登记整理、录入等。

建议:

满1年,熟悉胚胎培养室内工作的基本流程、基本操作,能独立完成日常质量控制,试剂制备等,并能够在上级老师的监督下完成精液处理,捡卵操作。

满1.5年,能够独立完成精液处理、捡卵。掌握较难技术操作,如胚胎冷冻/解冻/常规授精等,并在上级老师的监督下完成部分上述技术。

满2年,能独立完成精液处理、捡卵、胚胎冷冻解冻操作以及常规授精。掌握更为复杂的操作技术,如脱颗粒细胞/ICSI/活检,并在上级监督下完成部分ICSI,活检操作。

满3年,能掌握实验室所有操作技术。5年能独立操作所有技术,并达到一个稳定的结果;能够独立完成质量控制数据分析并提出解决问题的方案。

第六节 知情同意制度

患者的知情和同意权是指在诊疗过程中,患者享有关于本人病情诊断、医疗方案、预后、可能存在着的风险等相关信息(知情)的权利,在充分理解的基础上自愿做出同意、选择、拒绝等意思表示的权利。根据《中华人民共和国执业医师法》《医疗机构管理条例实施细则》《医疗事故处理条例》等法律、法规的规定,患者就医时享有知情权和同意权。为维护医院和患者的合法权益,在医疗活动中,医务人员应尽到告知及让患者知情同意的义务。知情同意是辅助生殖技术的基本伦理原则之一,贯穿在整个辅助生殖技术过程中。

一、知情同意的对象

知情同意的对象为采用人类辅助生殖技术助孕的夫妇双方。

二、知情同意的范围

临床诊疗过程中的相关知情同意,包括诊疗方案、费用、治疗过程、可能的风险以及为降低这些风险所采取的措施、技术的成功率等;在诊疗过程中操作过程较为复杂,有可能发生严重并发症或并发症发生率较高以及后果难以准确判定的有创检查、治疗,如取卵术、减胎术等;在诊疗过程中发现的可能影响健康或助孕结果的检查等。

辅助生殖技术实验室相关知情同意,包括治疗过程中精子、卵母细胞和胚胎的处理及结局等情况。

医学研究相关知情同意,包括患者的血液、卵泡液、精子、废弃胚胎等临床样本用于科学研究等。

三、知情同意的内容

疾病诊断、可能的病因、具体病情及发展情况、需采取何种治疗措施以及相应的后果、拒绝治疗的可能后果等。

手术和操作的目的、方法、成功率、预期效果、术中可能预料到的后果、潜在的风险等。

在实施手术、特殊检查、特殊治疗之前,对患者进行综合评估,并将可选择的治疗方案和替代治疗方案向患者做出书面的阐述和解释,使患者在充分了解病情和治疗方案利弊的前提下做出自主选择。

四、知情同意告知的基本要求

知情同意对象为接受 ART 技术的夫妇双方:对于 ART 患者来说,治疗的目的是为了获得自己的后代,无论是采用自己的配子还是他人的配子,从法律上来说孩子是夫妇共有的。因此,夫妇双方通过接受充分告知后做出的决定,应该是共同商讨、决定并将共同完成的治疗方案。对不能完全具备自主行为能力的患者,应有符合相关法律规定的人代为行使知情同意权。

医务人员专业、热情且具有人文关怀:ART 实施者有责任和义务根据患者就诊所处不同阶段进行宣讲告知,告知内容循序渐进。信息告知要注意技巧,避免用词过于专业化,进行深入浅出、通俗易懂的表述。具备良好的职业素养和倾听素质,热情接待患者,获得患者信任。

医务人员与患者间的充分沟通和互动:医务人员在对患者初步诊断后要向患者进行告知疾病特点及检查、可供选择的治疗方法、治疗结局、可能出现的不良反应等。治疗方案是在充分知情同意前提下,医务人员和患者共同商定的。对于特殊检查、特殊治疗,在取得患者的知情同意后方可实施。

五、特殊技术的知情同意

胚胎植入前遗传学诊断知情同意:充分告知胚胎植入前遗传学诊断的流程、新增胚胎检测费用,可能无囊胚形成、无正常胚胎移植的治疗结局等。同时解释现行技术局限性,以及由此带来的失败率和误诊率,告知患者妊娠后孕期进行羊水穿刺等相关检查的必要性。

卵细胞质内单精子注射知情同意:告知患者此技术可能无法保证所有的胚胎能受精,且此技术可能导致不可预知的卵母细胞损伤、胚胎损伤、胎儿发育等潜在风险。

供精/赠卵 ART:告知患者助孕过程中遵守双盲原则,严格配合子代随访。

多胎妊娠减胎术的知情同意:所有采取辅助生殖技术助孕的患者均需签署该知情同意书。告知患者多胎妊娠会增加流产、早产、妊娠高血压综合征、产后出血和胎儿畸形等风险,而减胎术可能导致流产、早产、出血和感染,以及一次减胎失败需再次减胎的风险。

第七节　随 访 制 度

随访是指医院对曾在医院就诊的患者,以某种方式进行定期了解患者病情变化和指导患者康复的一种观察方法。通过随访可以提高医院治疗前后服务水平,同时方便医师对患者进行跟踪观察,掌握更多资料以进行统计分析、积累经验,从而更好地为患者服务。辅助生殖技术的随访是确定治疗效果的重要方式,2013 年,卫生部《关于修订人类辅助生殖技术与人类精子库相关技术规范、基本标准和伦理原则的通知》(卫科教发〔2003〕176 号)要求必须建立随访制度,并且"机构对体外受精胚胎移植术出生随访率不得低于 95%""赠卵的临床随访率必须达 100%"和实施供精人工授精中"对每一位受者都应进行随访"。

一、随访人员的职责

设立专人负责随访工作,随访人员必须具备丰富的医患沟通交流能力,熟知需随访的内容,能够全面判断收集内容的完整性和准确性,及时记录随访结果,定期整理随访结果,要求随访结果及时、准确和完整。

二、随访的内容

1. **生化妊娠**　术后 14 天左右测定血 β-HCG 确定妊娠结果,根据血值情况确定下一次随访时间,可能出现生化妊娠和异位妊娠等不良情况。

2. **临床妊娠**　术后 28~37 天超声确定临床妊娠结果,根据孕囊大小、数量、位置、胎芽和胎心情况确定下一次随访时间,可能出现异位妊娠、宫内外同时妊娠、胚胎停止发育、宫角妊娠和多胎妊娠等情况。若发现双胎或双胎以上者必须告知患者行减胎术。

3. **妊娠中期随访**　孕中期随访孕妇的健康状况及胎儿的生长发育情况,指导孕妇产检时间、内容及筛查的重要意义,学习掌握家庭自我监测,如通过胎动了解胎儿在宫内情况,按产科要求定期检查,如孕 11~13^{+6} 周行早孕期唐氏筛查,孕 15~20^{+6} 周行妊娠期糖尿病筛查,及时发现异常并反馈,根据医师意见行进一步检查,必要时进行羊水穿刺,对子代进行染色体病筛查。对孕妇饮食方面做出指导:保证足够的主食摄入,补充适量蛋白质,预防贫血,注意钙质的补充。对胎儿异常引产、早产、死胎的患者进行鼓励并指导下周期治疗。

4. **妊娠晚期随访**　妊娠晚期孕妇要保持充足的睡眠,避免过度疲劳,睡眠时宜取左侧卧位,以保证子宫血供充足。若出现头痛、视力模糊、持续腹痛、阴道流液、胎动减少等情况应立即就诊。鼓励患者自然分娩及母乳喂养;在产后指导其预防产褥感染、产后出血、产后抑郁等并发症。随访并登记其分娩记录,要求有分娩方式、分娩时孕周、母亲妊娠并发症、新生儿体重、身长、性别、Apgar 评分、分娩医院。出生随访率>95%。对早产、死胎、死产的患者进行鼓励并指导下周期治疗。

5. **子代的随访与记录**　子代随访时间为胎儿出生后。出生时随访应记录出生日期、孕周、分娩方式、性别、出生体重及身长、Apgar 评分、喂养情况、出生缺陷,若有出生缺陷需进一步了解具体情况,有无家族遗传史、孕期有无异常等,推荐建立新生儿出生缺陷登记本,登记内容除基本信息外应增加移植日期、孕早期情况、家族史、是否近亲结婚、缺陷诊断以及缺陷儿的基本情况。

推荐建立新生儿出生数年度报表、出生缺陷年度报表、减胎年度报表。具体报表内容应包括:出生总数、新生儿性别数、男女性别比、新生儿出生缺陷发生数、死胎数、死产数、治疗性引产数、多胎发生数、早期及中期减胎数、7 日内新生儿死亡数。同步建立电子数据信息统计系统,以方便临床查找和统计。

三、促进患者配合随访的措施

(一) 随访中常见问题

随访时发现患者的电话号码是空号或假号、居住地更换、拒接电话、拒绝随访及居住在国外无法联系等。此类情况多与患者思想负担重有关,尤其是使用供精和赠卵者,希望医护

人员无法联系他们,不配合随访。应对措施:

1. 加强宣教,告知患者保密的原则以及配合随访的意义。用通俗易懂的语言告知患者在配合随访的情况下不会泄露个人信息,向使用供精者说明及时反馈孩子出生信息的目的和意义。

2. 登记多个电话号码,除夫妻夫妇双方的联系方式外,还需留家人的电话号码。有条件时登记网络联系号如微信、电子邮箱等,以此降低失访率,提高随访质量。

(二) 随访注意事项

随访人员应严格遵守各项保密制度,拨打电话时确认是夫妇本人方可告知其助孕事项。

随访人员应耐心倾听,态度诚恳、亲切,尽量用通俗易懂的语言,以达到和患者的有效沟通。

根据已随访到的患者情况,调整随访时间和次数及时了解情况进展,给予指导意见和建议。

第八节　病案管理制度

病案是医疗活动真实的历史记载,是法定的医学文件,是具有法律效力的材料,是各项法律诉讼中的书证。病历指医务人员在医疗活动过程中形成的文字、符号、图表、影像、切片等资料的总和,包括门(急)诊病历和住院病历,病历归档以后形成病案。按照病历记录形式不同,可区分为纸质病历和电子病历,随着电子病历在医疗机构中普遍应用,电子病历与纸质病历具有同等效力。

在医疗机构中开展人类辅助生殖技术,必须建立健全技术病案管理制度,根据原卫生部《人类辅助生殖技术管理规范》、原国家卫生和计划生育委员会和国家中医药管理局组织制定了《医疗机构病历管理规定(2013 年版)》《电子病历应用管理规范(试行)》和《医药卫生档案管理办法》等,生殖中心需建立规范化的"病案管理制度",保证病历资料客观、真实、完整,维护医患双方的合法权益,使病历管理满足现代化医院管理和规范开展辅助生殖技术的需要。

一、病历的建立和书写

1. **病历的建立**　辅助生殖病历是关于不孕夫妇双方与不孕不育相关的疾病发生、发展、诊断、治疗情况的系统记录;是医护人员根据问诊、查体、辅助检查、诊断、采用辅助生殖技术治疗及随访过程中的所有资料。所以,实施辅助生殖技术的病历因学科设置的特殊性,其病历内容及病历管理应区别于住院患者及普通门诊就诊患者。

医疗机构已为患者建立门(急)诊病历和住院病历唯一标识编号,同一患者进行辅助生殖技术治疗时,生殖医学中心需建立唯一的生殖病历标识编号,夫妇双方应共用一个病历标识编号,即使采用不同的技术和多个治疗周期均归入统一编号,并与其男女双方医院病历标识号码和身份证明编号相关联,使用标识号码和身份证明编号均能对病历进行检索,以确保患者基本信息及其医疗记录的真实性、一致性、连续性、完整性。

2. **病历的书写**　医务人员应当按照《病历书写基本规范》和《电子病历应用管理规范(试行)》要求,并参照原卫生部人类辅助生殖技术病历样本规范书写病历。ART 病历在病历内容及各项功能设置上即不同于普通住院电子病历系统,又区别于常规门诊电子病历系统的管理,包括患者夫妇双方的身份资料、门诊病历(女方和男方病历)、临床治疗经过、实验室和随访记录以及各种辅助检查等内容,特别强调辅助生殖技术的实施是夫妇双方共同参与的检查与治疗,且胚胎属于夫妇双方共有,因此在签署知情同意书时应重点要求夫妇双方共同签字同意。

病历书写应当客观、真实、准确、及时、完整、规范,根据辅助生殖技术治疗过程,重点突出,诊断依据充分,要体现采用辅助生殖技术的指征。电子病历系统应当为操作人员提供专有的身份标识和识别手段,并设置相应权限。操作人员对本人身份标识的使用负责,实行病历实时记录、签名和修改。若采用电子病历系统应设置医务人员书写、审阅、修改的权限和时限,系统应当显示医务人员姓名及完成时间。电子病历系统应当对操作人员进行身份识别,并保存历次操作印痕、标记操作时间和操作人员信息,并保证历次操作印痕、标记操作时间和操作人员信息可查询、可追溯。

二、病案的保存和使用

1. **病案的保存** 机构的各种病历及其相关记录,须按照原国家卫生和计划生育委员会、国家中医药管理局组织印发的《医疗机构病历管理规定(2013年版)》和《电子病历应用管理规范(试行)》要求严格管理,人类辅助生殖技术专科病案可归属医疗机构档案室管理,也可由生殖中心资料档案室专人管理。供精人工授精医疗行为方面的医疗技术档案和法律文书应当永久保存。

若采用电子病历,医疗机构应当按照电子病历管理相关规定进行。医疗机构可以将电子病历打印后与非电子化的资料合并形成病案保存归档,也可以采用符合档案管理要求的缩微技术等对纸质病历进行处理后保存。在患者完成辅助生殖技术治疗结束后,适时将电子病历转为归档状态。电子病历归档后原则上不得修改,特殊情况下确需修改的,经申请管理部门批准后进行修改并保留修改痕迹。具备条件的医疗机构可以对知情同意书、植入材料条形码等非电子化的资料进行数字化采集后纳入电子病历系统管理,原件另行妥善保存。

2. **病案的使用** 辅助生殖技术治疗过程周期长、参与人员多、随访周期长,并且多周期间存在交叉性和连续性,需多次调取病历等特点,因此需要建立病案管理制度、规范化的编号登记制度和管理流程,必须有专用的资料档案室、专人管理病案和负责随访。未采用电子病历的机构可在患者进入周期时进行病历编号登记,建立总登记簿,在治疗过程中建立 ART 各类手术登记簿,以便于查阅、随访和统计;采用电子病历系统的机构,可在病案归档后根据 ART 各类手术类型建立各种记录登记簿。

(1)病历的查阅及复印:除为患者提供诊疗服务的医务人员,以及经卫生行政部门、中医药管理部门或者医疗机构授权的负责病案管理、医疗管理的部门或者人员外,其他任何机构和个人不得擅自查阅患者病历。其他医疗机构及医务人员因科研、教学需要查阅病历的,应当遵循保密原则和伦理原则,要隐去夫妇的个人信息资料,向中心负责人提出申请,并办理相应手续后方可查阅。

根据《医疗机构病案管理规定(2013年版)》,医疗机构可以为申请人复制门(急)诊病历和住院病历中的体温单、医嘱单、住院志(入院记录)、手术同意书、麻醉同意书、麻醉记录、手术记录、病重(病危)患者护理记录、出院记录、输血治疗知情同意书、特殊检查(特殊治疗)同意书、病理报告、检验报告等辅助检查报告单、医学影像检查资料等病历资料。

根据《医疗机构病案管理规定(2013年版)》持有效证件:申请人为患者本人的,应当提供其有效身份证明;公安或司法机关因办案等情况需复印病案资料的,需出具调取病历的法定证明、经办人本人有效身份证明和工作证明,经医疗机构医务处审批登记后到中心病案室进行复印相关病案资料。复印人员对复制的病案资料进行审核无误后,经负责人审查并加盖病案室骑缝章,经相关人员签字并登记后方可视为有效。需注意实施辅助生殖技术的患者,如夫妇双方中一方前来复印病案时,凭证件只能复印本人资料,若复印内容涉及夫妇双方共有或对方单独病历内容,需取得对方授权。

(2)病历的封存:依法需要封存病历时,应当在医疗机构或者其委托代理人、患者或者其代理人在场的情况下,对病历共同进行确认,签封病历复制件。封存的电子病历复制件可以是电子版;也可以对打印的纸质版进行复印,并加盖病案管理章后进行封存。医疗机构申请封存病历时,医疗机构应当告知患者或者其代理人共同实施病历封存;但患者或者其代理人拒绝或者放弃实施病历封存的,医疗机构可以在公证机构公证的情况下,对病历进行确认,由公证机构签封病历复制件。封存后病历的原件可以继续记录和使用。

三、病案的信息化和统计管理

1. **病案的信息化管理** 随着医院信息化建设的快速发展,医疗机构已进入信息化管理时代,逐步建立医院信息系统(hospital information system,HIS)、实验室信息管理系统(laboratory information management system,LIS)、医学影像存档与通信系统(picture archiving and communication systems,PACS)和电子病历(electronic medical record,EMR)。电子病历是指医务人员在医疗活动过程中,使用HIS、LIS和PACS等信息系统生成的文字、符号、图表、图形、数字、影像等数字化信息,并能实现存储、管理、传输和重现的医疗记录,是病历的一种记录形式。ART电子病历系统及管理必须充分将辅助生殖临床专业性与医院信息系统结合,包括患者诊疗过程中临床、实验室及随访等所有环节的内容,建立每个患者系统性的全流程电子档案。

根据《电子病历应用管理规范(试行)》要求,辅助生殖技术电子病历也需具有专门的技术支持人员,负责电子病历相关信息系统建设、运行和维护等工作;建立、健全电子病历使用的相关制度和规程;具备电子病历的安全管理体系和安全保障机制;具备对电子病历创建、修改、归档等操作的追溯能力。保证辅助生殖技术电子病历的使用即满足临床工作需要,又能够合法保障医疗质量和医疗安全,保证医患双方合法权益。

2. **统计管理** 开展人类辅助生殖技术和人类精子库的医疗机构需定期进行数据统计和分析,这是实现持续性改善和提高辅助生殖技术的重要手段,是提高人类辅助生殖技术水平,促进技术发展的重要措施。定期进行数据统计分析,严格质量管理和质量控制,保证辅助生殖技术实施的安全性和有效性。严格按照国家卫生行政管理部门要求,定期上报数据。

第二篇 临床部分

第三章 不孕不育症诊断

第一节 女性不孕症的诊断

一、收集病史

不孕症的诊断依赖于病史的详尽收集,病史收集包括主诉、现病史、既往史、个人史、月经史、婚育史和家族史等。应对这些病史进行综合评估。相关病史收集主要包括:

1. **主诉** 不孕的时间和经过。

2. **现病史** 为病史收集中最重要的部分,需详细记录不孕的时间、月经情况、是否接受过诊治及诊治方法。具体如下:

(1)结婚的时间,未避孕不孕的时间;

(2)月经情况:末次月经、初潮年龄、经量、经血的特点、月经周期、是否有痛经及其伴随症状(如肛门下坠)和严重程度、是否进行性加重;

(3)性生活情况:夫妇是否同居,是否异地,性生活的频率,任何一方是否具有性功能障碍,是否使用避孕及采取的避孕方法;

(4)孕产情况:妊娠次数:包括正常妊娠和异常妊娠的总次数;妊娠结局:正常妊娠的分娩时孕周、足月活产或早产、分娩方式(顺产或剖宫产),分娩婴儿数(单胎、双胎或多胎)和性别(男/女)。异常妊娠的早期流产、中期流产、宫外孕、死胎或死产。是自然流产(是否进行流产组织的芯片检查)或人工流产;宫外孕是保守治疗或手术治疗及方式;死产或死胎询问胎儿死亡原因。

(5)诊治过程:是否接受过相关的辅助检查和治疗,如果有需详细记录检查日期和结果,及治疗的方式和效果。

3. **既往史** 肝肾疾病史、结核病病史、甲状腺疾病史、自身免疫病史、心血管疾病史、泌尿系统感染史、性传播疾病史;慢性疾病药物治疗史;过度运动史;盆腔炎症性疾病史,是否有盆腔或腹部疼痛、性交痛;宫颈异常以及后续治疗。

4. **个人史** 一般健康状况;吸烟、酗酒、使用毒品、成瘾性用药史;药物过敏史;职业以及特殊环境、毒物接触史;出生缺陷史;重大精神刺激史等。

5. **手术史** 手术病因及接受手术的过程和方式。

6. **月经史** 月经初潮年龄、月经周期、月经持续天数、经量、经血的特点、经期是否有不适和痛经,末次月经。

7. **婚育史** 近亲结婚史、再婚史、现有子女数、领养子女数、孕产史及有无并发症(详见现病史妊娠情况)。

8. **家族史** 家族中有无近亲婚配,有无出生缺陷、遗传病病史、流产史、不孕不育史;发育延迟、绝经提前史等。

二、体格检查

1. 一般情况,如体温、脉搏、呼吸、血压;身高、体重、体重指数(body mass index,BMI)、体脂分布特征;嗅觉、第二性征。

2. 营养状况、发育情况、精神状态。

3. 毛发、皮肤黏膜,是否具有雄激素分泌过多现象(多毛、痤疮等)及黑棘皮征。

4. 淋巴结和甲状腺情况,甲状腺是否肿大、结节,是否有压痛。

5. 乳房情况,是否具有乳腺分泌物的特征,比如溢乳。

6. 心、肺、肝、脾、肾和脊柱四肢情况。

7. 妇科检查

(1)外阴:发育情况,婚产式(未婚式、已婚未产式或经产式)。

(2)阴道:是否通畅,黏膜情况,分泌物量、色、形状、有无臭味。

(3)宫颈:大小、硬度,有无宫颈糜烂、撕裂、息肉、腺囊肿,有无接触性出血,有无宫颈举痛。

(4)宫体:位置、大小、硬度、活动度、有无压痛。

(5)附件:有无块物、增厚和压痛。

(6)其他:有无直肠子宫陷凹肿块、压痛和结节,有无腹部压痛或肿块。

三、实验室检查

1. 血清基础内分泌激素测定。包括 FSH、LH、E_2、T、P、抗米勒管激素(anti-müllerian hormone,AMH)。

2. 甲状腺功能。血清促甲状腺激素(thyroid stimulating hormone,TSH)、游离 T_3、游离 T_4。

3. 催乳素测定。

4. 优生四项。弓形虫、巨细胞病毒、风疹病毒、单纯疱疹病毒。

5. 染色体检测。

6. 血型。ABO 血型和 RH 血型。

7. 宫颈刮片检查、宫颈涂片检查(支原体、衣原体、淋球菌等)。

8. 血常规、尿常规、凝血功能、肝肾功能、乙肝五项、丙肝、艾滋病、梅毒、结核等。

四、其他辅助检查技术

1. **盆腔超声** 首选经阴道超声,检查内容包括:

(1)子宫位置、大小和形态、肌层的结构,子宫肌瘤、子宫肌腺病等常见疾病的排查。

(2)子宫内膜的厚度和分型,子宫内膜息肉等常见疾病的排查。

(3)卵巢位置和大小与形态、双侧卵巢内 2~10mm 直径的窦卵泡计数(antral follicle

count,AFC)、优势卵泡的直径及其破裂消失,卵巢囊肿和实质性肿瘤等常见疾病的排查。

(4)卵巢外及盆腔内有无异常回声,及其性质、形状、大小。

2. 输卵管通畅度检查

(1)子宫输卵管 X 射线造影技术:首选方法。注意宫腔及腔壁形态,输卵管走行、形态、位置,盆腔内造影剂弥散情况。输卵管造影可观察到输卵管近端和远端的阻塞情况,显示峡部结节性输卵管炎。但近端阻塞情况需要进一步评估,需排除输卵管、子宫肌层收缩或短暂的输卵管位置改变所产生的伪影。

(2)输卵管生理盐水氧气超声造影显像:可观察输卵管的通畅情况。

(3)宫腔镜及镜下超声引导输卵管通液术:可在观察输卵管通畅情况的同时直接观察宫腔情况。

3. 其他检查

(1)排卵功能评估:①超声排卵监测:首选方法。动态监测卵泡发育及排卵情况,并同时进行子宫内膜动态监测。②连续基础体温测定(basal body temperature,BBT):BBT 提供了一种的评估排卵功能方法,但可靠性不高。③黄体期血清孕酮(progesterone,P)测定:可判断有无排卵,并能反映黄体功能;一般选择在下一次月经来临前约 1 周时检测,一般认为 P 浓度大于 3mg/ml 提示近期排卵。④血/尿 LH 测定:配合超声监测,可准确预测排卵的发生。⑤子宫内膜活检:可了解子宫内膜组织的分泌情况,目前已很少使用。

(2)腹腔镜检查:目前只适用于体格检查和/或超声检查提示异常的患者,可确定异常病变位置和程度,明确诊断,特别能最清楚地检查到患者的腹膜疾病症状和危险因素。

(3)其他影像学检查(CT/MRI):适用于病史、体格检查和/或基本辅助检查提示肿瘤、占位性病变等异常的患者,以明确诊断。

五、女性不孕症病因诊断分类

(一)排卵障碍性不孕症

排卵障碍性不孕症约占女性不孕症的 40%。

1. 排卵障碍分型

(1)排卵障碍 I 型为下丘脑垂体功能衰竭(hypothalamic pituitary failure),发生率为 10%~15%,包含以下种类:功能性下丘脑性闭经(functional hypothalamic amenorrhea,FHA)、特发性低促性腺素性功能减退症(idiopathic hypogonadotrophic hypogonadism,IHH)、希恩综合征(Sheehan syndrome)、卡尔曼综合征(Kallmann syndrome)。

(2)排卵障碍 II 型为下丘脑垂体功能障碍(hypothalamic pituitary dysfunction),发生率为 80%~90%,包含以下种类:多囊卵巢综合征(polycystic ovary syndrome,PCOS)、高催乳素闭经(hyper-prolactinemia)。

(3)排卵障碍 III 型为卵巢功能减退(ovarian failure),发生率 5%,包含以下种类:早发性卵巢功能不全(premature ovarian insufficiency,POI)、卵巢不敏感综合征(resistant ovary syndrome,ROS)。

2. 排卵障碍诊断 主要根据以下病史和检查进行诊断。

(1)第二性征发育情况。

(2)近期心理、进食、体重改变史,近期环境或生活习惯改变史,药物治疗史等。

(3)月经周期紊乱(周期≥35天或<26天)或闭经。

(4)卵巢基础状态评估:采用月经周期第3天的血清 FSH 和 E_2 测定、AFC 统计和 AMH 水平来评估卵巢储备的情况。

(5)血清基础内分泌激素水平测定:FSH、LH、E_2、T、P。

(6)颅脑 CT/MRI 检查。

(7)遗传学检查。

(二)输卵管因素不孕症

输卵管因素不孕症约占女性不孕症的 30%。

1. 输卵管因素分型

(1)解剖学因素:为引起不孕症发生的主要因素,多继发于输卵管炎症、结核或手术史,包含以下种类:①单侧或双侧输卵管阻塞。②单侧或双侧输卵管缺如。

(2)功能学因素:为引起不孕症发生的重要因素,常见于盆腔及腹腔的感染史或手术史,传染病病史(如结核病、性传播疾病)、宫内节育器应用史、孕产史及并发症史等,包含以下种类:①输卵管"拾卵"功能障碍。②输卵管"输送"卵母细胞/精子功能障碍。

2. 输卵管疾病诊断 诊断技术有:子宫输卵管 X 射线造影技术、子宫输卵管超声造影术、宫腔镜及镜下超声引导输卵管通液术、腹腔镜及镜下输卵管通液术。

(三)盆腔因素不孕症

1. 盆腔因素分型 主要因素有:子宫内膜异位症、盆腔结核史、盆腔或腹腔感染史、盆腔或腹腔手术史、宫内节育器应用史、孕产史及并发症史。

2. 盆腔因素诊断

(1)病史:包括盆腹腔痛、低热、痛经及伴随症状等。

(2)体征:主要指妇科双合诊/三合诊检查的异常发现。

(3)辅助检查:盆腔超声、子宫输卵管 X 射线造影技术、宫腔镜及镜下超声引导输卵管通液术、腹腔镜、CT/MRI 等。

(四)原因不明性不孕

特指应用目前的检测手段无法确定病因的患者。

1. 原因不明性不孕分型 可以考虑的主要病因有:隐性输卵管因素、潜在的卵母细胞质量异常、受精障碍、反复胚胎植入失败、免疫性因素、潜在遗传缺陷。

2. 原因不明性不孕诊断 属于排除性诊断,内分泌检查、精液常规、排卵监测、盆腔和输卵管通畅性检查等未发现异常即可诊断。需注意,盆腔和输卵管通畅性检查应以腹腔镜检查结果为准,如未进行腹腔镜检查则不能确立不明原因性不孕的诊断。

第二节　男性不育症的诊断

一、病 史 收 集

男性不育症病因复杂。尽管诊断技术和手段不断进步,特发性男性不育症的占比仍然较高。完整可靠的病史收集将有助于为病因诊断提供重要线索,并进一步为制订治疗方案提供依据。病史收集时,应注意保护患者隐私,但在获取其同意后,也可同时询问其配偶,以补充相关病史。病史收集主要内容如下：

1. **生育及其配偶妊娠情况** 同居或婚后多久配偶未能妊娠,有否避孕措施;是否知晓易孕期;性生活频度,有否正常勃起、高潮、阴道内射精、大概精液量;是否生育过、与谁在什么时间生育过;是否怀孕过、与谁在什么时间怀孕、妊娠结局如何。这有助于确定患者夫妇是否为不育症,初步判断患者大概生育能力以及是否为性功能障碍导致的不育症。

2. **不育相关的检查和治疗** 既往精液检查可作为重要的诊断参考。既往治疗情况也需详细询问,如药物治疗、有否手术治疗、效果和治疗时间,这可以作为进一步诊断和治疗的重要依据。

3. **既往病史** 包括传染病(特别是性传染病病史)、腮腺炎、结核病、发热、呼吸道、内分泌疾病史,不良生活习惯、特殊药物服用和过敏史、手术史(特别是泌尿生殖系统和盆腹腔手术史),职业和环境暴露也应针对性予以询问。

4. **家族史和遗传病病史** 应询问患者和父母是否近亲结婚、家族不育症病史和家族遗传疾病史。同胞存在相似的不育病史应怀疑遗传因素导致不育的可能。

5. **配偶不育及其检查治疗史** 在考虑男性患者的诊断和治疗时,应充分了解其配偶的不育相关因素,如年龄、卵巢功能、排卵情况和既往检查与治疗史,以决定不育夫妇的治疗重点、缓急顺序和方案选择。

二、体 格 检 查

每个患者都应予以详细的体格检查,特别是生殖系统检查。体格检查应在私密诊室进行,室温适中。医师在检查患者外生殖器时应手部预热,动作轻柔。

1. **全身检查** 视诊应注意患者体型、体态和第二性征发育情况。必要时测量患者躯干肢体比例、体重和血压。对精子浓度正常、活率正常但活动率(PR<10%)的患者要检查胸部和腹部,部分纤毛不动综合征不育患者可见内脏左右翻转。

2. **生殖系统检查** 应检查有无生殖器畸形,睾丸大小和质地,附睾大小、形态、硬结和压痛,输精管是否可扪及和有否结节和有无精索静脉曲张等。先天性输精管缺如并不罕见,应注意区别输精管和精索。必要时予以 Valsalva 检查判断精索静脉曲张的分度。

3. **直肠指检** 在怀疑前列腺和下输精管道异常时可行直肠指检,了解前列腺大小、压痛和是否存在前列腺囊肿。精囊一般不能扪及,如扪及肿大精囊或其相应部位压痛,可考虑下输精管道梗阻导致的精囊肿大或精囊炎症。

三、实验室检查

男性不育症的重要诊断基础是精液检查。其他的一些实验室检查,包括血常规、肝肾功能、内分泌、遗传学和病原学检查等,可有助于进一步的病因诊断。

1. **精液检查** 精液检查应该按照《世界卫生组织人类精液检查与处理实验室手册》(第5版)(*WHO Laboratory Manual for the Examination of Human Semen and Sperm-Cervical Mucus Interaction. 5th edition*)的标准程序进行。

(1)精液标准检查:世界卫生组织推荐的精液标准检查包括常规精液检查、精子形态学检查、精液白细胞检查和精子包被抗体检查。精液检查指标的推荐参考值下限见表3-1,可据此按照表3-2的术语予以精液质量诊断。第一次检查精液指标正常通常不需要再次精液检查。如果精液指标低于精液参考值下限,需要再次行精液检查,而第二次检查结果与第一次差别较大,则需要间隔较长时间后行第三次检查,以明确精液异常情况。

(2)精浆生化检测:精浆生化检测包括精浆锌、果糖和中性 α-糖苷酶,分别反映了前列腺、精囊和附睾等附属性腺功能。可作为梗阻部位较难明确的梗阻性无精子症(obstructive azoospermia,OA)的辅助鉴别检查。

(3)精子 DNA 损伤:精子 DNA 损伤是一个独立的精子质量指标,可影响男性自然生育能力,也导致辅助生殖技术临床妊娠率下降和流产率增高,因此本检查有助于确定病因、评估辅助生殖技术前精液异常治疗的意义和估计预后,原因不明不育症、精索静脉曲张和精液异常的男性不育症可予以检查。精子 DNA 损伤检查方法较多,其报告应明确检查方法和阈值。

(4)精浆活性氧检查:活性氧可导致精液指标异常和精子 DNA 损伤。活性氧的检测可有助于男性不育症病因诊断,可作为选择抗氧化治疗的依据和疗效评价。活性氧检测方法较多,有直接检测,也有基于活性氧的产物进行检测。

2. **射精后尿液中精子检查** 少精液症患者可在出现射精感觉后收集尿液,予以离心后在显微镜下检查是否存在精子。这有助于诊断逆行射精导致的男性不育症。

3. **性激素检查** 对怀疑性腺功能低下和生精功能障碍的患者,可予以性激素检查。在睾酮(T)水平下降伴有黄体生成素(luteinizing hormone,LH)和卵泡刺激素(follicle stimulating hormone,FSH)下降时,表明继发性性腺功能低下,而 T 水平下降伴有 FSH 上升时,则表明原发性性腺功能低下。FSH 水平有助于鉴别梗阻性和非梗阻性无精子症,但 FSH 水平与睾丸中精原细胞数量相关,睾丸组织精原细胞数量显著下降的 NOA 的 FSH 可升高,而病理类型为生精阻滞的 NOA 的精原细胞数量可能不减少,其 FSH 水平可正常。

4. **遗传学检查** 精液指标的严重程度与染色体异常发生率呈正相关。因此,严重精液指标异常、有家族史、怀疑存在染色体异常的患者应予以染色体核型分析。精子浓度低于 $5×10^6/ml$ 和怀疑 NOA 的患者应予以 Y 染色体微缺失检查。先天性输精管缺如患者的 *CFTR* 基因突变在白种人中发生率显著升高,但在国人中仍缺乏明确的研究证实需要进行 *CFTR* 基因突变检测。

5. **病原体检查** 对有性传播疾病史、有明显前列腺炎症状、有血精史和白细胞精液症患者,可予以精液支原体和衣原体检查。

6. **血常规、肝肾功能和其他内分泌检查** 在怀疑患者具有影响生育的全身性疾病或内分泌疾病时,可予以检查。

表 3-1 精液指标的参考值下限(第 5 个百分位及其 95%*CI*)

参数	参考值下限
精液量(ml)	1.5(1.4,1.7)
精子总数(10^6/射精)	39(33,46)
精子浓度(10^6/ml)	15(12,16)
总活动率(PR+NP,%)	40(38,42)
前向活动率(PR,%)	32(31,34)
存活率(活精子,%)	58(55,63)
精子形态(正常形态,%)	4(3.0,4.0)

续表

其他有共识的阈值	
pH	≥7.2
过氧化物酶阳性白细胞	<1.0
MAR 试验(结合颗粒的活动精子,%)	<50
免疫珠试验(结合免疫珠的活动精子,%)	<50
精浆锌(μmol/射精)	≥2.4
精浆果糖(μmol/射精)	≥13
精浆中性葡萄糖糖苷酶(μmol/射精)	≥20

（引自：World Health Organization. WHO Laboratory Manual for the Examination of Human Semen and Sperm-Cervical Mucus Interaction. 5th ed. Cambridge：Cambridge University Press,2010)

表 3-2　精液质量相关的诊断名称

诊断名称	意义
无精液症	无精液(无射精或逆行射精)
弱精子症	前向活动(PR)精子比例低于参考值下限
弱精子症、畸形精子症	前向活动(PR)精子和正常形态精子两者比例都低于参考值下限
无精子症	精液中未见精子(需说明检测方法的定量下限)
隐匿精子症	新鲜精液镜下未见精子,但离心后沉淀物可见精子
血精症	精液中存在红细胞
白细胞精子症	精液中存在超出阈值的白细胞
死精子症	精液精子活精子百分率低,不活动精子百分率高
正常精子症	精子总数(或浓度,取决于报告结果)*,前向运动(PR)和正常形态精子百分率都等于或高于参考值下限
少精子症、弱精子症	精子总数(或浓度,取决于报告结果)*,前向运动(PR)百分率都低于参考值下限
少精子症、弱精子症、畸形精子症	精子总数(或浓度,取决于报告结果)*,前向运动(PR)和正常形态精子百分率都低于参考值下限
少畸形精子症	精子总数(或浓度,取决于报告结果)*,正常形态精子百分率都低于参考值下限
少精子症	精子总数(或浓度,取决于报告结果)*低于参考值下限
畸形精子症	正常形态精子百分率都低于参考值下限

注：*优先考虑精子总数,其意义优于浓度

（引自：World Health Organization. WHO Laboratory Manual for the Examination of Human Semen and Sperm-Cervical Mucus Interaction. 5th ed. Cambridge：Cambridge University Press,2010)

四、其他辅助检查

1. **超声检查**　阴囊超声可了解睾丸、附睾、输精管和精索静脉情况。睾丸小于 12ml 提示生精不良或障碍,睾丸网增粗提示睾丸内梗阻。附睾增大和内细网状增粗附睾管,提示输精管道远端梗阻。超声可清楚显示精索静脉曲张的程度,有助精索静脉曲张诊断和分度。

经直肠超声可显示前列腺、精囊、近段输精管和射精管,在怀疑远端输精管道梗阻时有重要的辅助诊断价值。前列腺囊肿、射精管囊肿、射精管结石或钙化可能是 OA 的梗阻原因,可伴有射精管(宽度大于 2mm)和精囊扩张(前后径大于 15mm)。先天性输精管缺如可表现为输精管未显示,可伴有精囊发育不良。

2. **CT 或 MRI 检查**　在怀疑垂体和下丘脑病变导致的继发性性腺功能减退时,可予以头部 CT 或 MRI 检查。

3. **睾丸活检**　对于睾丸大小和 FSH 正常但难以鉴别 OA 或 NOA 的患者,可予以诊断学睾丸活检。获取的睾丸组织须行病理学检查,其结果是鉴别 OA 和 NOA 的金标准,也是预测NOA 患者行睾丸精子获取率的预测因素。对怀疑为不可外科恢复输精管道通畅性的 OA 患者,可采用附睾穿刺替代睾丸活检,附睾穿刺液证实有精子可表明为 OA。

睾丸活检可采用开放睾丸活检和经皮穿刺活检,推荐采用损伤小的经皮穿刺活检。对于睾丸小、FSH 升高以及遗传学检测表明 NOA 的患者,可不必行诊断学睾丸活检,可在患者知情同意后在 ICSI 治疗时,行显微外科睾丸精子获取术(Micro-TESE)。但 AZFa 和 AZFb 缺失的患者由于睾丸精子获取率近乎零,不推荐行 Micro-TESE。

诊断学睾丸活检发现睾丸精子应予以冷冻保存以用于以后 ICSI 治疗。

五、男性不育症病因诊断分类

男性不育症病因诊断分类方法较多。WHO 推荐了基于精液检查结果和诊断流程的病因诊断分类,已经获得广泛应用,可在临床实践中予以采用。病因分类诊断前需对精液检查按表 3-2 进行质量分类。

1. **性功能和射精异常**　影响生育的性功能和射精异常勃起障碍、逆行射精、不射精以及由于严重早泄和尿道下裂导致的阴道外射精。这一诊断可通过问诊初步建立,进一步的体检和检查可明确诊断。性生活频率不足和时间错误也应纳入此类诊断。

2. **免疫因素**　MAR 或免疫珠试验检查提示 50%以上的活动精子包被抗体存在免疫因素,但通常需要通过体内或体外精子与宫颈黏液接触试验证实具有生物学意义后,才予以确认诊断。目前仍然缺乏对我国免疫性男性不育症发生情况的研究以及循证医学研究,证明各种精浆或血液的抗精子抗体检查的临床意义。

3. **原因不明性不育**　指性交与射精功能正常且精液属于正常精子分类的不育症。需要进行女方检查。可直接或在女方检查后行精子 DNA 损伤检查。

4. **单纯精浆异常**　指精子指标正常,但精浆理化指标、生化指标或细菌学指标异常、或白细胞增高或凝集增高,免疫珠试验或 MAR 阴性的男性不育症。这一类型异常的临床意义仍不明确,需要重点评估女方因素。

5. **医源性因素**　药物、放化疗和手术因素导致精子质量指标异常的男性不育症。影响精子发生的药物包括:西咪替丁、柳氮磺吡啶、螺内酯、呋喃妥因、秋水仙碱以及高剂量的类固醇、雄激素和抗雄激素、孕激素、雌激素和 LHRH 类似剂或拮抗剂等激素类药物。化疗和生殖器官范围的放疗也极可能导致不可逆的生精障碍。疝气修补手术特别是年幼时手术，可能误伤输精管而导致输精管部分或完全梗阻。前列腺、膀胱颈和腹膜后手术可能导致射精异常。其他累及生殖器官的手术也应考虑是否会导致输精管道的异常。

6. 全身疾病因素 全身性疾病除了可通过影响性交和射精功能导致男性不育外，还可直接影响精子发生和副性腺功能导致不育，包括糖尿病、甲状腺功能亢进和肝肾功能衰竭等消耗性疾病。嗜酒、药物滥用、不良生活方式和环境毒物等也影响精子发生，导致精子质量异常。超过 38.5℃ 的发热可抑制精子发生达 6 个月，因此 6 个月内有过高热需要考虑可能为精子异常的原因。

7. 先天性异常 由于先天性异常导致的精子异常甚至无精子症，包括无睾症和睾丸发育不良、睾丸下降不全、染色体异常、先天性精囊发育不良和/或输精管缺如、其他先天性生殖管道发育异常和其他先天性异常。睾丸下降不全可有既往睾丸下降固定术病史，或体检发现一侧或两处阴囊空虚。染色体异常包括核型异常，如 47,XXY 或染色体结构异常，也包括 Y 染色体微缺失。先天性精囊发育不良和/或输精管缺如的特征是少精液、pH<7、体检未扪及输精管，直肠超声并非必要检查。其他先天性生殖管道发育异常包括附睾先天性异常、前列腺囊肿等。纤毛不动综合征表现为 PR<10%，精子存活率正常，可伴有慢性上呼吸道感染和鼻窦炎，部分患者有内脏左右翻转。Kallmann 综合征与 GnRH 相关调节基因突变有关，表现为特发性、低促性腺激素性的性腺功能减退导致的无精子症。

8. 获得性睾丸损伤 因腮腺炎合并睾丸炎、睾丸扭转和外伤等睾丸损伤，导致一侧或双侧的睾丸体积变小，并出现精子指标异常，可考虑获得性睾丸损伤导致的男性不育症。

9. 精索静脉曲张 临床型精索静脉曲张伴有精子指标异常者可考虑将精索静脉曲张视为不育的病因。尽管亚临床型精索静脉曲张是否导致精子异常仍有争议，但如未发现其他病因，也考虑其为可能的不育病因。精索静脉曲张导致的精子异常可从轻度异常至无精子症。WHO 组织的一项多中心前瞻随机研究表明，中度精子异常的 Ⅱ 和 Ⅲ 度精索静脉曲张术后显著提高了妊娠率和缩短了获得妊娠时间。近来的研究表明，伴有精索静脉曲张的无精子症在行精索静脉结扎术后精液可出现精子或提高了外科取精的精子获取率。

10. 副性腺感染 副性腺感染性不育的诊断需要存在精子指标异常，同时符合以下每 A、B 和 C 项中分别任意 2 小项或 C 项至少 2 项阳性。A 项：①尿路感染、附睾炎和性传播疾病病史。②体检发现附睾增大或压痛，输精管增粗，直肠指检有前列腺或精囊部位压痛；B 项：①前列腺按摩后尿白细胞异常。②按摩后尿液衣原体阳性；C 项：①精液过氧化物阳性细胞增多。②精液病原菌阳性。③精液衣原体阳性。④精液外观异常和/或黏度增高和/或 pH 异常和/或精浆生化指标异常和/或精浆炎性标志物升高或活性氧增高。

11. 内分泌因素 内分泌因素指下丘脑-垂体-性腺轴异常导致的继发性性腺功能低下和/或高催乳素血症，进而引起精子异常甚至无精子症的男性不育症，可有性功能和射精异常表现。继发性性腺功能减退表现为低促性腺激素性性腺功能减退（hypogonadotropic hypogonadism，HH），内分泌特征是 T 水平低伴有正常或低 FSH 水平，少数表现为单独的 FSH 或 LH 缺乏。头颅 CT 或 MRI 可发现部分患者有垂体肿瘤、囊肿、垂体柄异常或空蝶鞍等下丘脑病变，为获得性 HH。大部分患者未能发现影像学异常，为特发性 HH，包括有嗅觉异常的 Kallmann 综合征和不伴有嗅觉异常的特发性 HH。高催乳素血症可导致 HH，可以是特发性的,也可是由于垂体瘤或微腺瘤分泌催乳素所致。

12. **特发性少精子症** 指性功能和射精正常,精液质量符合少精子症,不符合上述病因诊断。

13. **特发性弱精子症** 指性功能和射精正常,精液质量符合弱精子症,不符合上述病因诊断。

14. **特发性畸形精子症** 指性功能和射精正常,精液质量符合畸形精子症,不符合上述病因诊断。

15. **特发性隐匿精子症** 指精液新鲜标本镜下未见精子,但离心后沉淀镜下发现精子,不符合上述病因诊断。

16. **梗阻性无精子症** 指精液分类为无精子症、睾丸大小正常、FSH 正常、睾丸活检显示曲细精管正常精子发生和未符合以上病因诊断的男性不育症。

17. **特发性无精子症** 指精液分类为无精子症、睾丸大小正常或偏小、FSH 正常或升高、睾丸活检显示精曲小管无正常精子发生和未符合以上病因诊断的男性不育症。通常为原因不明的非梗阻性无精子症。

第四章　女性不孕症药物治疗

女性不孕症患者常需要在助孕过程中使用药物进行促排卵治疗,其目的是根据患者有排卵或无排卵的类型及医疗干预,期望得到多个成熟卵母细胞。卵巢刺激分为诱导排卵(ovulation induction,OI)和控制性卵巢刺激(controlled ovulation stimulation,COS)。OI 指对无排卵女性进行卵巢刺激,形成正常的排卵周期(模仿生理性的一个优势卵泡的选择和排卵来恢复正常的生理功能);COS 旨在诱导多个优势卵泡发育,即多个卵母细胞成熟,增加获得的胚胎数目以提高 IVF-ET 妊娠成功率。

1. **适应证**

(1)排卵障碍:如多囊卵巢综合征的无排卵、下丘脑或垂体性无排卵(如希恩综合征等)。

(2)为各种辅助生殖技术作准备:实施 COS 的目的是在卵泡的募集阶段提高外周血中的促性腺激素的水平,使更多的募集前阶段的卵泡超过进入募集所需的阈值,从而达到募集多个卵泡的目的,同时在卵泡的发育过程中促进更多的卵泡能发育成为成熟卵泡,以利于获得更多的卵母细胞,提高辅助生殖技术的成功率。

2. **禁忌证**

(1)卵巢因素导致的无排卵:卵巢衰竭或早衰、卵巢促性腺激素抵抗综合征;卵巢肿瘤患者。

(2)雌激素依赖性恶性肿瘤:如乳腺癌、子宫内膜癌患者。

(3)急性盆腔炎。

(4)严重全身性疾病。

诱发排卵和控制性卵巢刺激的相关药物主要包括枸橼酸氯米芬、芳香化酶抑制剂来曲唑、促性腺激素以及其他药物及辅助治疗药物。

第一节　枸橼酸氯米芬

枸橼酸氯米芬(clomiphene citrate,CC)是"选择性雌激素受体调节剂",CC 以抗雌激素的特性发挥作用,在体内具有一定雌激素水平时,通过竞争性占据下丘脑雌激素受体,干扰雌激素的负反馈,上调 FSH 的分泌,刺激卵泡生长发育。由于 CC 竞争性结合雌激素受体,所以 CC 也可以抑制雌激素的正反馈作用,其通过抑制黄体生成素峰的出现而抑制排卵。CC 还可直接作用于卵巢,增强颗粒细胞对垂体 Gn 的敏感性和芳香化酶的活性。但 CC 在子宫内膜、卵巢、卵母细胞和胚胎上存在不可避免的抗雌激素效应。

CC 是大多数无排卵或稀发排卵但有正常生殖激素水平(WHO 的 Ⅱ类无排卵,如 PCOS)患者最常见的一线促排卵药物,常从 50mg 小剂量开始使用,从月经第 2~6 天开始使用,连续应用 5 天,如无反应,第二周期逐渐增加剂量(递增剂量 50mg/d);最大剂量 150mg/d。若单用 CC 诱导排卵失败后,建议根据患者情况应用 CC 联合外源性 Gn、或联合胰岛素增敏剂二甲双胍等来诱发排卵。CC 诱导排卵治疗超过 6 个月仍未获得妊娠者,建议进一步诊断评估排除其他影响因素或/和改变治疗策略。

CC 也应用于 IVF-ET 助孕微刺激方案中,最常用的用药方案是 CC 联合人绝经期促性腺激素方案,即在月经第 2~4 日开始口服 CC 50mg/d 直至扳机日,于 CC 用药 5 天后根据内源性 FSH 水平开始添加人绝经期促性腺激素,并根据卵泡生长情况调整人绝经期促性腺激素剂量至 HCG 注射日,但是由于 CC 对子宫内膜以及卵母细胞、胚胎的抗雌激素效应,建议进行全胚冷冻后冻胚移植的策略。

第二节 来 曲 唑

来曲唑是芳香化酶抑制剂,适用于对 CC 抵抗的 PCOS 患者。从以下两个方面发挥促排卵作用:通过抑制芳香化酶减少雄激素向雌激素转化,影响雌激素对下丘脑-垂体的负反馈作用,从而增加 Gn 分泌促进卵泡发育;雄激素在卵泡内积聚,增强 FSH 受体的表达并促使卵泡发育。卵泡内雄激素的蓄积还可刺激胰岛素样生长因子-I(insulin-like growth factor-I, IGF-I)及其他自分泌和旁分泌因子的表达增多,在外周水平通过 IGF-I 系统提高卵巢对激素的反应性。由于来曲唑半衰期为 45 小时,较 CC 短,其对雌激素靶组织的不良影响更小,2017 年 1 项随机双盲对照试验(randomized controlled trial, RCT)显示,来曲唑具有良好的治疗效果和安全性,不仅缩短妊娠时间,而且提高妊娠率。

具体用法:月经的第 3~7 天,每天 2.5~7.5mg。第一周期建议 2.5mg 开始,如卵巢无反应,第二周期逐渐增加剂量(递增剂量 2.5mg/d),最大剂量为 7.5mg/d;微刺激方案主要应用于低反应患者:来曲唑合并 Gn 使用,来曲唑 2.5~5mg/d,口服 5 天后,适量添加 HMG,当主导卵泡直径达到 18mm 时,结合 E_2、LH、P 水平适时注射 HCG 进行扳机。

第三节 促性腺激素

促性腺激素包括卵泡刺激素(follicle stimulation hormone, FSH)、黄体生成素和人绒毛膜促性腺激素(human chorionic gonadotropin, HCG)。FSH 和 LH 由垂体产生,最初应用于临床的促性腺激素是 HMG,是从绝经期女性尿液中提炼出来的,主要成分是 FSH 及 LH。由进一步纯化技术,生产得高纯尿 FSH 制剂、高纯尿 HMG 制剂;以及基因重组 DNA 技术,生产的重组 FSH 制剂、重组 LH 制剂,使得促排卵治疗过程中有了更多的选择。

(一) HMG

人绝经期促性腺激素是从绝经期女性尿液中提取,每支 HMG 中含有 FSH 及 LH 各75IU,但其纯度仅 5%,且 LH 活性只有 FSH 的 1/3,所以添加了 HCG,使 FSH 与 LH 活性比为 1:1。通过单克隆技术提取的高纯度 HMG 纯度能够达到 95% 以上。HMG 多用于促性腺激素分泌不足所致的原发性或继发性闭经,还适用于垂体降调节抑制过深及控制性促排过程中卵巢反应不良或卵巢慢反应的女性。

（二）FSH

FSH 通过作用于颗粒细胞的 FSH 受体，诱导芳香化酶活性，使雄激素转化为雌激素，同时直接刺激颗粒细胞的增生与分化、诱导颗粒细胞 FSH 和 LH 受体的合成，在控制性促排卵治疗中达到募集更多卵泡的作用。

FSH 制剂包括尿源性 FSH 制剂（u-FSH）、高纯度 FSH 制剂（HP-FSH）、重组 FSH 制剂（r-FSH）。u-FSH 制剂中混杂蛋白质成分高，现主要使用 HP-FSH 及 r-FSH 进行诱导卵泡治疗。HP-FSH 由于去除了 LH，保留了丰富的 FSH 多态性，且其糖基化程度较高使其具有清除率慢、半衰期长等特性，有利于卵泡的募集。而 r-FSH 纯度高，批次间稳定性好，化学性能稳定。多项 RCT 研究均提示 IVF-ET 促排卵使用 HP-FSH 与 r-FSH 的获卵率、临床妊娠率、活产率以及卵巢过度刺激综合征（ovarian hyperstimulation syndrome，OHSS）发生率均无明显差异。在不同的促排卵方案中，以使用 FSH 制剂为主，需根据患者个体年龄、BMI、卵巢功能、既往的反应确定 FSH 剂量，并根据监测过程中卵泡发育的大小以及 E_2、LH、P 的情况，及时调整剂量变化，以达到获得有效高质量的卵母细胞数目为目的。

（三）LH

LH 通过作用于卵泡膜细胞的 LH 受体，使膜细胞产生雄激素，作为芳香化酶的底物，同时促进卵泡和卵母细胞的成熟。LH 的应用主要适用于慢反应、高龄患者。对卵巢功能正常者，GnRH 激动剂长方案对下丘脑-垂体-卵巢轴抑制程度过深，会影响卵泡发育和卵母细胞质量，Gn 启动时 LH 过低可考虑给予外源性 FSH 的同时，添加小剂量 LH 来刺激多个卵泡同步生长。如果在给予外源性 FSH 制剂 6~8 天后，卵泡表现出"慢反应"，则需要及时添加小剂量 LH（75~150IU）。外源性给予 LH 会增加卵母细胞的成熟度和胚胎的质量。卵泡发育到直径≥14mm 时，如果内源性仍然 LH 水平过低，此时添加较大剂量的 LH 有利于卵母细胞的成熟，同时减少小卵泡数，有利于取卵后的受精。内源性 LH 分泌逐渐恢复也会改善卵母细胞的质量和内膜的作用，显著提高临床妊娠率。

（四）HCG

HCG 与垂体分泌的 LH 作用相似，能够促进和维持黄体功能，使黄体合成孕激素；与具有 FSH 成分的尿促性腺素合用，可促进卵泡生成和成熟，并可模拟生理性的黄体生成素的高峰而触发排卵。在 IVF-ET 过程中适用诱发卵母细胞的最后成熟和触发排卵、小剂量 HCG 用于控制性卵巢刺激、黄体功能不全导致的妊娠早期先兆流产、习惯性流产。

临床上，用于诱发卵母细胞成熟的用量通常是 5 000~10 000IU，但是 HCG 半衰期长，持续黄体刺激，体内 HCG 的持续存在增加 OHSS 风险，对于卵巢过度反应患者，可以减少 HCG 用量至 3 000IU。而在控制性卵巢刺激过程中，在晚卵泡期（主导卵泡直径≥12mm）添加小剂量的 HCG（50~200IU），改善部分患者的 LH 过度抑制，改善卵泡发育成熟度及临床结局。对于黄体功能不全患者，排卵日起隔日注射 HCG1 500IU，连用 5 次，妊娠后续持续注射至孕 7~10 周。

第四节　其他药物或辅助治疗药物

一、促性腺激素释放激素类似物

促性腺激素释放激素（gonadotropin releasing hormone，GnRH）是由下丘脑以脉冲形式释放,通过门脉系统进入垂体后与垂体的促性腺激素细胞表面 GnRH 受体结合,促进细胞分泌 FSH 及 LH。通过生物合成得到一些化学结构与 GnRH 相似的化合物,成为促性腺激素释放激素类似物(gonadotropic releasing hormone analog),包括 GnRH 激动剂(GnRH agonist, GnRH-a)和 GnRH 拮抗剂(GnRH antagonist,GnRH-ant)。

1. **GnRH 激动剂**   有长效和短效两种剂型。GnRH-a 对 GnRH 受体有高度亲和力,治疗初期出现一个短暂的血浆促性腺激素激发作用,即首过效应(flare-up),引起循环中 FSH 及 LH 浓度一过性升高,此阶段可持续 10~20 天。此后,由于 GnRH-a 的强亲和力,与 GnRH 持久结合,大部分 GnRH 受体被占据,垂体表面 GnRH 受体下调,对 GnRH 刺激不敏感,发生降调节作用,内源性 FSH 及 LH 被抑制,水平降至绝经期水平。GnRH-a 用于控制性卵巢刺激过程主要作用是减少内源性 LH 分泌,增加卵泡募集,促进卵泡同步发育。

2. **GnRH 拮抗剂**   GnRH-ant 是与 GnRH 受体高度亲和且与受体竞争性结合,起到防止内源性 GnRH 对垂体受体的消耗,从而阻断 GnRH 对垂体的作用,迅速引起促性腺激素分泌下降,停药后垂体立刻恢复反应性。在控制性卵巢刺激过程中,防止黄体期 FSH 水平升高,通过对 LH 分泌的抑制,促进卵泡同步发育。根据 GnRH 类似物的使用剂量以及类型不同,控制性卵巢刺激有多种方案,分为激动剂方案和拮抗剂方案。

3. **激动剂方案**   根据 GnRH-a 应用的剂型和时间分为:黄体期长方案、卵泡期长效长方案、短方案。

(1)黄体期长方案:在控制性卵巢刺激前一个月的黄体中期开始使用 GnRH-a,可使用长效制剂,1.25~3.75mg;也可使用短效 GnRH-a,剂量为 0.05~0.1mg/d,至注射 HCG 前停止使用,达到降调节标准后,启动 Gn,这是辅助生殖技术中最常用的经典方案。

(2)卵泡期长效长方案:月经第 2 天开始使用长效 GnRH-a,28 天后根据降调节情况启动 Gn,对于子宫内膜异位症患者可考虑重复注射 2~3 支长效 GnRH-a,达到降调节标准后开始使用 Gn 控制性卵巢刺激过程。

4. **拮抗剂方案**   利用 GnRH-ant 的短暂阻断 GnRH 对垂体的作用,起到降低 LH 的作用。常用为固定方案和灵活方案:固定方案是用于 COS 第 6 天开始每天给予 GnRH-ant 0.25mg 直至 HCG 日;灵活方案则是出现≥14mm 卵泡时开始每天注射 GnRH-ant 0.25mg 直至 HCG 日。由于拮抗剂方案利用了自身 FSH 上升募集卵泡,弱化了卵泡募集时同步化,所以 OHSS 发生率较经典激动剂方案有所降低,但是存在卵泡发育不同步的缺陷。

二、胰岛素增敏剂

可通过改善胰岛素抵抗、调节 PCOS 患者月经周期,改善其代谢异常,并且二甲双胍类药物可通过直接抑制类固醇合成酶来调节类固醇的生成。目前常用安全的是二甲双胍,1 000~1 500mg/d,分 2~3 次餐时服用。但其应用在激动剂方案以及拮抗剂方案中并未改善 IVF-ET 的活产率,未降低 OHSS 发生率,所以有效性仍有待证实。

三、生 长 激 素

可提高外周血中类胰岛素生长因子(insulin-like growth factor,IGF)水平,协同 Gn 增加 LH 受体和刺激卵巢芳香化酶的活性,从而加强外源性 Gn 的作用,改善卵巢对 COS 的反应性。但在 COS 中联合应用生长激素的确切疗效、合用的方式、剂量、时程等仍有争议。

四、孕 激 素

黄体期促排卵方案是指在孕激素的持续作用下,外源性 Gn 能够克服孕激素对卵泡生长的抑制作用,启动多卵泡发育,保留孕激素对 H-P-O 轴的抑制作用,阻止正反馈的发生,达到多卵泡发育,抑制自发排卵。孕激素作用于下丘脑的孕激素受体,不干扰 GnRH 受体功能,垂体 Gn 脉冲式分泌不被抑制,保持生理水平。有研究提示黄体期促排卵方案能够有效提高高龄女性胚胎质量,用药安全、高效,能够降调早发 LH 峰。

五、多巴胺受体激动剂

可直接抑制垂体催乳素分泌,有利于改善和恢复正常的中枢神经系统、垂体促性腺激素的分泌和功能,增强卵巢对 Gn 的反应性。主要使用溴隐亭,应用于月经不规律、有泌乳症状的高催乳素血症和垂体腺瘤的治疗。

六、脱氢表雄酮

脱氢表雄酮能将外周组织类固醇激素转化为雌激素和雄激素,而且其在类固醇激素合成过程以底物的形式参与,这些激素均在雌性生殖细胞的生长和成熟过程中发挥着至关重要的作用,同时雄激素能够诱导颗粒细胞卵泡刺激素受体产生,进而使可募集的卵泡数目增多。另外,脱氢表雄酮可使胚胎发生非整倍体的概率降低,同时使卵巢功能减退患者的卵巢功能保持年轻化,改善卵巢微环境,从而起到改善卵母细胞及胚胎质量、提高妊娠率的作用。建议剂量为 75mg/d,COS 前 12 周开始应用,但是其使用安全性数据不足,故不应常规推荐。

第五章　女性不孕症手术治疗

女性不孕症的手术治疗可分为三类:常规的女性不孕症外科手术、为提高体外受精妊娠结局的手术以及为保留生育力的手术。女性不孕症的手术方式主要包括:开腹手术、腹腔镜手术、宫腔镜手术等。

第一节　腹腔镜手术

因近几十年来辅助生殖技术的广泛普及,不孕女性选择进行外科手术治疗的比例逐步下降。然而,手术治疗仍在不孕女性的治疗中占据重要地位,例如因盆腔粘连或输卵管阻塞而影响生育能力的年轻女性,35 岁以上不孕病史较长的女性,也可以通过腹腔镜手术纠正其病理状况,来改善其辅助生殖技术的治疗结局。

当不孕症女性需要手术治疗时,在多数情况下选择腹腔镜手术相较开腹手术更可取。实际上,多数以前需开腹进行的不孕症手术目前都可以通过腹腔镜进行,而且其结果相似或更好。此外,开腹手术会导致更多的粘连形成。有报道,单次开腹手术后粘连形成的发生率在阑尾切除术后为 47%,而在盆腔手术后高达 91%。剖腹子宫肌瘤切除术后几乎所有患者都可能会发生粘连,而腹腔镜下子宫肌瘤切除术后的粘连率约为 70%。腹腔镜检查在相对封闭的环境中进行,有助于维持组织湿润,避免手套粉末或纱布对手术部位的污染,均可减少粘连的形成。腹腔镜手术的其他优势还包括:术后感染的发生率较低,术后恢复快等。

随着微创外科的发展,多种能量器械应用于腹腔镜手术,包括激光和超声刀等。但观察性研究并未发现新的能源器械的治疗效果与使用传统工具(例如剪刀)有明显差别。近年来,机器人辅助的腹腔镜手术开始进入临床,与人的腕部运动相比,机器人辅助的腹腔镜手术优势在于其机械臂可 360 度旋转。但其主要缺点在于缺乏触觉反馈;此外,形体较大的机器人操作系统也限制了一些临床应用。目前尚没有公开的数据表明,相比传统的腹腔镜手术,机器人手术治疗不孕症可以提高术后妊娠率。

一、诊断性腹腔镜

诊断性腹腔镜检查应在完成了系统的不孕症相关检查后进行,例如精液分析、子宫输卵管造影和排卵评估。在辅助生殖技术时代,腹腔镜检查不再作为不孕症的常规检查项目。但是,在子宫输卵管造影结果提示异常、患有输卵管炎、性传播疾病史、有异位妊娠病史、有盆腔手术病史或子宫内膜异位病史的年轻女性中仍可建议进行腹腔镜手术。值得注意的是,子宫输卵管造影正常的不孕女性,其腹腔镜检查结果异常的发生率为 21%~68%。

如果在诊断性腹腔镜检查过程中发现存在盆腔粘连或子宫内膜异位症,并且已征得患者的同意,则可以同时进行腹腔镜手术以提高生育能力。多数情况下,行诊断性腹腔镜手术的同时还应进行双侧输卵管通液术,腹腔镜下输卵管通液术被认为是目前评估输卵管通畅性的金标准。>35 岁的女性和合并多种不孕因素的女性应避免诊断性腹腔镜。因为对这些女性来说,IVF 可能是更好的治疗手段,而且目前的临床研究并未发现子宫内膜异位症和盆腔粘连对 IVF 的治疗结局有不良影响。

二、腹腔镜下盆腔粘连分离术

卵巢周围存在粘连的女性怀孕的机会降低,而在接受粘连分离后的妊娠概率会显著增加。在一项评估盆腔粘连分离手术效果且有对照的研究中,69 例有盆腔粘连的不孕女性进行了输卵管卵巢粘连分离术,在随后的 24 个月中,相较 78 例具有类似粘连程度未接受治疗的妇女,接受粘连分离手术的患者女性累计妊娠率显著升高。盆腔粘连的严重程度只有在手术时方能准确评估。对于盆腔严重粘连的女性("冰冻骨盆"),很难达到理想的粘连分离。

三、腹腔镜下输卵管手术

(一)腹腔镜下输卵管再通吻合术

早期的尝试已经证实,常规器械外科手术进行再通吻合输卵管是不可行的。70 年代显微外科手术的引入证实,该术式再通吻合输卵管的成功率很高,并且仍是目前的金标准术式。腹腔镜手术下输卵管再通吻合术已在许多地区实施,机器人辅助可降低腹腔镜下输卵管再通吻合的难度,1999 年世界上首例机器人手术就是输卵管再通吻合术。显微外科手术与机器人辅助下输卵管再通吻合术的回顾性比较研究结果显示:显微外科手术后的恢复速度更快,成本更低。而且尽管未达统计学意义,但显微外科术后的妊娠率有升高趋势。

对于大多数输卵管绝育病例,输卵管吻合术应视为恢复女性生育力的第一线治疗方法。据报道,年龄小于 40 岁女性的妊娠率为 70%~90%。即使在>40 岁女性,其怀孕率也可达到 33%~50%。一项回顾性队列研究将输卵管再通吻合术与 IVF 进行了比较,结果显示:<37 岁的女性,输卵管再通吻合术的累计活产率更高,但在>37 岁的女性中两者没有显著差异。美国生殖学会关于输卵管手术的推荐中也认为:有充分的证据支持显微外科吻合术用于输卵管结扎术女性的生育力恢复。

(二)腹腔镜下输卵管伞端成形术

腹腔镜下输卵管伞端成形术用于处理输卵管伞端粘连包裹。手术中分离输卵管伞端粘连,并将腹腔镜操作钳轻柔地伸入输卵管内,扩张输卵管,分离可能存在的管内粘连。在一项回顾性研究中,434 名女性由同一名医师进行腹腔镜下输卵管伞端成形术或输卵管整形术,随着患者远端输卵管阻塞的严重性增加,其 5 年分娩率随之降低:分别为 53%,43%,24% 和 23%;但异位妊娠率稳定在约 15%。总的来看,腹腔镜术后的患者妊娠结局差于 IVF。1999 年,W. D. Schlaff 等根据术中评估的输卵管通畅度和扩张情况、输卵管及卵巢粘连情况等,将输卵管远端病变分为 1~4 期。从目前的研究结果来看,在输卵管远端阻塞 1 期或 2 期的女性,选择进行输卵管伞端成形术/输卵管整形术仍是 IVF 的适当替代方法。但对于病变较严重的女性(3 期或 4 期),IVF 则是更好的选择。此外手术后的妊娠时机非常关键,研究显示约一半的女性妊娠发生在手术后的前 11 个月,而 75% 的怀孕发生在前 21 个月。

（三）腹腔镜下输卵管造口术

腹腔镜下进行输卵管末端造口术以减轻输卵管积水。一般而言,该术式提高生育力的功效较差。手术的效果取决于输卵管壁的厚度、壶腹扩张程度、黏膜褶皱的存在与否、输卵管末端纤毛细胞的百分比以及周围的粘连程度。输卵管造口术后的平均妊娠率接近30%,异位妊娠率为10%。但是,如果输卵管僵硬粗大,且无皱纹,则妊娠率可低至零。如果 HSG 或手术检查提示输卵管损害较小,则妊娠率可高达80%。

四、子宫内膜异位症的腹腔镜手术治疗

腹腔镜手术能够明确诊断,确定病变的类型、程度,进行分期,还能去除病灶,纠正盆腔异常解剖关系,改善盆腔微环境。在腹腔镜手术的同时还可进行输卵管通液术和宫腔镜检查术,了解输卵管通畅度及宫腔情况。子宫内膜异位症手术前应按照不孕症的诊疗路径进行全面的不孕症检查,排除其他的不孕因素。由于手术治疗有可能对卵巢储备功能产生损害,术前还需对患者的卵巢储备功能进行评估,尤其是年龄>35 岁、双侧卵巢子宫内膜异位症囊肿、月经紊乱等高危因素的患者,如已有卵巢储备功能低下者,则不宜手术,应直接行IVF-ET。

Ⅰ～Ⅱ期子宫内膜异位症手术治疗对改善自然妊娠率效果是肯定的。2014 年,Cochrane荟萃分析发现,在轻、中度子宫内膜异位症患者实施腹腔镜手术可显著降低疾病相关疼痛的严重程度,提高活产率和继续妊娠率(OR 分别为1.94,1.89)。因此,国内外多个指南均推荐:Ⅰ～Ⅱ期子宫内膜异位症相关不孕患者行腹腔镜病灶清除术可明显改善生育力。而且腹腔镜切除病灶可明显提高术后进行 ART 的周期妊娠率及活产率。根据目前的研究观察,绝大多数患者的妊娠发生在术后 1 年内,尤其是术后半年内,因此术后的生育指导非常重要。

对Ⅲ～Ⅳ期子宫内膜异位症相关不孕,由于子宫内膜异位症病变程度广泛,引起不孕因素复杂,术后自然怀孕概率低,因此,国内外指南均推荐术后直接进行体外受精胚胎移植术。特别是对于生育指数评分≤4 分,有高危因素者(年龄在 35 岁以上、不孕年限超过 3 年,尤其是原发性不孕者;重度子宫内膜异位症、病灶切除不彻底者;输卵管不通畅者)、男方因素不孕以及促排卵加宫腔内人工授精(intrauterine insemination,IUI)治疗 3～4 个周期未孕者,更应建议直接行 IVF-ET。

对复发性卵巢子宫内膜异位症囊肿的处置:此时手术不能提高患者的生育能力,反而有可能加重卵巢储备功能的损害,因此不主张反复手术。对复发性卵巢子宫内膜异位症囊肿在评估无恶变的前提下,可考虑经 B 超引导下穿刺治疗、GnRH-a 2～3 个月预处理及 IVF-ET。但若出现如下情况:疼痛症状严重、可疑恶变、囊肿过大无法穿刺或穿刺无效、IVF-ET治疗反复失败者,仍可选择再次腹腔镜手术。

对深部浸润型子宫内膜异位症的处置:此类患者若合并不孕,手术可能不会增加术后妊娠率,且创伤大、并发症多,如疼痛症状不明显的患者,首选 IVF-ET 治疗不孕,手术作为 IVF-ET 失败的二线治疗方法。

五、腹腔镜下卵巢打孔或楔形切除术

当 PCOS 女性存在枸橼酸氯米芬抵抗且无其他不孕相关因素时,腹腔镜手术可作为这

些患者的二线治疗手段。过去,卵巢楔形切除术是 PCOS 女性不孕症的标准手术方法。然而,由于枸橼酸氯米芬等药物促排卵的应用以及楔形切除术后盆腔粘连的高发生率,腹腔镜下卵巢楔形切除术已被放弃。

　　腹腔镜下卵巢打孔术作为来曲唑或枸橼酸氯米芬诱导排卵无反应的女性的二线治疗选择手段,与另一种二线治疗措施促性腺激素治疗相比,两者具有相似的疗效,但手术后高序多胎或 OHSS 的发生风险显著降低。卵巢打孔术的缺点包括手术风险和粘连形成。尽管腹腔镜卵巢打孔术已经使用了数十年,但该技术在能量器械的选择、打孔的数目、打孔时的能量剂量和持续时间,以及是在一侧还是两侧卵巢打孔上均未达成共识。根据有限的能量相关研究,以 40W 的调制电流,每次 2~4 秒钟在每侧卵巢打孔 3~6 个似乎比较合理。

　　卵巢打孔术可减少卵巢雄激素的分泌,从而导致 FSH 分泌增加,且在卵巢打孔之后,卵巢对内源性促性腺激素的刺激更敏感,从而有利于优势卵泡的生长和排卵。在已发表的研究报道中,卵巢打孔后排卵率约为 80%,妊娠率为 30%~90%。多数患者在卵巢打孔后排卵功能正常化可持续多年。

六、腹腔镜下子宫肌瘤切除术

　　黏膜下肌瘤对妊娠有影响(即使是在未造成宫腔变形的病例),肌壁间子宫肌瘤对妊娠的影响及处理方式尚有争议,浆膜下肌瘤目前虽证据有限,但认为对妊娠可能无明显影响。

　　子宫大小<17 周且肌瘤数目<5 个的患者,可考虑行腹腔镜下子宫肌瘤切除术。但肌瘤的位置和大小也会对手术难度有很大影响。同时合并黏膜下肌瘤及其他类型的肌瘤患者,可能需要宫腔镜和开腹/腹腔镜子宫肌瘤切除术。腹腔镜下子宫肌瘤切除术的切口对子宫的完整性影响尚未得到充分评估,其预后可能不如开腹子宫肌瘤切除术,目前已有腹腔镜下子宫肌瘤切除术后妊娠子宫破裂的报道,术前应与患者讨论每种术式的益处和风险,包括可能的子宫破裂风险。尽管机器人辅助腹腔镜下子宫肌瘤切除手术可能提高手术效果,但仍需要更多的数据支持。

七、腹腔镜下保留生育力的手术

　　腹腔镜下保留生育力的手术用于卵巢功能早衰风险的年轻女性,例如对准备接受化疗或放疗的恶性肿瘤女性患者,实施手术保护其卵巢功能和生育能力。

　　1. 腹腔镜下卵巢移位术 该术式是指对计划放疗的恶性肿瘤患者,手术将卵巢移到辐射场之外的位置。在某些非盆腔肿瘤,接受中线狭窄部位放疗的患者,简单的卵巢移位手术可能有助于预防放射线诱发的卵巢损伤。对于接受广泛盆腔放疗的患者,在不进行化疗的情况下,将卵巢移出辐射场也是保留性腺功能的一种选择。手术的时机可选择在接近放疗前,以尽可能减少卵巢迁移导致对卵巢的不利影响。手术也可以采用组合的方法,即一侧卵巢进行冷冻保存,另一侧卵巢进行移位。

　　研究报告的腹腔镜下卵巢移位术有效率不尽一致,介于 16% 和 90% 之间。失败的原因是多方面的,例如:散射辐射、血管损伤、辐射剂量、患者年龄以及在辐射过程中卵巢是否被屏蔽。手术的远期并发症,包括:慢性卵巢疼痛,输卵管阻塞和卵巢囊肿的形成等。此外,移位的卵巢也可以"迁移"回原来的位置。有研究发现卵巢移位的女性有自然妊娠的可能。因此,除非患者未能妊娠,否则卵巢不用再次手术复位。如果患者需进行 IVF,则可能需要经腹而非经阴道取卵。

2. 腹腔镜下卵巢自体移植　卵巢自体移植是患有癌症或某些自身免疫性疾病,而需性腺毒性治疗的年轻女性和女孩保留生育能力的一种较有效的选择。尽管是实验性的,但它在全世界范围内已诞生至少 42 名健康的婴儿。卵巢自体移植的三种主要形式包括:①卵巢皮质组织的移植。②整个卵巢的移植。③卵巢卵泡(人工卵巢)的移植。基于最新指南,人类卵巢自体移植仍被认为是实验性手术。但是,与其他保留女性生育力的治疗手段相比,它具有独特的优势:即不需要事先的卵巢刺激,可以立即开始癌症治疗,可以恢复内分泌和卵巢生殖功能,并且可能唯一适合保留青春期女孩的生育力或对雌激素敏感的恶性肿瘤的年轻女性。与其他任何保留生育力的治疗手段一样,人卵巢自体移植既有优点也有缺点,并且并非在所有情况下都是可行的。卵巢自体移植面临的主要挑战是如何避免再次引入恶性肿瘤细胞的风险,如何改善人工卵巢的结果以及如何延长移植卵巢的寿命。

第二节　宫腔镜手术

子宫从解剖上可分为子宫体和子宫腔两部分,宫腔是妊娠的重要部位,参与精子的转运与胚胎的种植和发育。宫腔镜作为一种诊疗方法,是诊断许多宫腔疾病的金标准。宫腔镜手术主要是处理子宫腔内病变,也可以处理一部分与宫腔邻近的子宫肌层的病变。在一项对 13 000 多个宫腔镜手术的大型前瞻性研究中,总的并发症发生率仅为 0.28%,其中大多数与更困难的手术有关,如子宫肌瘤切除术、子宫内膜切除术或粘连松解术。因为妇科疾病和不孕症并存的情况非常普遍,所以,在临床诊疗过程中如果遇到需要宫腔镜手术诊治的妇科疾病,以治疗疾病为先。因此当有不规则出血的疾病时,应参照异常子宫出血(abnormal uterine bleeding,AUB)的临床诊疗指南。对无不规则出血进行 ART 的患者,需要先用 B 超或者 HSG 等影像学检查筛查宫腔情况,再依据检查结果进行相应的处理。本节将分别从以下几方面阐述宫腔镜在人类辅助生殖技术中的应用价值。

一、子宫内膜息肉的宫腔镜手术

宫腔镜直接观察到息肉以及病理检查是诊断的金标准,宫腔镜下切除息肉是治疗息肉的标准术式。一项随机对照试验对 215 名患有息肉的不孕女性进行宫腔内人工授精,宫腔镜下息肉切除术组的妊娠率明显高于宫腔镜下单纯息肉活检诊断组(63% *vs.* 28%),此外,息肉切除术组的大多数女性(65%)在第一个 IUI 周期前自然受孕,而活检组的每一次受孕都是通过 IUI 实现的。值得注意的是,本研究中的平均息肉大小为 16mm,这使得研究结果对较小息肉具有普遍性。其他研究表明,无论息肉大小如何,息肉切除术后均可恢复生育能力。Yahaihara 等人对 230 名女性进行了一项回顾性研究发现,位于前壁、后壁、侧壁、输卵管交界处的息肉大小对妊娠率没有显著影响,息肉位于子宫输卵管连接处时的术后妊娠率最高(50%~60%)。宫腔镜息肉切除术后子宫内粘连形成的风险可忽略不计,因此不需要抗粘连治疗或术后激素治疗。尽管目前的数据支持在生育治疗前切除子宫内膜息肉,但手术干预的最佳时机尚不清楚。研究表明,宫腔镜息肉切除术后 1 个、2 个或 3 个以上月经周期后开始 IVF,在临床妊娠率或活产率方面没有差异。因此子宫内膜息肉宫腔镜切除术后不需进一步治疗,即可进行 ART。

如果在 ART 周期中检测到子宫内膜息肉,有以下方法可以处理,包括期待、取消本周期并冻胚移植,或行息肉切除术并在本周期移植。在无症状患者中息肉通常<10mm,对于这类患者,可以考虑期待,因为月经周期后27%患者息肉会消失,如果子宫内膜息肉超过 15.1mm则不太可能自发消失。目前,ART 前进行子宫内膜息肉切除术有效性的证据仍然不足,需要进一步研究。许多临床医师在日常实践中考虑进行息肉切除,因为宫腔镜手术是一种简单、安全且耐受性良好的手术,不会出现有害情况。

二、子宫肌瘤的宫腔镜手术

子宫黏膜下肌瘤会增加不孕概率,对不孕症患者进行宫腔镜下子宫肌瘤切除术有利于改善不孕症治疗结局。宫腔镜手术适用于 0 型黏膜下肌瘤和 1、2 型黏膜下肌瘤,肌瘤直径≤5.0cm;各类脱入阴道内的黏膜下肌瘤,宫腔长度≤12cm,子宫体积<8~10 周,术前需排除子宫内膜及肌瘤恶变。

术前准备包括:①合并贫血者应先纠正贫血。②对肌瘤体积过大者,经宫腔镜检查评估,一次手术难以切除或肌瘤血供丰富的 1、2 型黏膜下肌瘤需要缩小肌瘤体积及减少瘤体血液供应,减少手术并发症;可应用米非司酮或 GnRH-a 药物减小子宫肌瘤体积。③宫颈预处理(术前晚宫颈插入海藻棒或阴道后穹窿放置卡前列甲酯或米索前列醇),充分扩张宫颈。

宫腔镜手术:在硬膜外或全身麻醉下实施,依次扩张宫颈至 10~12 号扩张棒。宫腔镜置入宫腔,肌瘤体积较小且有蒂者,可直接切断瘤蒂钳出瘤体;若肌瘤体积较大不能直接钳出,可以环状电极将肌瘤切成沟槽状,以卵圆钳钳夹瘤体取出。对 2 型黏膜下肌瘤,可用电极切开肌瘤最突出部位子宫内膜组织,使瘤核外突,以环状电极电切瘤体组织。注意保护肌瘤周边的正常子宫内膜。

Shokeir 等发表的一项小型前瞻性队列研究,纳入 29 名黏膜下子宫肌瘤患者,宫腔镜子宫肌瘤切除术后活产率由 3.8%上升到 63.2%,流产率由 61.6%下降到 26.3%。Pritts 等发表的荟萃分析表明,在妊娠率、着床率和持续妊娠/活产率以及自然流产率方面,有黏膜下子宫肌瘤的不孕女性和无黏膜下子宫肌瘤的不孕女性的比较有显著差异,宫腔镜下子宫肌瘤切除术与保留原位的肌瘤相比,临床妊娠率增加,宫腔镜子宫肌瘤切除术后女性的妊娠率与没有子宫肌瘤的女性相当。

三、子宫纵隔的宫腔镜手术

子宫纵隔是由于米勒管发育异常形成的,发生率为 1‰~2‰,有报道高达 15‰。关于子宫纵隔的诊断和分类美国与欧洲标准不同,欧洲诊断认为宫腔内部凹陷下压部分大于肌层厚度的 1/2 就诊断子宫纵隔;美国认为 HSG 时两个宫腔之间的隔的夹角小于 90°、隔的长度大于 1.5cm 诊断为子宫纵隔。子宫纵隔的诊断以三维超声、MRI 及宫腔镜为主。由于不孕因素复杂,很难判定子宫纵隔与不孕的关系。2014 年一项 meta 分析表明,子宫纵隔自然妊娠概率降低[*RR* 0.86,95% *CI*(0.77,0.96)]。而关于子宫纵隔进行 IFV/ICSI 时,是否行宫腔镜切开,回顾性对照研究纳入三组患者,分别为子宫纵隔组($n=289$)、子宫纵隔宫腔镜切开组($n=538$)及对照组($n=654$),子宫纵隔组妊娠率和活产率显著低于对照组,流产率、早产率明显高于对照组;纵隔切开组的妊娠率和活产率与对照组无显著性差异,妊娠率与活产率均高于纵隔组,差异有显著性。

子宫纵隔的诊断尚无统一标准,其对自然妊娠的影响尚不明确。在治疗不孕症时切开子宫纵隔利于胚胎着床,降低流产率。

四、宫腔粘连的宫腔镜手术

宫腔粘连,也称 Asherman 综合征。宫腔镜下将粘连分为:轻度,25%的子宫腔有薄的或薄膜状的粘连;中度,25%~75%的子宫腔存在粘连,导致宫口和宫底部分闭塞;重度,75%的宫腔存在肌性粘连。如果存在重度宫腔粘连,一线治疗应为宫腔镜下粘连松解,同时尽量避免电热损伤。目前宫腔镜手术中进行宫内操作及术后处理技术包括:放置宫内节育器,放置 Foley 尿管球囊,宫腔内应用改良透明质酸,应用透明质酸凝胶和聚环氧乙烷羧甲基纤维素钠凝胶。其他干预措施,如抗生素治疗、宫腔内灌注细胞因子或者应用干细胞治疗,尚缺乏支持临床常规应用的证据。无论是否使用内宫内球囊或宫内节育器,术后均需应用 1~3 个月雌激素和孕激素联合治疗方案。在激素治疗结束时,大多数患者需要接受子宫腔镜检查,以评估和治疗宫腔粘连的复发。

一些回顾性研究纳入不明原因不孕和反复流产合并宫腔粘连,宫腔粘连治疗后的妊娠率为58%~88%。同样,接受宫腔镜粘连松解术治疗中、重度宫腔粘连患者的妊娠率分别为从30%提高至75%和从14%提高至33%。对有重度宫腔粘连的女性进行的两项回顾性研究发现,宫腔镜粘连松解术后的活产率分别为 32.1% 和 32.8%。<35 岁女性妊娠率在62%~67%之间,>35 岁女性妊娠率在16%~24%之间。目前宫腔粘连后续进行 ART 方面研究较为欠缺,一般认为 ART 成功与否与宫腔粘连严重程度相关。宫腔粘连程度越重,预后越差。

五、胚物残留的宫腔镜手术

胚物残留(retained products of conception, RPOC)是指在流产或分娩后胚胎组织或胎盘组织仍残留在子宫内的情况。胚物残留的处理方式包括米非司酮、缩宫素等药物治疗和清宫术。相比较传统的保守治疗,宫腔镜手术有其特有的优势,如对残留胚物切除的高选择性及操作可视性,术后宫腔粘连发生率低等。

Cohen 等比较了使用宫腔镜及清宫治疗共计 70 例病例,宫腔镜组 46 例,清宫术 24 例。宫腔镜组患者均未再进行二次手术,而 5 例(20.8 %)接受清宫的患者因胚物持续残留需行二次手术。清宫组与宫腔镜手术组术后再次妊娠率基本一致,但是宫腔镜组的再次妊娠时间间隔较短(7 个月 *vs.* 11 个月)。Rein 等学者的一项前瞻性研究中比较了清宫与宫腔镜手术治疗胚物残留的效果,所有患者均在术后 3 个月再次行宫腔镜探查,结果显示清宫术后宫腔粘连发生率更高(30.8% *vs.* 4.2%),并且清宫术后 12 例宫腔粘连患者中 3 例为严重粘连,1 例为广泛内膜纤维化,而宫腔镜术后 2 例粘连均为轻度粘连,宫腔镜组的妊娠率显著高于清宫组(68.8% *vs.* 59.9%),受孕时间显著缩短(11.5 个月 *vs.* 14.5 个月)。

由于 RPOC 患者子宫柔软,宫颈口较松,使用宫腔镜可能增加感染、穿孔、TURP 综合征等并发症发生概率,并且可能会有操作困难的可能。残留的胚物可能会增加宫腔镜手术时间,丰富的血流可能增加灌流液的吸收以及空气栓塞的可能。残留时间较长也会增加术后感染甚至脓毒血症的可能。因此手术需要由有手术经验的医师实施。

六、宫腔镜下输卵管积水近端栓塞术

未经处理的输卵管积水会对 IVF 结局造成不利影响,文献报道妊娠率会降低一半,而自然流产率升高 50%。尤其是超声下可见的积水和双侧积水影响作用明显。2001 年 Essure 作为输卵管绝育装置被美国食品药品管理局(Food and Drug Administration,FDA)批准使用。Essure 直径 2mm,内线圈为聚对苯二甲酸乙二醇酯纤维,外线圈为镍钛合金。聚对苯二甲酸乙二醇酯纤维可诱导组织增生,导致输卵管阻塞,镍钛外线圈在输卵管间质部起到固定作用。2005 年,首次报道宫腔镜下输卵管近端 Essure 微栓子放置术,术后经 IVF-ET 成功妊娠。宫腔镜下近端输卵管栓塞术操作简便,可在门诊局部麻醉下进行,手术时间明显短于腹腔镜手术。尤其适用于盆腔粘连较重或其他因素不适合进行腹腔镜或开腹手术的患者,避免术中脏器损伤的风险。Essure 放置后宫腔内会有线圈留置在双侧宫角部,可能影响妊娠结局。一项随机对照试验研究发现,Essure 组妊娠率 26.2%(11/42),明显低于腹腔镜组 55.8%(24/43)。一项 meta 分析发现,使用 Essure 后每移植周期临床妊娠率明显高于未干预组,然而与其他干预措施相比,Essure 组流产率明显增加,但与未干预组相比流产率未见区别。一项 meta 分析发现,Essure 组的临床妊娠率、胚胎种植率和活率与腹腔镜手术(输卵管切除或近端结扎)相比,均明显下降。Essure 放置还存在一定的手术并发症,比如金属过敏、穿孔、盆腔感染、Essure 脱落等。文献报道子宫或者输卵管穿孔发生率为 0.9% ~ 2.6%,脱落率为 0.5%~2.9%,异位到腹腔发生率为 0.1%。

Essure 装置尚未进入国内市场,国内研究选用多采用微弹簧圈作为栓堵介质,微弹簧圈常应用于心血管、支气管动脉及肾动脉等血管栓塞术,直径为 0.46mm,长度不等,由铂合金制成,可全部置入输卵管内,宫腔内无残留。许薇等报道与腹腔镜手术组相比,微弹簧圈组新鲜胚胎妊娠率、新鲜胚胎流产率、新鲜胚胎早产率以及囊胚复苏妊娠率、囊胚复苏流产率、囊胚复苏早产率差异均无统计学意义。然而国内报道缺乏循证学证据较高的随机对照试验研究或前瞻性队列研究,临床证据较低。

七、反复种植失败的宫腔镜手术

宫腔镜检查是唯一能够在直视下检查子宫内膜生理与病理改变的诊断方法,对宫腔内的占位病变和子宫内膜的形态学异常具有很好的识别性。Makrakis 等对 1 475 例反复种植失败(repeated implantation failure,RIF)患者进行前瞻性病例对照研究,发现宫腔异常者占 36.6%(540/1 475),其中 22% 在之前超声未发现任何异常;其中子宫内膜息肉占 16.7%,宫腔粘连占 14%,子宫内膜炎占 4.3%,纵隔子宫占 0.9%,黏膜下肌瘤占 0.8%。

目前临床实践对于 RIF 患者,常规行宫腔镜检查以改善妊娠结局,术中去除可能存在的子宫内膜息肉、黏膜下肌瘤等占位病变,分离宫腔粘连以增加宫腔容积和内膜下血流,从而提高子宫内膜容受性。Rama 等前瞻性随机对照研究也发现未行宫腔镜组临床妊娠率为 26.20%,宫腔镜组为 44.44%,两者之间差异有统计学意义($P<0.05$)。然而,2016 年欧洲的一项随机对照多中心研究发现对于超声提示正常的 RIF 患者,宫腔镜检查并不能改善妊娠结局,350 例宫腔镜组中有 102 例(29.1%)患者在 IVF 后活产,而 352 例对照组中也有 102 例(29.1%)患者活产,两组间无统计学差异;宫腔镜组 29 名(22.1%)患者流产,对照组 33 例流产(24.4%),也无统计学差异。2019 年的一项 meta 分析纳入了 3 项随机对照试验、3

项非随机前瞻性研究和 2 项回顾性队列研究,包括 3 932 名 RIF 女性:宫腔镜组 1 841 名,对照组 2 091 名,结果显示宫腔镜组临床妊娠率和胚胎种植率明显高于对照组,活产率和流产率两组间没有差异。因此,对于超声检查正常的 RIF 患者,宫腔镜检查并不能提高临床妊娠率和降低流产率,故不推荐对此类患者进行宫腔镜检查。超声检查异常的 RIF 患者,目前文献认为宫腔镜手术可改善临床妊娠结局,但需要设计严谨的临床试验证实。

八、慢性子宫内膜炎的宫腔镜手术

慢性子宫内膜炎经常没有症状,需要依靠宫腔镜、组织病理学、病原菌培养来诊断,而宫腔镜是诊断慢性子宫内膜炎的主要方法之一,其特征的表现有微息肉(<1mm)、内膜水肿和散在出血点。慢性子宫内膜炎与不孕、反复自然流产及着床失败有关。文献报道宫腔镜作为慢性内膜炎诊疗方式时,治疗组的着床率和持续妊娠率高于未治疗组,差异有显著性。由于慢性子宫内膜炎无法用影像学诊断,仅能从内膜活检、培养或宫腔镜检查中识别,所以,在 ART 过程中何时怀疑子宫内膜炎而进行宫腔镜检查,还需要进一步研究和论证。

子宫内膜结核是一种特殊的宫腔感染,依靠内膜病理得以诊断。宫腔镜在获取可疑结核的内膜组织和结核治疗后复查时,可以发挥关键作用。

在 ART 反复失败患者中,B 超或 HSG 影像学检查虽无异常,也无法除外慢性子宫内膜炎的可能性。而慢性子宫内膜炎最敏感的检出方法是宫腔镜检查。因此,反复 IVF 失败时,如患者有慢性子宫内膜炎的可能性时,可以考虑宫腔镜检查。

九、子宫内膜异常增生的宫腔镜手术

在不孕患者中,子宫内膜不仅可以反映卵巢的内分泌功能,其病理状态还可以帮助发现不孕的相关因素,2014 年,一项 2 080 例不孕女性的内膜组织形态学研究发现,子宫内膜增生仅占 1.10%。所以,宫腔镜在子宫内膜异常增生患者且进行 ART 的相关研究报道较少。2015 年,De Marzi 曾报道了共 23 例患者,子宫内膜非典型增生 20 例,3 例子宫内膜癌 Ⅰ 期,均行宫腔镜子宫内膜切除术,术后每天甲地孕酮 160mg 治疗,12 例 3 个月缓解、9 例 6 个月缓解,2 例 9 个月缓解其中,共 6 个患者 7 次妊娠。另一研究报道了共 98 例高分化子宫内膜癌和非典型增生病例,妊娠组 45 例,未妊娠组 53 例,经多元回归分析发现两组间的内膜薄、疾病复发和允许妊娠时的年龄 3 个独立因素有意义;而且研究提出,ART 对内膜薄者、年龄大者和疾病复发前获得妊娠有帮助。

子宫内膜异常增生、保守治疗后要求妊娠病例较少。尽早诊断,积极治疗,仍可获得妊娠结局。

总之,宫腔镜的应用在不孕症的诊治过程中是需要的,尤其在有明确的宫腔、内膜疾病的时候。而关于宫腔镜是否能够促进正常内膜的容受性,可能还需要进一步研究。

第三节 开 腹 手 术

目前,绝大部分女性不孕症的手术治疗均可通过腹腔镜完成。和常规开腹手术比较,腹腔镜手术具有住院时间短、肠梗阻发生率低、术后恢复快、手术效果不差于开腹手术等优点。部分难以通过腹腔镜实施手术的患者,直接进入了 IVF 助孕治疗。因此近年来,开腹手术用于女性不孕症的治疗日益减少。此节将讨论目前仍在临床开展的女性不孕症开腹手术。

一、显微外科输卵管吻合术

(一) 适应证

输卵管吻合术的适应证包括:绝育手术的复通、输卵管中段阻塞、异位妊娠引起的输卵管阻塞,以及结节性输卵管炎等。其目的是去除异常的输卵管组织,吻合形成通畅的输卵管段,并尽可能减少形成粘连。

(二) 手术方式

显微外科输卵管再通吻合术涉及使用 6-0 至 10-0 缝合线进行显微缝合。经腹腔镜下或传统的显微外科输卵管再通吻合术,两者的效果基本相当。有报道术后 1 年内的妊娠率在 80%~81%,异位妊娠发生率上两者亦基本相当,在 2.5%~2.8%。术者可依据手术经验、当地的医疗技术以及结合患者需求,决定手术途径。

(三) 手术效果

女性绝育术后进行输卵管再通吻合虽不能保证成功,但却是提高女性生育力的最有效的外科手术之一。可能影响输卵管再通吻合术成功率的因素包括患者的年龄、绝育时间和绝育的方法及技术。

在一个相对较大规模的病例报告,女性年龄在 25~30 岁,30~33 岁和 34~49 岁的女性绝育再通后的妊娠率分别为 73%、64%和 46%。大多数怀孕发生在再通后的两年内。在另一个病例报告系列中,采用电烙术进行绝育术的女性中,41%于输卵管吻合后活产;Pomeroy 输卵管结扎的女性再通后 50%活产;而输卵管夹绝育术后的女性再通后 84%活产。

二、子宫腺肌病病灶切除术

目前,子宫腺肌病相关不孕的手术治疗仍属于研究探索性手术。

子宫腺肌病的手术适应证因不同地区、不同医师的经验而异。其手术适应证包括药物治疗无效的痛经和月经量过多、不孕和反复流产,同时患者希望保留生育力和保留子宫。当子宫肌壁过厚且药物治疗无法改善、宫腔严重变形、反复种植失败导致辅助生殖技术无法实施时,在事先冷冻保存胚胎后,可实施手术。

局限型子宫腺肌瘤可经腹实施腺肌瘤核切除术。弥漫型子宫腺肌病的手术应在开腹或腹腔镜辅助下开腹实施改进的子宫腺肌病病灶切除术,包括部分病灶切除术(如横 "H" 形切口病灶切除术、改良的子宫壁楔形切除术等)以及完整病灶切除术(如三瓣法病灶切除术、不对称病灶切除术)等,各种术式间的效果比较的数据目前仍非常有限。保守性手术治疗子宫腺肌病的主要缺点在于,即使由专业的手术医师进行手术,妊娠中子宫破裂的发生率仍高达 4%。该比率明显超过了子宫肌瘤切除术或经典剖宫产后的子宫破裂发生率(经典剖宫产后子宫破裂风险估计为 2%)。因此保证手术成功的要点是:尽可能切除病灶,尽可能减少内膜损伤,尽可能保证子宫承受妊娠和分娩的能力。手术后多数患者需要借助 IVF 助孕,以期在病变复发之前实现妊娠。

三、子宫移植术

人类第一次尝试子宫移植是 2000 年在沙特阿拉伯进行的,其子宫来自活体。但术后 3

个月因子宫坏死,切除了移植的子宫。2014 年,世界上第一例子宫移植后活产婴儿诞生,2019 年 1 月,我国首例子宫移植后女性活产。截至目前,全世界共约有 52 例子宫移植后活产婴儿诞生[其中 22 例受者为 MRKH 综合征(Mayer-Rokitansky-Küster-Hauser syndrome)女性]。

(一) 子宫移植的适应证

各种绝对子宫因素不育(absolute uterine factor infertility,AUFI),包括先天性子宫发育异常或无子宫,如 MRKH 综合征;各种后天性疾病,如子宫良恶性肿瘤切除子宫;刮宫、人工流产等导致子宫感染、子宫内膜严重破坏、宫腔严重粘连等。

(二) 子宫移植治疗流程

目前,子宫移植被认为是治疗 AUFI 的实验方法。子宫移植用于女性不孕症的治疗,其整体流程如下:

1. 供受者间的配型。

2. 受者先进行 IVF,冷冻胚胎。

3. 供者进行根治性子宫切除术,并将供体器官移植到受者体内。

4. 受者在经过至少 6~12 个月的免疫抑制治疗后,进行胚胎移植。

5. 成功妊娠后通过剖宫产分娩。

6. 在活产后或移植子宫 2~3 年后,若不需生育,移植子宫将会被切除,以彻底消除排异反应。

(三) 子宫移植的伦理争议

尽管治疗 AUFI,子宫移植被认为是有价值的治疗手段,但作为一种实验性手术,其也面临着许多技术及伦理上的问题。首先,子宫移植被认为是一种提高生命质量而非挽救生命的手术,类似于面部、四肢、腹壁、气管或喉部的移植,因此,与挽救生命的器官移植程序相比,需要更正当的理由;其次,受者在整套治疗流程中将接受至少 3 次的开腹手术,包括子宫移植、剖宫产及子宫切除术等,其潜在并发症(如感染和静脉血栓栓塞等)需要特别关注;再次,子宫移植后妊娠期间的抗排异药物的应用,胎盘血供不足导致孕期并发症增加,子代风险明显升高;最后,子宫移植手术有潜在被滥用的风险,如男性子宫移植所带来的伦理问题,因此该技术的开展应进行严格的伦理审查。

四、其他女性不孕症的开腹手术

包括严重盆腔粘连、难以经腹腔镜下操作的子宫肌瘤切除术等,也需经开腹途径进行手术。

第六章 男性不育症治疗

第一节 男性不育症药物治疗

一、精子数量异常的药物治疗

（一）雌激素受体拮抗剂和芳香化酶抑制剂

雌激素受体拮抗剂如枸橼酸氯米芬、他莫昔芬等,通过与雌激素受体竞争性结合抑制雌激素活性。芳香化酶抑制剂如来曲唑、阿那曲唑则是通过抑制芳香化酶活性,抑制雄激素向雌激素的转化而发挥类似抑制雌激素的作用。

1. 适应证

(1)生精功能障碍:精子浓度和总数低于正常参考值的少精子症患者。

(2)高雌激素水平的精子数量异常患者。

2. 禁忌证

(1)精液量增加所致的精子浓度降低。

(2)遗传因素或有其他病因导致的精子浓度降低。

(3)治疗过程中出现明显的性欲减退或药物不良反应。

3. 建议药物用量 枸橼酸氯米芬:50mg 每日 1 次口服,疗程≥3 个月,一般治疗 1 个月以上复查。他莫昔芬:10mg,每日 1 次口服,疗程≥3 个月,一般治疗 1 个月以上复查。来曲唑:2.5mg,每日 1 次口服,一般用于雌激素受体抑制剂疗效不佳时,疗程≥3 个月,一般治疗 1 个月以上复查。阿那曲唑:1mg 每日 1 次口服,一般用于雌激素受体抑制剂疗效不佳时,疗程≥3 个月,一般治疗 1 个月以上复查。

（二）人绒毛膜促性腺激素/人绝经期促性腺激素/卵泡刺激素

该治疗主要用于低促性腺激素性性腺功能减退症,疗效确切。对特发性精子数量异常的治疗有一定有效性,但不作为首选治疗。

1. 适应证 低促性腺激素性性腺功能减退症或合并低促性腺激素性性腺功能减退症的精液子数量异常;雌激素受体拮抗剂和芳香化酶抑制剂治疗效果不佳的特发性精子数量异常。

2. 禁忌证 高促性腺激素性腺功能减退症;高催乳素血症;遗传因素或有其他明确病因导致的精子浓度降低。

3. 建议药物用量 HCG:2 000～5 000IU,2～3 次/周,肌内注射,疗程≥1～3 个月。HMG:75～150IU,2～3 次/周,肌内注射,疗程≥1～3 个月。FSH:75IU,每 3 天 1 次,肌内注射,疗程≥1～3 个月。

二、精子活力及精子功能异常的药物治疗

（一）抗氧化剂

氧化应激对精子的蛋白质和核酸均存在损伤。

1. **适应证** 弱精子症；畸形精子症；精子 DNA 碎片率异常；精索静脉曲张所致不育；伴有生殖道炎症的不育。

2. **禁忌证** 维生素 E 与阿司匹林、洋地黄等配伍禁忌；维生素 C 与叶酸、阿司匹林、青霉素、磺胺类药物配伍禁忌；维生素 E 和维生素 C 禁忌大剂量使用。

3. **建议药物用量** 维生素 E：100mg 每日 1~2 次，口服，疗程≥3 个月，一般治疗 1 个月以上复查。维生素 C：100mg 每日 1~3 次，口服，疗程≥3 个月，一般治疗 1 个月以上复查。辅酶 Q10：10~20mg 每日 3 次，口服，疗程≥3 个月，一般治疗 1 个月以上复查。

（二）左旋肉碱

附睾、精浆和精子中均含有游离左旋肉碱。附睾中左旋肉碱的浓度直接影响精子的成熟和代谢过程，影响精子运动及受精能力。

精子在附睾中获得成熟，精子鞭毛运动的开始时间与附睾液中蓄积高浓度的游离左旋肉碱的时间是平行的。在附睾管腔内，左旋肉碱主动转运通过精子质膜进入精子，作为精子能量贮备。左旋肉碱也是一种有效的抗氧化物质，可以保护精子免遭氧化应激损伤，可作为抗氧化治疗的选择。

1. **适应证** 弱精子症；畸形精子症；精子 DNA 碎片率异常；精索静脉曲张所致不育；伴有生殖道炎症的不育。

2. **禁忌证** 左旋肉碱与一些降糖药物配伍禁忌；消化道不良反应或过敏者禁忌。

3. **建议药物** 左旋肉碱，1g，每日 1~2 次，口服，疗程≥3 个月，一般治疗 1 个月以上复查。

三、中医药治疗

对于特发性不育症，现阶段中医药治疗有明显优势，可以用中药进行治疗或辅助治疗。中药治疗不育症，辨证论治是核心。临床常见的症候有肾阴不足、肾阳虚衰、气滞血瘀、湿热下注、脾气亏虚、肝气郁结等，且常见两种以上兼挟症候，临床应辨证论治。

第二节　男性不育症手术治疗

一、精索静脉曲张的手术治疗

精索静脉曲张（varicocele，VC）是指精索静脉回流受阻而扩张或静脉瓣膜功能紊乱使血液反流至精索内蔓状静脉丛异常扩张、伸长和纡曲的渐进性疾病。可分为原发性和继发性。原发性 VC 的发病机制和静脉瓣缺如和功能不全、精索静脉壁及其周围结缔组织薄弱或提睾肌发育不全等相关。继发性主要是由肾静脉受压、肿瘤、上尿路积水等引起。VC 多发于左侧，少数双侧，单纯右侧 VC 少见。目前认为 VC 是引起睾丸生殖功能障碍而导致男性不育症的常见原因，可能影响睾丸生精功能的原因主要包括睾丸温度升高、局部缺氧与淤血、

氧化应激、肾静脉内代谢物反流、睾丸内激素异常等。

（一）治疗原则

VC 的治疗方式选择应根据患者是否同时存在不育及精液参数异常和/或临床症状作出判断。精液参数异常的患者可以优先尝试保守治疗,同时结合夫妇双方的生育力评估情况决定是否手术治疗。有明显临床症状的患者也应先排除慢性前列腺炎、慢性附睾炎等可能的鉴别诊断后再决定是否手术治疗。

（二）适应证

1. **临床型 VC**　Ⅱ度或Ⅲ度 VC;伴有不育和精液参数异常,且女方生育能力正常或已获得有效治疗;伴有明显的临床相关症状,并排除其他可能疾病。

2. **亚临床型 VC**　不推荐手术治疗;对于一侧临床型 VC、对侧亚临床型 VC 的患者可以双侧手术治疗。

3. **青少年 VC**　Ⅱ度或Ⅲ度 VC;患侧睾丸体积明显低于健侧;伴有睾丸生精功能下降和/或内分泌水平异常。

（三）手术方式

1. 显微精索静脉结扎术。可分为腹股沟和腹股沟下途径。使用手术显微镜放大以防止损伤睾丸动脉和淋巴管。与非显微手术相比,显微精索静脉结扎术相对成功率更高,并发症发生率也更低。

2. 传统开放结扎术。可分为高位结扎术和经腹膜后途径结扎术。手术并发症和术后复发率相对显微手术更高,但从经济角度考虑作为可选择术式。

3. 腹腔镜精索静脉结扎术。

4. 介入栓塞术。

（四）手术并发症

1. 出血、切口感染等。

2. 鞘膜积液。一般由于结扎淋巴管导致。是精索静脉结扎术后最常见的并发症,发生率为 3%~39%。

3. 睾丸动脉损伤。术中睾丸动脉损伤可能引起睾丸萎缩,总体睾丸萎缩的发生率为 1.2%。

4. 精索静脉曲张持续存在或复发。复发是由于未完全结扎静脉属支所致。复发后可行二次手术,但手术难度往往较大,发生其他并发症的概率也会增加。

（五）术后随访

术后随访的目的是评估疗效以及尽早发现和治疗术后并发症。随访内容包括病史、体格检查、生殖系统超声、精液检查、内分泌检查等。随访时限为 3~6 个月。

二、输精管、附睾梗阻的手术治疗

附睾主要由附睾管及输出小管组成。附睾管为不规则的纡曲小管,始于睾丸网的输出小管,由上皮、固有膜和薄层环形肌组成,因此,附睾管一旦某个部位堵塞,即可能影响同侧精子的输送。输精管全长约 40cm。输精管一端与附睾管相连,另一端与精囊腺管汇合后形成射精管,开口于后尿道。双侧附睾梗阻是引起梗阻性无精子症最常见的原因,常继发于附睾炎。输精管梗阻除了炎症因素外,医源性因素也占很大比例,最常见的因素是输精管结扎术,其次是幼年疝手术误扎输精管。

（一）治疗原则

手术的目的是解除精子运输障碍,使精液中可以发现精子。因此,需要在术前明确患者睾丸有生精功能以及大致的梗阻部位,以选择正确合理的手术方式。

（二）适应证

输精管结扎术后,患者要求恢复生育力;输精管医源性损伤史并有生育需求的患者;继发于附睾炎等生殖道炎症的梗阻性无精子症患者;原因不明的梗阻性无精子症,并排除手术禁忌证。

（三）禁忌证

先天性双侧输精管精囊缺如;睾丸生精功能障碍;生殖道炎症未得到控制;远端精道梗阻;术中近端输精管及附睾切口无法镜检到精子,睾丸输出小管梗阻可能。

（四）手术方式

输精管-输精管吻合术;输精管-附睾吻合术。

（五）手术并发症

切口感染;阴囊肿胀、血肿;睾丸疼痛;永久性附睾梗阻（手术失败）;复发梗阻。

（六）术后随访

术后 1 个月可以复查精液,每月复查 1 次至术后 3~6 个月。精液中出现活动精子时,考虑保存精子,因为吻合口可能复发梗阻。术后 6 个月梗阻仍然持续,6 个月后复通的概率很低。如术后持续梗阻则建议手术取精或利用冷冻保存的精子行 ICSI。

三、射精管梗阻的手术治疗

射精管是精道连接输精管和尿道的部分,贯穿并完全包埋于前列腺,左右成对,由输精管壶腹在前列腺的后上方与精囊腺排泄管汇合而成。双侧射精管完全性梗阻的特征性表现是射精量减少及精浆果糖呈阴性的无精子症。

（一）手术方式

精囊镜手术;经尿道射精管囊肿切开术。

（二）适应证

射精管囊肿造成双侧射精管梗阻的无精子症;射精管开口不完全梗阻造成精液中精子数量异常,排除其他病因,可考虑手术。

（三）手术并发症

泌尿系统腔镜手术的并发症;射精功能障碍,包括射精无力、逆行射精等;术后瘢痕组织再梗阻可能。

（四）术后随访

在术中,一般通过精囊镜可以观察到近端注射的亚甲蓝,说明梗阻解除。术后 1 个月可以复查精液,每月复查 1 次,至 3~6 个月。精液中出现活动精子时,考虑冷冻保存精子。

四、其 他 手 术

与男性不育相关的手术还包括隐睾下降固定术、鞘膜积液鞘膜翻转或切除术等。隐睾的处理应尽量在 9 周岁前,尽早手术可以降低癌变的风险。无法降至阴囊的睾丸应考虑切除。鞘膜积液的症状出现通常与其大小和重量有关。大量的鞘膜积液可能影响睾丸温度，对生育力有潜在影响。鞘膜积液手术中应注意附睾的保护。术式应基于鞘膜的厚度合理选择。

第三节　辅助生殖技术中的精子获取

辅助生殖技术治疗过程中，无精子症或不射精症等情况下，仍然需要男科手术干预获得可用的精子。

一、附睾、睾丸穿刺术

对于相对明确的梗阻性无精子症，如先天性双侧输精管缺如（congenital bilateral absence of vas deferens，CBAVD）等，或不射精症的患者，可以通过附睾或睾丸穿刺获得精子。目前可以明确，附睾或睾丸穿刺可以为体外受精提供足够数量和质量的精子。

（一）适应证

梗阻性无精子症或临床判断倾向于梗阻性无精子症；梗阻性无精子症拟行 ICSI，或冷冻精子复苏后质量不佳；不射精症或自慰取精困难的患者；体外受精术日精液中无精子或无可用精子的患者可作为获得精子的备选方法。

（二）禁忌证

遗传因素，如 AZFa 或 AZFb 缺失、Klinefelter 综合征等；睾丸显微取精术后或近期睾丸穿刺术后；生殖道炎症未得到控制；不射精或者术日取精困难的患者不建议行附睾穿刺；后期有输精管附睾复通治疗意愿的患者不建议行附睾穿刺。

（三）手术并发症

穿刺区域局部纤维化，附睾穿刺可能继发附睾管梗阻；出血、阴囊血肿。

二、睾丸活检

睾丸活检一般用于非梗阻性无精子症获取睾丸病理结果，也可以作为获取精子的手段。但细针穿刺相比切开活检侵入性更小，且穿刺已经证实可以为体外受精提供足够数量和质量的精子。因此睾丸活检作为附睾、睾丸穿刺未获得精子或未获得足够精子的备选术式。

（一）适应证

非梗阻性无精子症明确病理诊断；睾丸穿刺未获得精子或未获得足够精子；不适宜睾丸穿刺或睾丸穿刺未获得精子的患者，如隐睾下降固定的患者。

（二）禁忌证

遗传因素，如 AZFa 或 AZFb 缺失、Klinefelter 综合征等；附睾或睾丸穿刺即可获得足够精子用于辅助生殖技术的患者；睾丸显微取精术后或睾丸活检术后；生殖道炎症未得到控制。

（三）手术并发症

出血、阴囊血；切口感染。

三、显微取精术

尽管非梗阻性无精子症的患者精子发生存在缺陷，但研究证实不少非梗阻性无精子症的患者的睾丸内确实有精子生成。而在生精功能减退时,睾丸穿刺或活检的精子获取率较低。因此,显微取精术是这类患者的最理想的手术方式。

(一) 适应证

非梗阻性无精子症,如放化疗后的无精子症、Klinefelter 综合征等;睾丸穿刺未获得精子或未获得足够精子。

(二) 禁忌证

遗传因素,如 AZFa 或 AZFb 缺失;附睾或睾丸穿刺即可获得足够精子用于辅助生殖技术的患者;睾丸显微取精术后;生殖道炎症未得到控制。

(三) 手术并发症

出血、阴囊血肿;切口感染;睾丸萎缩。

上述各种取精手术方式目前均在临床开展。基于不同手术方式的临床适应证、创伤程度、并发症以及经济因素,术式的选择应综合考虑临床医师、胚胎专家和患者的意见。

第七章 人 工 授 精

人工授精是以非性交方式将精子送入女性生殖道,以达到受孕目的的技术。根据送入部位的不同,分为宫腔内人工授精、宫颈内人工授精、阴道内人工授精等,目前常用的是宫腔内人工授精。根据精液来源不同分为夫精人工授精和供精人工授精。

第一节 适应证和禁忌证

人工授精前必须确保女方至少一条输卵管通畅;男方精液优化后精子的密度和活力具有受精的能力。但是目前关于人工授精的精液阈值尚无统一标准,有研究认为,洗涤前的前向运动精子总数>10×10^6 时,可获得较高的临床妊娠率,原卫生部《人类辅助生殖技术与人类精子库相关技术规范、基本标准和伦理原则》(卫科教发[2003]176 号)文件建议,人工授精前向运动精子总数>10×10^6。但也有研究认为,洗涤后前向运动精子总数在$(5 \sim 10) \times 10^6$ 时,临床妊娠率并无显著降低,因此建议处理后前向运动精子总数>5×10^6 时,IUI 治疗是有效的。

一、适 应 证

1. 夫精人工授精(artificial insemination by husband,AIH)适应证

(1)轻及中度少精子症、弱精子症、畸形精子症[精子密度$(5 \sim 15) \times 10^6$/ml,精子活率 a 级<25%或 a+b<40%,正常形态精子<4%]、精液液化异常。

(2)男性勃起功能障碍或生殖器畸形导致的性生活障碍。

(3)逆行射精。

(4)排卵障碍;轻度子宫内膜异位症手术治疗后未孕者。

(5)宫颈因素不孕(宫颈黏液栓或免疫因素)。

(6)女性阴道痉挛或心理因素导致的性交障碍。

(7)不明原因不孕。

2. 供精人工授精(artificial insemination by donor,AID)适应证

(1)不可逆的非梗阻性无精子症。

(2)男方和/或家族有不宜生育的严重遗传性疾病。

(3)治疗无效的严重母儿血型不合。

二、禁 忌 证

1. AIH 禁忌证

(1)一方患有泌尿生殖系统急性感染或性传播疾病。

(2)一方患有严重的遗传、躯体疾病或精神心理疾病。

(3)一方接触致畸量的射线、毒物、药品,并处于作用期。

(4)女方因输卵管因素造成的精子和卵母细胞结合障碍。

2. AID 禁忌证

(1)女方患有泌尿生殖系统急性感染或性传播疾病。

(2)女方患有严重的遗传、躯体疾病或精神心理疾病。

(3)女方接触致畸量的射线、毒物、药品,并处于作用期。

第二节　人工授精的准备

人工授精前男女双方均需要进行体格检查和实验室检查,以确定人工授精的适应证,并排除不适合妊娠的相关疾病。

1. 女方检查。主要检查项目包括体格检查和妇科检查、输卵管通畅度检查(子宫输卵管碘油造影或超声子宫输卵管造影或腹腔镜检查)、血尿常规、血型、肝肾功能、TORCH、凝血功能、甲状腺功能、肝炎病毒、梅毒、人类免疫缺陷病毒(human immunodeficiency virus,HIV)、胸片、心电图等,遗传性疾病者需排除外周血染色体的异常。

2. 男方检查。主要检查包括体格检查和男科检查、精液常规及精子形态学检查、肝炎病毒、梅毒、HIV、血型、血常规、精液微生物检查等。

3. 行 AID 者须有男方无法生育正常血亲后代相关疾病的证据。

4. 证件准备,如结婚证、二代身份证(外籍人士护照),并符合国家相关政策。

5. 告知治疗程序及签署知情同意书。在行人工授精前,必须详细告知不孕夫妇双方人工授精的适应证、可以选择的其他治疗方法、可能出现的并发症和随访的要求等,并签署人工授精知情同意书。

第三节　人工授精的方法

人工授精分为自然周期人工授精和促排卵周期人工授精。自然周期人工授精仅适用于月经周期规律者,促排卵周期人工授精常用于排卵障碍、月经周期延长或有卵泡发育异常史的患者,有文献报道对于不明原因不孕患者促排卵周期人工授精的成功率显著高于期待治疗组,推荐促排卵周期人工授精作为不明原因不孕的一线治疗。

一、人工授精时机的选择

1. **自然周期人工授精**　月经周期规律的患者于月经周期的第 10~12 天开始监测卵泡发育,当卵泡直径在 16~20mm 时,肌内注射给予 HCG 5 000~10 000U 扳机后 24~48 小时内行人工授精术。如有条件,从卵泡直径达 15mm 以上时开始通过检测血或尿的 LH 水平来监测 LH 峰值,当卵泡直径达 16~20mm 且血 LH 水平>10U/L 或尿 LH 试纸出现强阳性,则可以在 24~48 小时内或者立即给予 HCG 5 000~10 000U 扳机后 24~48 小时内行人工授精术。

2. **促排卵周期人工授精**　月经第 3~5 天开始给予口服来曲唑 2.5~5.0mg/d 或枸橼酸

氯米芬 50~100mg/d,连用 5~7 天后 B 超监测卵泡发育情况;单纯使用 CC/LE 无优势卵泡发育者,可在使用 CC/LE 后或同时联合使用促性腺激素促排卵,隔日或每日注射 Gn75~150U,根据卵泡发育调整 Gn 剂量;世界卫生组织的 Ⅰ 型排卵障碍患者根据窦卵泡数(antral follicle counting,AFC)及 AMH 水平隔日或每日注射 HMG75~150U 促排卵,当卵泡直径在 16~20mm 时,肌内注射给予 HCG 5 000~10 000U 扳机后 24~48 小时内行人工授精术。如有条件,从卵泡直径达 15mm 以上时通过检测血或尿的 LH 水平来监测 LH 峰值,当卵泡直径达 16~20mm 且血 LH 水平>10U/L 或尿 LH 试纸出现强阳性时给予 HCG 5 000~10 000U/GnRH-α 0.1~0.2mg 诱发排卵,扳机后 24~48 小时内行 IUI 术。需要注意的是,世界卫生组织的 Ⅰ 型排卵障碍患者不宜使用 CC/LE 促排卵,优势卵泡≥3 枚的患者,为了避免多胎妊娠及减少 OHSS 发生的风险,建议患者本周期取消手术。

二、精液采集及处理

1. **AIH** 人工授精当日取精(取精前建议禁欲2~7天)。常规采用手淫取精,精液可按照密度梯度离心法或上游法优化处理。逆行射精患者需在取精前 3~7 天口服碳酸氢钠片碱化尿液,射精后,立即将尿液排入盛有 10ml HEPES 精子洗涤液的取精杯内,并尽快送实验室处理。

2. **AID** 供精人工授精采用的冷冻精液必须来自卫生行政部门批准的人类精子库。按照卫生部门技术规范要求,解冻后精液用于宫腔内人工授精治疗时,要求复苏后精液前向运动精子总数不得低于 10×10^6/ml,前向运动的百分率不得低于 40%。

三、人工授精手术

1. **宫腔内人工授精** 患者取膀胱截石位,给予生理盐水冲洗外阴,将装有精子悬液的注射器接人工授精管缓慢送入宫腔,距宫底 1~2cm 处将精液缓慢注入宫腔,停留 1 分钟后取出。

2. **阴道内人工授精** 精液可以不经洗涤处理,直接将精液注入阴道穹窿部。

3. **宫颈内人工授精** 将洗涤处理后的精液缓慢注入宫颈管内。主要适用于宫腔内人工授精困难患者。

四、黄体支持

自然周期人工授精可以不给予黄体支持;促排卵周期人工授精建议术后或排卵后常规使用孕激素或联合雌激素进行 14 天的黄体支持,可选择:地屈孕酮 10mg,口服,每天 2 次。黄体酮胶囊 50~100mg,口服,每天 2 次。黄体酮软胶囊 200mg,口服或阴道给药,每天 1 次。内膜厚度<8mm 患者可口服戊酸雌二醇 2~4mg/d。

五、妊娠确定及随访

IUI 术后 14 天左右检测血或尿 β-HCG 确定是否生化妊娠,术后 5 周左右 B 超检查确定是否临床妊娠。实施供精人工授精技术的机构应建立严格的保密措施,确保患者的个人隐私安全;应建立切实可行的随访机制,确保随访率为 100%,保证及时准确地向精子库反馈妊娠及子代情况,严格控制每一位供精者的冷冻精液,最多只能使 5 名女性受孕。

第四节 人工授精的并发症

人工授精操作可能引起的并发症有腹痛、感染及少量阴道出血,促排卵周期人工授精使用促排卵药物后可能引起卵巢过度刺激综合征、多胎妊娠、宫外孕等。

1. **腹痛** 术中腹痛一般系宫颈牵扯或精液注入速度过快导致,一般在操作停止后,腹痛自行缓解。极少数发生剧烈腹痛者,可给予阿托品 0.5mg 肌内注射。

2. **感染** IUI 术后感染者较少见,术前需检查白带常规,排除细菌性阴道炎;操作时应严格无菌操作,避免细菌逆行性感染引起急性子宫内膜炎或盆腔炎。

3. **卵巢过度刺激综合征** 使用促排卵药物时应严格控制 Gn 剂量,多个优势卵泡发育时建议取消治疗。

4. **多胎妊娠** 严格控制 Gn 剂量,避免多卵泡发育,优势卵泡≥3 个,建议取消手术,发生双胎及双胎以上妊娠者,应实施减胎术。

5. **异位妊娠** 输卵管通而不畅或单侧输卵管的患者发生异位妊娠的可能性大,IUI 术后 14 天 HCG 值低的患者需要警惕异位妊娠发生可能,出现剧烈腹痛需及时就诊。

第八章 体外受精胚胎移植术及衍生技术

第一节 常规体外受精胚胎移植术

体外受精胚胎移植术是指将卵母细胞与精子取出体外,在体外培养体系中自然受精并发育成胚胎,然后在合适时期将发育好的胚胎移植入子宫腔内达到妊娠目的一种辅助生殖技术。

一、适 应 证

1. **输卵管因素导致的配子运送障碍** 双侧输卵管阻塞、双侧输卵管切除或结扎术后、双侧输卵管缺如、严重盆腔粘连或输卵管手术后试孕 0.5~1 年仍未孕者。
2. **排卵障碍** 经反复诱发排卵或反复宫腔内人工授精技术治疗后仍未孕者。
3. **子宫内膜异位症或子宫腺肌病** 经常规药物或手术治疗后 1 年仍未孕者,或者治疗后复发患者。
4. **男方少精子症、弱精子症、畸形精子症** 经反复宫腔内人工授精技术治疗仍未孕者,或严重少精子症、弱精子症、畸形精子症不适宜实施宫腔内人工授精者。
5. **不明原因不孕者** 经反复宫腔内人工授精技术治疗或其他常规治疗仍未孕者。
6. **早发性卵巢功能不全者** FSH≥25IU/L,AFC<5 个,AMH ≤0.5~1.1ng/ml 不孕者。
7. **高龄女性不孕患者** 年龄≥40 岁的不孕症患者或年龄≥35 岁的不孕患者卵巢储备功能下降者。

二、禁 忌 证

1. 男女任何一方患有严重的精神疾病、性传播疾病、泌尿生殖系统急性感染期。
2. 男女任何一方患有《中华人民共和国母婴保健法》规定的不宜生育且目前无法进行胚胎植入前遗传学诊断或产前诊断的遗传性疾病。
3. 男女任何一方具有吸毒等严重不良嗜好。
4. 男女任何一方接触致畸量的射线、药物、毒物并处于作用期。
5. 女方子宫不具备妊娠功能者。
6. 女方严重躯体疾病不能承受妊娠者。

三、IVF-ET 的准备

(一) 女方检查
1. 常规体格检查和妇科检查。

2. 生殖内分泌检查。血清基础促卵泡生成素、黄体生成素、雌二醇(estrogen,E_2)、睾酮(testosterone,T)、催乳素、AMH 等检测。

3. 妇科超声检查。了解子宫及双附件情况,基础窦卵泡数,监测排卵情况。

4. 输卵管通畅情况检查。子宫输卵管碘油造影(hysterosalpingography,HSG),或超声子宫输卵管造影,或宫腔镜下双侧输卵管插管通液术。

5. 不孕症病因学其他检查。必要时进行腹腔镜、宫腔镜、遗传学(染色体核型等)及自身免疫抗体等检查。

6. 性传播疾病及感染性疾病检查。病毒性肝炎、梅毒、艾滋病等检查,白带常规、宫颈分泌物找淋球菌等。

7. 重要系统功能的检查。血常规、尿常规、血型、生化全套、凝血功能、心电图、胸片、乳腺 B 超、液基薄层细胞学检查(thin-prep cytology test,TCT)等。

(二)男方检查

1. 常规体格检查和男科检查。

2. 精液常规检查。由于精液常规检查波动较大,建议反复检查(≥2 次)。如出现异常还可行生殖内分泌检查(血清 FSH、LH、PRL、T、E_2 水平);染色体核型检查;Y 染色体微缺失以及少精子症、弱精子症相关遗传性疾病基因的检查。

3. 精子形态学分析。

4. 性传播疾病及感性性疾病检查,如病毒性肝炎、梅毒、艾滋病等检查。

5. 血型检查。

(三)证件资料的准备

夫妇双方在进入 IVF-ET 周期治疗之前,需准备双方身份证、结婚证,审查原件后辅助生殖医疗机构需留存复印件,同时夫妇双方需签署人类辅助生殖技术承诺书。辅助生殖医疗机构需向夫妇双方交代 IVF-ET 技术的实施过程、成功率、并发症、对子代的可能影响及其他风险、费用,时间安排等,使夫妇双方充分知情,并签署相关知情同意书。

四、IVF-ET 的治疗过程

(一)控制性卵巢刺激

1. 控制性卵巢刺激的方案

(1)长方案:可在黄体中期开始皮下注射短效 GnRH-α,剂量为 0.05~0.1mg/d,使用至 HCG 日;也可在卵泡早期皮下注射长效 GnRH-α,剂量 1.25~3.75mg。达到降调节标准后,即血 E_2≤50pg/ml、FSH 及 LH≤5 mIU/ml、B 超示子宫内膜厚度≤5mm、无 10mm 以上卵泡,并排除促排卵禁忌证后,开始采用 Gn 促排卵。

(2)超长方案:在月经第 2~4 天皮下注射长效 GnRH-α1 支,每隔 28 天后重复注射长效 GnRH-α1 支,当达到干预效果后停止注射长效 GnRH-α,开始采用 Gn 促排卵。

(3)拮抗剂方案:月经第 2~3 天开始使用 Gn 促排卵,可采用固定方案,即在促排卵第 5~6 天开始皮下注射 GnRH 拮抗剂 0.125~0.25mg/d;或采用灵活方案,即在最大卵泡大于 14mm 时开始皮下注射 GnRH 拮抗剂;GnRH 拮抗剂持续使用至 HCG 日。

(4)微刺激方案:在月经第 2~4 天开始口服枸橼酸氯米芬 50~100mg/d 直至 HCG 日,可在使用 CC 数天后添加 Gn 75~150IU/d。也可在月经第 2~4 天开始口服来曲唑 2.5~

5.0mg/d 进行促排卵,可添加 Gn 75~150IU/d。

(5)自然周期方案:根据患者的月经周期,在预计排卵日前开始监测卵泡生长,当卵泡直径达到 14mm 左右,开始每天监测血性激素及超声监测卵泡大小,当卵泡直径约达 18mm,肌内注射 HCG 5 000~10 000IU,根据 E_2、P 及 LH 水平 24~36 小时后取卵。LH 峰或诱发后第二日,若 E_2 下降大于前日数值的 1/2,则安排紧急取卵。

2. 控制性卵巢刺激方案的选择　应根据患者的卵巢功能、年龄、治疗目的、是否存在合并症、既往治疗史及医师使用经验综合考虑,所以方案不是唯一的,只是一种相对的概念。

(1)长方案采用 GnRH-α 抑制垂体功能,从而避免 LH 峰的发生,特点是卵泡发育的同步性好,荟萃分析显示整体人群长方案的持续临床妊娠率高于拮抗剂方案,且长方案临床治疗效果较稳定是目前常采用的控制性卵巢刺激方案之一。

(2)超长方案采用多支长效 GnRH-α 降调节时间延长,常用于子宫内膜异位症、子宫腺肌病等患者,由于超长方案降调节时间长,常使 Gn 使用剂量增加。

(3)拮抗剂方案在卵泡早期开始启动促排卵,使用 GnRH 拮抗剂抑制内源性 LH 峰,促排卵天数及 Gn 用量较长方案减少,同时 OHSS 发生率较长方案低,也是目前常采用的控制性卵巢刺激方案之一。

(4)微刺激方案对卵巢刺激程度较轻,对于卵巢储备功能差或期望减少卵泡发育数量的患者可考虑采用。对于期望降低促排卵过程中的 E_2 水平患者可考虑来曲唑方案控制性卵巢刺激。

(5)自然周期方案适合高龄、卵巢储备功能下降、合并激素依赖肿瘤的患者或拒绝使用促排卵药物的患者等,自然周期方案不刺激卵巢,是最贴近自然的一种方案。但是自然周期方案的周期取消率高、获卵率低,准确把握取卵时机是成功的关键。

3. 控制性卵巢刺激的监测及 Gn 剂量调整　在控制性卵巢刺激过程中需进行卵泡发育状态及子宫内膜增长的监测。

(1)超声监测:启动 Gn 刺激后,一般在第 5 天左右开始超声监测,主要监测双侧卵巢内卵泡数量、平均直径、张力等,根据卵泡生长及雌激素增加情况,及时合适调整 Gn 用量,一般情况下未减少卵泡生长数量可降低 Gn 用量、未增加卵泡生长数量可增加 Gn 用量。控制性卵巢刺激后期可每日或隔日进行超声监测,以免错过 HCG 扳机最佳时机。

超声监测卵泡生长的同时监测内膜生长,主要监测内膜厚度、类型及有无内膜息肉等。同时需监测子宫形态、大小及子宫肌瘤、子宫腺肌病的情况。需注意的是控制性卵巢刺激的主要目的是获得优质卵母细胞,所以一般不会根据子宫内膜的情况调整 Gn 用量。

(2)血清性激素监测:卵泡生长的过程中除了卵泡直径的增大,血清性激素水平也常发生显著变化。①E_2 水平与卵泡数量及卵泡大小密切相关,同时 E_2 水平也与卵巢过度刺激综合征密切相关,所以在控制性卵巢刺激过程中根据卵巢生长及 E_2 水平调增 Gn 用量。②血清 LH,主要需关注 LH 增加情况,如 LH 增加较基础 LH 水平一倍以上或超过 20IU/L 可能出现 LH 峰,需采取处理措施。③血清 FSH,FSH 水平主要反映 FSH 的代谢情况,但是由于 FSH 代谢个体差异大,在促排卵过程中主要依据卵巢生长及 E_2 水平进行 Gn 剂量的调整,而不是 FSH 水平。④血清 P,主要用于卵泡发育晚期监测,P 显著升高提示卵泡可能黄素化,同时促排卵过程中 P 升高可影响胚胎种植窗,也影响是否进行鲜胚移植。

4. 控制性卵巢刺激的扳机

(1)药物选择:降调节方案中需采用HCG扳机,而非降调节方案可采用GnRH-α或GnRH-α联合HCG扳机,同时需注意卵巢过度刺激综合征与HCG扳机剂量密切相关,所以根据卵巢过度刺激综合征风险选择合适的扳机药物及剂量。

(2)扳机时机:扳机的主要目的是诱导卵母细胞的最后成熟。一般当控制性卵巢刺激过程中目标卵泡发育达到合适大小,主导卵泡中有一个直径超过18mm或3个达17mm时,血清E_2水平达每个主导卵泡200~300ng/ml,可给予扳机。但需注意由于促排卵方案的不同,每个主导卵泡E_2水平有差异,主要根据卵泡发育大小适时扳机。

5. 取卵

(1)取卵时机:常规IVF在注射HCG 36~38小时后进行取卵,获取卵母细胞。

(2)取卵方式:以经阴道超声引导下卵泡穿刺术最为常用。

(3)术前准备

1)设备仪器准备:超声彩色多普勒诊断仪、负压吸引器、阴道探头及穿刺适配器、灭菌取卵包、恒温试管架、一次性试管等。检查吸引器压力:通过皮条将穿刺针和负压吸引器连接,检查通畅性并确认压力在180~200mmHg之间。

2)信息核对:核对患者及丈夫姓名,必要时核对患者指纹信息等。

3)患者准备:医护人员对患者进行安抚及宣教术中注意事项,以减少紧张情绪,术前排空膀胱,取膀胱截石位。

4)阴道准备:严格按照无菌原则操作,于注射HCG次日用无菌生理盐水彻底冲洗外阴及阴道;再于术前用生理盐水反复冲洗外阴及阴道至干净后,用无菌棉球擦干。

5)镇痛或麻醉:取卵术前30分钟可肌内注射哌替啶50mg或100mg,注意监测注射前后患者生命体征;也可采用静脉麻醉,一般采用丙泊酚、芬太尼或咪哒唑仑进行静脉麻醉,需麻醉科医师现场监测、开放静脉通道,在手术过程中需进行心电监护和血氧饱和度监测,注意麻醉安全。

(4)手术操作

1)经阴道穿刺前,先检查双侧卵巢位置及卵泡情况。

2)将带有支架的阴道探头重新置入阴道,选择合适穿刺点(避开血管、肠管及其他脏器),调整卵泡最大径与穿刺引导线重叠,取卵针经穿刺支架孔沿穿刺线刺入阴道壁进入目标卵泡最大径2/3处,启动负压吸引,吸取卵泡液至卵泡塌陷,将卵泡液试管置于恒温架等待胚胎师鉴定有无卵母细胞,然后选择下一个目标卵泡,按照上述方法重复。

3)依据穿刺线选择进针卵泡顺序,位于同一穿刺线上的卵泡自浅入深一次进针完成,对于不同穿刺线上的卵泡,退针至卵巢表面,不退出阴道壁,改变穿刺方向再次穿刺,尽量穿刺直径10mm以上卵泡。

4)一侧穿刺结束后,退针至卵巢表面,不退出阴道壁,超声探查是否有遗漏未穿刺的卵泡,若无则出针,卵泡液冲洗取卵针;按照上述同样方法及原则穿刺另一侧卵巢。

5)穿刺结束后,超声查看卵巢周围、子宫前后方有无新生积液。同时检查穿刺点有无渗血,若有则无菌纱布持续压迫止血,数小时后取出。

6)术毕,患者平卧休息3~6小时,嘱患者术后禁止性生活。

7)根据麻醉方式及取卵过程决定患者留院观察时间,经医师检查无异常后方可离院。

6. **并发症**

(1)腹腔内出血:取卵操作过程中如不慎穿刺血管,可出现盆腹腔出血,表现为取卵术后卵巢周围、子宫前后方有新生积液,患者出现腹痛、头晕、呕吐、乏力、胸闷、心慌等表现,严重者可危及生命,必要时需手术止血。为避免出现腹腔内出血,操作者应该熟悉盆腔解剖及超声图像特征,避免穿刺卵巢以外的组织,注意勿将盆腔血管横断面误认为卵泡。

(2)感染:包括生殖道感染、盆腔感染,患者可出现腹痛、腹泻、发热等症状,严重者可发生盆腔脓肿。手术中应严格遵守无菌操作,注意阴道隐匿部位的清洗,穿刺操作不宜反复进针。

(3)脏器损伤:穿刺卵巢以外的组织及器官引起的损伤,如肠管、膀胱、子宫内膜、神经丛等。避免出现脏器损伤,操作者应该熟悉盆腔解剖及超声图像特征,避免穿刺卵巢以外的组织。

(二)体外受精-胚胎培养

具体操作参见第十四章第一节至第四节。

(三)新鲜胚胎移植

1. **移植时机**　新鲜胚胎移植可在受精后第2~3天行卵裂期胚胎移植,或在受精后第5天行囊胚移植。

2. **移植胚胎数**　建议以下情况实施选择性单胚胎移植,包括卵裂期胚胎或囊胚:①第1次移植,没有明显影响妊娠因素的患者。②子宫因素不宜双胎妊娠者,例如瘢痕子宫、子宫畸形或矫形手术后、子宫颈功能不全或既往有双胎妊娠、流产、早产等不良孕产史者。③全身状况不适宜双胎妊娠者,例如全身性疾病得到有效控制,包括身高<150cm、体重<40kg等。④经过 PGD/PGS 检测获得可移植胚胎者。⑤受卵者胚胎移植周期。为降低多胎妊娠发生率,应严格控制移植胚胎数,无论任何年龄、移植周期次数,建议控制每周期胚胎移植数目≤2枚。

3. **胚胎移植的方式**　推荐采用超声引导下胚胎移植术,可选择经腹部超声引导或经阴道超声引导。

4. **术前准备**

(1)设备仪器准备:超声仪、胚胎移植管、灭菌移植包、无菌辅料等。

(2)患者准备:需保持膀胱适度充盈,核对信息无误后,取膀胱截石位,医护人员对患者进行安抚及宣教术中注意事项,以减少紧张情绪。

(3)信息核对:核对患者及丈夫姓名,移植胚胎类型、胚胎数目,必要时核对患者指纹信息。

(4)胚胎室准备:具体操作参见第十四章第五节。

5. **手术操作**　操作要点:一是不损伤内膜,二是不触及宫腔顶部内膜,三是确保将胚胎置于宫腔内。

(1)阴道准备:严格按照无菌原则操作,动作轻柔以避免刺激宫颈、宫体等,清洗阴道及宫颈分泌物3次,再以小棉签深入宫颈外口旋转拭去宫颈管内黏液栓。

(2)将移植导管的内芯交给胚胎室转载胚胎,具体操作参见第十四章第五节。

(3)根据超声监测下宫腔、宫颈内口位置及弯曲程度调整外套管弯曲度,轻柔置入移植外套管至尖端处到达宫颈内口与内膜交界处。

（4）再次核对夫妇双方信息后，将载有胚胎的内芯通过外套管缓慢送入宫腔合适位置，并固定住内外管相对位置，再缓慢推注胚胎，具体操作参见第十四章第五节。

（5）确定胚胎已推出后，取出外套管及内芯，送回胚胎室，用培养液冲洗后，显微镜下仔细观察确定无胚胎残留。

（6）术毕，患者可起床离院，避免重体力活动及绝对卧床休息。

6. 特殊情况处理

（1）置移植管外管困难：嘱患者缓解紧张情绪，使其全身肌肉放松；通过患者改变膀胱充盈度，减少宫颈和宫体曲度；可考虑使用金属内芯协助置入，必要时使用宫颈钳。

（2）胚胎推注困难：原位轻柔旋转移植管内芯；将注射器从移植内管上拔出，注射器重新装入空气后再次推注。

7. 黄体功能的支持 IVF-ET 过程中采用的控制性卵巢刺激中常使多卵泡发育导致性激素超过生理水平形成负反馈，同时长方案时使用降调节药物的作用，使得在胚胎移植的黄体期，垂体分泌的 LH 水平降低，引起黄体功能不足，所以在 IVF-ET 中常采用黄体支持，目前研究均支持 IVF-ET 术后进行黄体支持可以提高临床妊娠率及活产率。

（1）黄体支持开始时机：黄体支持可在取卵后 3 天内开始进行，推荐在取卵日当天开始进行黄体支持。

（2）黄体支持方式选择

1）孕酮：有肌内注射、经阴道、口服三种用药方式。经阴道黄体支持，例如黄体酮凝胶 $90\sim180mg/d$；肌内注射黄体酮 $20\sim60mg/d$；口服：地屈孕酮 $10\sim20mg$，每日 2 次。

2）HCG：采用 HCG 进行黄体支持时 OHSS 发生风险显著增加，只有 OHSS 风险极低的患者可考虑采用 HCG 进行黄体支持，于取卵后第 3 天、第 6 天分别肌内注射 HCG 2 000IU。

（3）黄体支持维持时限：如 IVF-ET 后患者获得成功妊娠，其卵巢黄体在胚胎滋养细胞分泌的 HCG 作用下继续生长成为妊娠黄体，在妊娠的 $7\sim9$ 周，胎盘取代黄体产生甾体激素，即黄体与胎盘功能转换，黄体逐渐萎缩，所以推荐黄体支持维持至妊娠 10 周。

（四）术后监测和妊娠期处理

1. 取卵术后监测 需注意防止各种并发症，包括卵巢过度刺激综合征、出血、感染、脏器损伤等，应密切注意有无腹痛、腹胀、阴道流血、发热等症状。

2. 移植术后监测 在胚胎移植术后第 14 天左右，查血 HCG 明确是否妊娠，阴性者可停黄体支持。如 HCG 阳性，则继续黄体支持，移植后 30 天左右行超声检查明确是否临床妊娠，需密切监测异位妊娠、多胎妊娠等并发症。

3. 妊娠期处理 IVF-ET 术后妊娠者均属于高危妊娠，加强产前检查，及时进行相应的处理，临产时如合并其他产科指征，可适当放宽剖宫产指征。

五、IVF-ET 随访

所有 IVF-ET 周期治疗患者需建立完善的随访档案，包括不孕症双方的信息（姓名、身份证号码、家庭住址、双方移动电话以及网络方式等），联系人电话及地址，对于联系方式有更改者，要求其及时告知院方进行修改。

1. 随访内容

（1）妊娠随访：移植后 14 天左右随访血 HCG 结果，移植后 30 天左右随访超声结果，并将随访结果记录入随访档案。

（2）分娩随访：随访妊娠期有无并发症、妊娠结局、新生儿出生日期、分娩方式、分娩孕周、分娩数、性别、出生缺陷（种类）、新生儿发育及健康状况等，并将随访结果记录入随访档案。

第二节　卵细胞质内单精子注射

卵细胞质内单精子注射技术是借助于显微操作系统将单个精子直接注射到卵母细胞质内，从而使精子和卵母细胞结合被动受精，形成受精卵，在体外培养体系中发育成胚胎，然后在合适时期将胚胎移植入子宫腔内达到妊娠目的的一种辅助生殖技术。ICSI 主要适用于严重少精子症、弱精子症或梗阻性无精子症的患者，或精子不具备运动与主动受精能力的患者，或因精子穿透障碍导致常规体外受精失败的患者，是治疗男性不育的最重要手段。由于 ICSI 是一种卵母细胞侵入性操作，同时有研究显示校正男女双方因素后 IVF 并没有增加出生缺陷风险，而 ICSI 的风险显著增加，所以需严格掌握 ICSI 适应证。ICSI 操作过程参见第十四章第三节。

一、适　应　证

1. 严重的少精子症、弱精子症和畸形精子症。正常精子率<1%；前向运动精子<5×10^6。
2. 梗阻性无精子症。
3. 生精功能障碍（排除遗传缺陷疾病所致）。经检查能获得行 ICSI 受精的精子。
4. 体外受精少或失败（IVF 受精率≤30%）。
5. 精子无顶体或顶体功能异常。
6. 行植入前胚胎遗传学诊断者。
7. 行冷冻卵母细胞者。
8. 行卵母细胞体外成熟（in vitro maturation，IVM）者。

二、禁　忌　证

1. 男女任何一方患有严重的精神疾病、性传播疾病、泌尿生殖系统急性感染期。
2. 男女任何一方患有《中华人民共和国母婴保健法》规定的不宜生育，且目前无法进行胚胎植入前遗传学诊断或产前诊断的遗传性疾病。
3. 男女任何一方具有吸毒等严重不良嗜好。
4. 男女任何一方接触致畸量的射线、药物、毒物并处于作用期。
5. 女方子宫不具备妊娠功能者。
6. 女方严重躯体疾病不能承受妊娠者。

三、ICSI 精子获取

ICSI 所用精子可从精液中提取，经皮附睾精子抽吸术、经皮睾丸精子抽吸术或睾丸显微取精术获得。精液处理获取精子：对于精液中存在正常活动精子的严重少精子症、弱精子症患者，可处理精液后获得正常活动精子行 ICSI（操作过程参见第十四章第一节）。经皮附睾精子抽吸术(percutaneous epididymal sperm aspiration,PESA):对于附睾中存在活动精子的无精子症患者,可通过 PESA 术获得活动精子行 ICSI(操作过程参见第六章第三节)。经皮睾丸精子抽吸术(testicular sperm aspiration,TESA):对于睾丸中存在正常精子的无精子症患者,可通过 TESA 术获得正常精子行 ICSI(操作过程参见第六章第三节)。睾丸显微取精术(microdissection testicular sperm extraction,microTESE):对于非梗阻性无精子症患者,经评估后提示睾丸中可能存在正常精子的患者可尝试行 microTESE 获得正常精子行 ICSI(操作过程参见第六章第三节)。

第三节　胚胎植入前遗传学诊断

植入前遗传学诊断是指通过在配子或胚胎阶段对遗传病进行分子遗传学的诊断,选择没有疾病表型的胚胎移植入子宫,从而避免遗传病胎儿的妊娠。PGD 在胚胎着床前进行产前诊断,避免中孕期进行产前诊断后的治疗性引产,并且可预防遗传病患儿的出生,具有重要的优生优育价值。

1990 年,Handyside 等首次报道了对植入前的卵裂期胚胎进行单细胞活检,并采用单细胞聚合酶链反应(polymerase chain reaction,PCR)技术对胚胎进行性别筛选,从而避免性连锁遗传病患儿的出生,这是植入前遗传学诊断技术首次成功应用于临床。随后,PGD 引入了荧光原位杂交(fluorescence in situ hybridization,FISH)技术,通过荧光特异标记探针与 DNA 杂交可实现植入前胚胎非整倍体检测,该方法被定义为植入前遗传学筛查(preimplantation genetic screening,PGS)。2017 年,国际监测辅助生殖技术委员会(International Committee for Monitoring Assisted Reproductive Technologies,ICMART)、美国生殖医学会(American Society for Reproductive Medicine,ASRM)、欧洲人类生殖与胚胎协会(European Society of Human Reproduction and Embryology,ESHRE)等多个辅助生殖相关学术组织倡议将 PGD、PGS 统称为 PGT。其中,PGT-M(PGT for monogenic defects)为胚胎的单基因病检测,PGT-A(PGT for aneuploidies)为胚胎的非整倍体检测,PGT-SR(PGT for chromosomal structural rearrangements)为胚胎的染色体结构重排的检测。但目前我国仍使用胚胎植入前遗传学诊断。

近年来,随着遗传诊断方法的改进、囊胚培养与胚胎玻璃化冷冻技术的日益成熟,PGD 技术得到了突飞猛进的发展,现已成为辅助生殖领域的重要技术之一。根据欧洲人类生殖与胚胎协会的统计,2014 年欧洲 1 279 家辅助生殖机构共实施 776 556 个 ART 周期,其中 15 894 个为 PGT 周期,占 2.05%。欧洲人类生殖与胚胎协会 PGD Consortium 数据显示,2011~2012 年,71 家 PGD 中心共实施了 11 637 个 PGD 取卵周期,其中 PGT-M 共 3 445 个周期,PGT-SR 共 1 953 个周期,性别诊断共 182 个周期,PGT-A 共 6 095 个周期,可见国外 PGT-A 在 PGT 中占有较大比重。国内 PGD 发展起步相对较晚,2000 年,国内首例对性连锁性疾病行植入前性别诊断的正常女婴诞生。随后,国内 PGD 技术在研发和临床应用上都有了较大的进步。2012 年年底,国内有 16 家生殖中心可行 PGD,每年可进行 PGD 周期数约 600 个。而截至 2016 年年底,国内已有 40 家生殖中心可行 PGD,2013~2016 年期间,全国共进行了 7 799 例 PGD 取卵周期,其中 PGT-M+PGT-SR 共 6 603 例,PGT-A 共 1 196 周期。

一、PGD 适应证及禁忌证

　　根据遗传诊断疾病的不同,PGD 适应证分为三类:①单基因性疾病。②染色体异常。③非整倍体筛查。2005 年,欧洲人类生殖与胚胎学胚胎协会 PGD 工作组发表了关于 PGD/PGS 适应证的指南,指出 PGD 的指征包括基因诊断结果是明确的或基本明确,具有生育遗传疾病子代或染色体结构异常相关的复发性流产的高风险、基因疾病可导致子代出现严重健康问题,以及为获取脐带血造血干细胞救治遗传病子代而进行人类白细胞抗原(human leukocyte antigen,HLA)配型。PGS 指征包括复发性流产(> 2 次流产)、反复种植失败(移植 3 个以上优质胚胎或移植胚胎数目 ≥ 10 个)、女方高龄(年龄 > 36 岁)。2018 年,我国发布的《植入前遗传学诊断/筛查技术专家共识》(以下简称 PGD/PGS 共识)明确列出 PGD/PGS 的适应证。与 ESHRE PGD 工作组颁布的指南存在较大差异的是,我国 PGD/PGS 共识明确指出男方严重畸形精子症作为 PGT-A 的适应证之一,考虑男性因素不育与胚胎染色体异常风险增加有关,目前国际上倾向于把男方严重畸精子症作为 PGT-A 的指征之一,我国的 PGD/PGS 共识具体列举如下:

(一) PGT-M 适应证

　　1. 夫妇具有生育遗传病子代的高风险,并且家族中致病基因突变诊断明确或致病基因连锁标记明确,这类单基因遗传病包括常染色体隐性遗传病、常染色体显性遗传病、X 连锁显性遗传病、X 连锁隐性遗传病、Y 连锁遗传病等。

　　2. 具有遗传易感性并严重影响健康的疾病:夫妇双方或一方携带严重疾病的遗传易感基因,如遗传性乳腺癌易感基因 *BRCA1*、*BRCA2*。

　　3. 人类白细胞抗原(humanleukocyteantigen,HLA 配型):患有严重血液系统疾病的患儿需进行骨髓移植但供体来源困难时,父母可通过 PGT-M 生育与患儿 HLA 配型相同的健康同胞,通过获取健康新生儿的脐带血或骨髓中造血干细胞,供患儿进行移植。

(二) PGT-SR 适应证

　　1. 染色体易位:如平衡易位、罗伯逊易位。

　　2. 部分染色体倒位。

　　3. 其他染色体结构异常或染色体数目异常:如 45,XO、47,XXY。

(三) PGT-A 适应证

　　1. 女方高龄:女方年龄 38 岁及以上。

　　2. 不明原因反复自然流产:反复自然流产 2 次以上。

　　3. 不明原因反复种植失败:移植 3 次及以上或移植高质量卵裂期胚胎数 4~6 个或高质量囊胚数 3 个及以上均失败。

　　4. 严重畸形精子症。

(四) PGT-A 禁忌证

　　1. 基因诊断或基因定位不明的遗传性疾病。

　　2. 非疾病性状的选择,如性别、容貌、身高、肤色等。

　　3. 其他不适宜实施 PGD 的情况,如性染色体数目异常、常见的染色体多态等。

二、PGD 术前准备

　　PGD 的术前准备应包括优生遗传咨询、PGD 知情同意书的签署、PGD 预实验及 PGD 相关术前检查的完善。

（一）PGD 的优生遗传咨询

优生遗传咨询是 PGD 必不可少的环节,也是首先应该进行的步骤。通常由遗传学专家对考虑行 PGD 助孕治疗夫妇的生育史、基因及染色体检查结果进行初步评估,判定其是否具有 PGD 治疗指征,并就相关遗传疾病的发生、产生规律、发生风险及防治等一系列问题,给予全面的咨询并向其提出建议意见。咨询内容包括以下方面:

1. 各种相关基因或染色体疾病的发病机制、特点及防治必要性。

2. 各种相关疾病的遗传风险。当为单基因疾病进行遗传咨询时,应为其解释相关病种的遗传风险,如常染色体显性遗传性疾病子代风险是 50%,常染色体隐性遗传性疾病子代正常纯合子率为 25%,携带率为 50%;HLA 配型相符的概率是 25%,如果在 β-珠蛋白生成障碍性贫血(又称 β-地中海贫血)家系中地中海贫血基因正常或携带率是 3/4,再乘以 HLA 配型的胚胎 1/4,最后概率是 3/16;当为染色体疾病携带者进行咨询时,应向其解释相关染色体异常的有丝分裂规律及遗传风险,例如染色体易位携带者中罗伯逊易位携带者正常率为 1/6,携带率为 1/6,相互易位携带者正常率为 1/18,携带率为 1/18 等。

3. PGD 过程中的相关风险及胚胎活检相关显微操作可能存在的近期及远期风险。

4. PGD 技术本身的局限性,如嵌合体现象、单细胞等位基因脱扣等可能导致误诊等。

5. 为患者提供 PGD 之外的其他治疗途径的咨询,如赠卵、供精、孕早期绒毛膜产前诊断,以及无创母血胎儿游离 DNA 诊断等。

（二）PGD 知情同意书的签署

在开始 PGD 周期前,接受治疗的夫妇双方必须签署如单基因病的 PGD、染色体结构变异的 PGD 知情同意书或胚胎非整倍体性的 PGD 知情同意书等。知情同意书需由医师向夫妇进行充分的告知及讨论,其内容包括 PGD 的基本流程、费用、预期结果、胚胎活检操作可能存在的风险、PGD 技术的局限性、本中心的现阶段 PGD 经验及统计的错误率等。经夫妇的充分知情及授权后才能进行正式的 PGD 治疗,以保护医患双方的合法权益。

（三）PGD 预实验

在启动 PGD 之前,需进行预实验明确基于本中心目前实验条件对该家系 PGD 检测的可行性,并为每个家系制订具体的实验设计方案。

1. 应检测本中心 PGD 专用设备的齐全程度和可用性,避免实验试剂及耗材的外源性DNA 污染,保证 PGD 检测的准确及顺利进行。

2. 对于各类不同类型的 PGD,有着不同的预实验要求

(1)单基因疾病的 PGD(PGT-M):预实验需根据突变类型,选择相应的检测方法(如针对相关突变检测或连锁分析),建立相应单细胞 DNA 扩增体系及其检测方案;近年来,芯片技术及 NGS 技术已逐步替代了传统 PCR 方法在 PGT-M 的应用,PGT-M 中的 α-3.7、α-4.2、HLA 配型、罕见型地中海贫血、罕见单基因遗传病特殊病种如 α-3.7 地中海贫血及致病基因明确的罕见遗传病等需携带者父母和子女或者携带相同基因型的直系亲属提供其基因检测报告,并抽血先行预实验。

(2)对于需进行 HLA 配型的 PGD,夫妇双方及患儿需抽血先行预实验,患儿须至少输血后 1 周才可抽血。

(3)对于染色体结构异常的 PGD(PGT-SR),既往主要采用荧光原位杂交技术(fluorescence in situ hybridization,FISH)进行诊断,预实验的任务为通过外周血的染色体预杂交,以明确染色体重排位点和优化探针组合。近年来 FISH 技术已基本被芯片技术或 NGS 技术所替代,当无需区分完全正常与易位携带(和携带者核型相同)胚胎时,无需进行预实验,当染色体易位患者(染色体核型报告中包含 der、rob、t、dic 字符)存在携带者子女或父母中有相同核型的家系需要区分完全正常与易位携带胚胎时,则需向 PGD 实验室提供夫妇双方及子女,或夫妇双方及与携带者相同核型的直系亲属血样和相关核型的检测报告。

（四）PGD 的相关术前检查

除常规 IVF 术前检查所含项目外,必须行双方染色体核型检查及地中海贫血基因检测,以排除夫妇双方未知的染色体异常及地中海贫血突变基因携带状态。

三、PGD 临床流程

PGD 技术是建立在 IVF-ET 基础上的,其临床流程包括控制性促排卵、体外受精-胚胎培养、胚胎活检及分子生物学诊断等步骤,各个环节的紧密结合才能确保 PGD 的成功实施。

（一）PGD 周期的控制性促排卵

PGD 促排卵方案的选择基本同常规 IVF。临床医师需参考女方年龄、AFC、基础 FSH 水平、有无不孕病因以及既往的促排卵反应等,还要考虑 PGD 的适应证和可移植胚胎的比例,综合来决定促排卵方案和促排卵药物的选择及启动剂量。

在估计卵巢正常反应时,可选择长方案或拮抗剂方案。单基因性疾病 PGD 周期只需要按正常启动剂量,而染色体易位 PGD 和 HLA 配型周期需要较常规 IVF 稍高的剂量以获得相对更多的卵子;在估计卵巢高反应时,建议选择拮抗剂方案,必要时用 GnRH-a 扳机;在估计卵巢低反应时,可选择长方案,同时加大 Gn 启动剂量,也可选择拮抗剂方案或者短方案,同时告知患者可能需要多次取卵积累胚胎。

（二）PGD 的胚胎活检

当前 PGD 的胚胎活检方法主要分为 3 类,包括对卵母细胞或受精卵实施的极体活检,对卵裂期胚胎进行的卵裂球活检,以及对囊胚实施的滋养外胚层活检。近年来,基于胚胎游离 DNA 的无创 PGD 逐渐成为 PGD 领域的研究热点。

1. **极体活检** 包括活检第一极体和/或第二极体。极体活检不影响卵细胞和受精过程,因此不会降低胚胎的发育潜能,而且活检后可用于诊断的时间充裕。但极体活检仅能分析母源性异常,不能分析父源性异常,也不能诊断发生在受精期间或受精后的有丝分裂异常,另外需要检测的卵母细胞数量远比卵裂期胚胎和囊胚多,耗费的人力、物力增加。

2. **单个卵裂球活检** 在取卵后第 3 天,胚胎发育至 6~10 细胞的卵裂期胚胎,从中活检 1~2 个单卵裂球,质量不良的胚胎不应进行活检。应注意此时细胞间连接已经发生,分化已开始,活检可能会造成特异性损伤。该方法胚胎细胞丢失比例较高,可能对胚胎近期及远期安全性造成影响。且卵裂期高嵌合体现象,易导致 PGD 误诊的发生。

3. **囊胚滋养外胚层活检** 囊胚活检可以从滋养层细胞中取 5~10 个细胞。其最大优点为可以获得更多的细胞,大大提高了检测灵敏性和特异性,而且内细胞团不受活检的影响。近年来,结合胚胎玻璃化冷冻保存技术的发展,囊胚活检技术逐渐成为 PGD 活检的主流方法。

囊胚活检仍存在以下问题:①滋养外胚层细胞是多核化,合胞化,而且可能与内细胞团核型存在不一致性,出现嵌合现象,影响诊断结果的准确性。②该方法通常需要冷冻胚胎。③有无可移植胚胎的风险。④体外培养时间延长可能对胚胎印记基因有一定的影响。不同活检材料的优缺点见表 8-1。

表 8-1　不同活检材料的优缺点

活检材料	优点	缺点	应用情况
极体	①不减少胚胎的遗传物质 ②充足的诊断时间 ③体外培养时间短	①需诊断的胚胎数多,耗费人力、物力 ②仅能反映母方的遗传信息	仅少许 PGD 中心使用,主要应用于法律限定不能进行胚胎活检的国家
卵裂球	①80% 可发育至卵裂胚期 ②诊断失败时可再活检第二个卵裂球 ③可反映来自父母双方的遗传规律	①减少胚胎的遗传物质 ②胚胎嵌合体现象比率高	应用最广,超过 96% 的 PGD 周期
囊胚滋养层细胞	①活检细胞数多 ②不减少胚胎的遗传物质 ③需检测的胚胎数量少,节省人力、物力 ④嵌合体比率较卵裂期低	①体外培养时间长 ②可供诊断时间短,常需冷冻胚胎 ③低于 50% 胚胎可培养至囊胚	应用越来越广泛,尤其是 PGD 的应用

4. 培养液及囊胚液胚胎游离 DNA 检测　游离 DNA(cell-free DNA,cfDNA)是指在细胞外处于游离状态的 DNA 分子,是一种无细胞状态的胞外 DNA。2013 年,S Palini 等人发现在人胚胎囊胚液及卵裂期胚胎培养液中存在基因组 DNA 和线粒体 DNA,使得基于培养基及囊胚液 cfDNA 的无创植入前遗传学检测(non-invasive preimplatation genetic testing,NIPGT)成为可能。胚胎游离 DNA 的检测不直接活检胚胎细胞且不破坏透明带完整性,对胚胎发育没有额外的影响,属于无创的检测方法。且基于培养液的胚胎游离 DNA 检测在收集培养液上方法简便,所需的收集时间短,极大地减少了技术人员的工作负担。

然而在该技术真正纳入临床应用之前,仍需解决以下问题:①其产生机制仍不明确:胚胎细胞的凋亡释放、母源或父源污染、环境及操作污染都有可能是胚胎游离 DNA 的来源,但目前尚缺乏研究对其进行验证。②其大小、片段分布及对基因组的覆盖情况仍不清楚。③其含量极微,扩增及检测效率仍需进一步优化以达到临床 PGD 的要求。

(三) PGD 的诊断技术

基于胚胎活检所获的单个细胞或几个细胞,所能提供 DNA 模板量极少。这就要求 PGD 的检测技术需要保证足够的敏感性和可靠性。目前,PGD 的诊断技术主要包括单细胞聚合酶链反应、荧光原位杂交技术以及全基因组扩增(whole gemome amplification,WGA)基础上衍生的新技术。不同诊断方法的选择不仅需要考虑适应证、诊断准确性等,还需要根据患者的经济进行综合考虑。

1. 单细胞 PCR 技术　PCR 技术依据 DNA 碱基互补配对的原理,在体外通过变性、退火、延伸 3 个阶段的不断循环,将特定的微量 DNA 片段扩增数百万倍以供进一步的遗传分析。应用于 PGD 的主要 PCR 技术包括巢氏 PCR、荧光 PCR、荧光定量 PGR、数字 PCR 等。

　　PCR 是检测单基因病的最常用方法,也是单基因病 PGD 的首选方法。其主要适用于:①几乎所有的单基因病,包括线粒体病以及性别的诊断。②HLA 分型。③染色体结构或数目异常的 PGD 可通过荧光 PCR 技术结合特定的 STR 位点实现,并可克服 FISH 及芯片技术无法区分正常胚胎及携带者胚胎的问题,进行家系分析后可进行鉴别。④PGT-A:2012 年,Treff 等报道采用 QF-PCR 建立了一种新的全染色体组分析技术,可以在 4 小时内完成分析,2 年时间内已近完成了 3 000 个 PGT-A 周期。

　　PCR 技术具有扩增目的片段明确、快速的优点,扩增片段的保真性强,实验方法稳定。但对于单细胞进行 PCR 扩增,对实验条件的要求高,易于污染。同时,单细胞的 PCR 目前始终无法克服等位基因脱扣的问题。目前一般推荐在单细胞 PCR 中同时扩增与致病基因紧密连锁的 STR 标志,可帮助鉴别是否发生致病基因的等位基因脱扣(allele drop-out,ADO)及是否发生污染。

　　基于 PCR 技术也衍生了数种全基因组技术,在后文 WGA 中将有详细介绍。

　　2. 荧光原位杂交　FISH 是染色体异常筛查的重要分子细胞遗传学技术。其原理是通过将荧光标记的 DNA 探针与特定染色体的互补序列进行杂交,形成的杂交分子可在荧光显微镜下显示不同颜色的荧光,依据荧光信号的数目可推算探针所在的染色体或者染色体片段数目。利用不同的荧光标记,目前在一轮 FISH 检查中能检查一个单细胞中 1~5 条染色体,对一个细胞最多可进行 3 轮 FISH,同时检测 12 条染色体。

　　FISH 是检测单个细胞染色体组成及数目最常用的方法,在 PGD 中主要适用于以下情况:①染色体罗伯逊易位、相互易位和倒位等染色体结构异常的携带者等高危人群进行染色体异常检测。②针对高龄、反复植入失败、反复自然流产等女性进行 PGT-A,但现在证据表明,应用 FISH 技术进行 PGT-A 不能筛查全部染色体,因此其临床应用价值有限,已渐渐被淘汰。③通过性别鉴定的方式,避免妊娠性连锁遗传病胎儿。④针对大片段缺失的单基因病(如 DMD、SMA)的 PGD。

　　FISH 技术直观、简单、低成本、实验重复性强,使其特别适用于染色体数目或结构异常的检测。但是,由于所能使用的荧光染料种类有限,其不能检测所有的染色体异常。同时,在单细胞水平应用 FISH 技术时,容易受到固定失败、探针质量达不到要求、信号弱或信号重叠、信号弥散、背景信号过高等因素的影响。

　　3. 全基因组扩增　全基因组扩增技术以最小的扩增偏倚、非选择性扩增整个基因组序列,从而增加微量 DNA 分析的遗传信息量,为实现微量 DNA 多基因位点分析和重复检测提供可能。全基因组扩增技术克服了 PGD 中单个细胞 DNA 模板量不足的瓶颈问题,拓宽了 PGT 的适用范围,使得在单细胞同时进行多个致病位点的检测成为可能,也满足了新技术如比较基因组杂交技术、SNP 芯片技术和基因测序技术对模板的要求。

　　目前已经应用于 PGD 的 WGA 方法主要分为 3 类:①基于 PCR 扩增的全基因组扩增技术,包括扩增前引物延伸 PCR(primer extension preamplification,PEP-PCR)及简并寡核苷酸引物 PCR(degenerate oligonucleotideimer PCR,DOP-PCR)。②不依赖 PCR 的 WGA 技术——多重置换扩增(multiple displacement amplification,MDA)。③两者的复合方法多重退火环状循环扩增(multiple annealing and looping based amplification cycles,MALBAC)。

　　(1)基于 PCR 扩增的全基因组扩增技术

　　1)扩增前引物延伸 PCR(PEP-PCR):是使用 Taq DNA 聚合酶结合由 15 个随机核苷酸

组成的引物,对基因组 DNA 随机进行结合并扩增。该方法可以较低的退火温度(37℃)和延伸温度进行退火及缓慢延伸,使得引物能够尽可能多的与基因组进行结合,并尽可能长的进行片段扩增。扩增出来的片段长度为 100~1 000bp。扩增获得的 DNA 总量约 400pg/μl。后来其反应体系(如增加 dNTP、随机引物和高保真酶的用量)以及热循环条件被进一步改善,使其STR 位点检测灵敏度和特异性得到了提高,改良后的 PEP 扩增效果更好,并且产物片段最长可达 23kb。

2)简并寡核苷酸引物 PCR(DOP-PCR):也是基于 Taq DNA 聚合酶的一种全基因组扩增技术。其引物序列为 5′-CCGACTCGAGNNNNNNATGTGG-3′,3′端 ATGTGG 序列基因组中出现频率较高,在退火时起引导作用,5′端的 CCGACTCGAG 序列则用于末端修饰。其原理为采用该引物对模板 DNA 进行两步 PCR 扩增,第一步最初 3~5 个循环在 30℃的低退火温度下退火,使引物在模板 DNA 全长范围内随机退火并对模板 DNA 进行低严谨扩增,在第二步继续进行的 25~35 个 PCR 循环则类似普通 PCR,退火温度升高至 62℃,引物进行特异性连接延伸,按比例均匀扩增整个基因组 DNA,并能获得较高的扩增效应,扩增产物大小在300bp~1.7kb,平均 500bp。

DOP-PCR 发展较为完善并被广泛接受。并在如 SNP 分型、微卫星基因分型、比较基因组杂交(comparative genomic hybridization,CGH)、aCGH、单链构象多态性(Single stranded conformational polymorphism,SSCP)分析等各种 DNA 分析技术中得到广泛应用。然而一些较小的染色体改变如远端断点易位易被忽略,应用于微量细胞的全基因组扩增时,还存在扩增的基因组的完整性较差的问题。

3)多重置换扩增:多重置换扩增利用噬菌体 φ29DNA 聚合酶和六聚体随机引物对基因组进行扩增,在 30℃恒温条件下即可反应,反应体系更为稳定,减少优势扩增。其产量高且稳定性好:使用多重置换扩增技术扩增时,不管起始模板量是多少,每次反应的终产量基本相同。在反应结束后也无需再进行 DNA 定量就可直接进行后续相关实验,非常适合于高通量实验。多重置换扩增技术扩增产物长度为 2~100kb 之间,平均长度超过 10kb,适合用于各种限制性酶切分析和长片段 PCR 反应,也可用于 SNP 芯片、CGH 芯片及新一代测序技术。该法保真性高:φ29DNA 聚合酶具有 3′-5′外切酶活性,错误率在 10^{-6} 到 10^{-7} 之间,比 Taq DNA 聚合酶低 100 倍以上。

目前,多重置换扩增已成功应用于囊性纤维化病、脆性 X 综合征、马方综合征、进行性假肥大性肌营养不良(Duchenne muscular dystrophy,DMD)、X 连锁隐性遗传脑白质肾上腺萎缩症等多种基因病和染色体数目异常 PGD,显示了多重置换扩增在胚胎着床前遗传学诊断中的广阔应用前景。

然而,多重置换扩增仍存在着固有的缺陷:①其扩增产物不全是有效产物。多重置换扩增是一种滚环扩增方法,在扩增过程中形成的 DNA 链彼此交织缠绕,呈现一种絮状立体空间构型,导致可游离出来的有效产物减少,且絮状复合物中的 DNA 链因为受空间构型的限制,增加了变性和结合引物的难度,影响后续 PCR 反应。②单细胞模板量少,易产生扩增偏倚。使用多重置换扩增技术扩增时,初始模板量的多少直接影响着扩增效率。③仍存在优势扩增(preferential amplification,PA)和 ADO 问题,也是引起误诊的关键。④易污染。由于多重置换扩增敏感性高,模板量少,扩增体系极易污染。⑤细胞 DNA 质量要求高,降解的DNA 将影响扩增效率,因此使用多重置换扩增技术时在 PGD 中尽量活检形态完整的细胞。

4）多重退火环状循环扩增:多重退火环状循环扩增利用 φ29 聚合酶的链置换活性,加入多重退火环状循环扩增引物进行扩增。扩增产物可发生自身环化,不会再次作为模板,因而确保准线性的预扩增。后续通过 PCR 进行指数式扩增。

多重退火环状循环扩增扩增操作较简便,经过细胞裂解、预扩增和指数式扩增 3 步完成,整个反应时间约 4 小时。通过多重退火环状循环扩增扩增反应可获得范围在 300~2 000bp 之间的扩增产物 2~4μg。扩增成功率达 95% 以上。基因组覆盖率达 93%,可在 AT-GC 富集区得到准确、高度重复的连续扩增结果,与多重置换扩增相比更能真实地反映基因组 DNA。这种技术的优点使之已用在研究人类单精子重组和单个卵细胞与单个极体关系的研究中。利用多重退火环状循环扩增技术已帮助完成了迄今覆盖度最高的单精子基因图谱,并完成了人类单个卵细胞的测序。2016 年,全球首例通过多重退火环状循环扩增技术成功阻断显性多囊肾的健康婴儿于上海长征医院诞生。

4. 依托全基因组扩增技术衍生的分析技术

(1)单体型分析:染色体单体型是指一条染色体上两个或两个以上的多态性座位状态组合,因为各座位紧密连锁,所以在遗传时单体型可作为一个单位传给后代。植入前单体型分析(preimplantation genetic haplotyping,PGH)利用多重置换扩增技术将单细胞 DNA 在短时间内扩增,不完全依靠已知疾病基因突变位点进行检测,而是检测染色体中的重复序列,对染色体携带的缺陷基因进行筛查。

PGH 由于可以辨别异常单体型的来源,在染色体异常疾病中有其特殊的优势,患者的染色体异常为家系遗传时,可以在异常染色体上选择特定区段的 STR 位点进行家系分析,从而在 PGD 可辨别正常胚胎和携带者胚胎,这是常规采用 FISH 或芯片技术所不能完成的。但该方法需要在检测之前对患病家系的成员进行家系分析,并找到有价值的突变基因连锁标记,这为检测带来相当的实际操作难度。另外,由于 PGH 中未对特定突变基因位点检测,易发生误诊问题。

在多态性座位中,短串联重复(short tandemrepeats,STR)序列的等位基因数目较多,在单体型分析中有较高的应用价值。虽然致病基因与多态性座位紧密连锁但仍有可能有相当的距离,减数分裂过程中可能发生染色体交换和基因重组,破坏这种连锁关系,因此为减少因基因重组所引发的误诊,在单体型分析时应尽可能使用更多紧密连锁的多态性位点。并且,应采用 WGA 作为种植前遗传学诊断的第一步,增加起始模板量,再进行多个基因位点检测,可以大大增加单细胞分析的准确性和可靠性。

(2)芯片技术:目前应用于 PGD 的主要有两种芯片技术:比较基因组杂交芯片(array comparative genomic hybridization,aCGH)及单核苷酸多态性(single nucleotide polymorphism,SNP)。

1)比较基因组杂交芯片:其原理是将等量的待测 DNA 与正常对照 DNA 分别标记红绿荧光色后,与写有探针的 aCGH 芯片进行杂交。基于人类基因组序列信息,每个探针对应不同染色体特定区域,全染色体组约含 6 000 余探针。通过微阵列扫描仪对杂交点的荧光强度进行测量,通过红绿色荧光的比值,检测患者标本中特定染色体区域 DNA 拷贝的增加和缺失。该方法一次能覆盖全基因组,灵敏度高,分辨率非常高,可达 5Mb 左右。且分析方法简单,十分易于自动化操作。另一大优势是其全面的染色体分析可在 48 小时之内完成,控制在鲜胚移植的时限之内。而其缺陷是由于基因组的比较性分析,无法区分单倍体或三倍体的整倍性变异。

2）单核苷酸多态性：是指基因组水平上的单个核苷酸变异引起的 DNA 序列多态性，人类中有 300 万以上的 SNPs，覆盖全基因组，理论上可以对几乎所有的单基因疾病做出诊断。SNP 芯片则是由待检基因组与玻片上固有探针进行原位杂交的排列分析方式，获得检测数据与标准正常人群参照数据库比对分析。与 aCGH 相比，SNP 芯片探针间隔较密，长度可为 25~85 个核苷酸，根据芯片类别，几十万甚至上百万的探针覆盖了全基因组，能灵活用于判定染色体非整倍体以及片段重复或缺失的问题，其最小分辨率在 2.6Mb。SNP 芯片技术的应用优势在于检测片段重复缺失或非整倍体的同时，还可以检测单倍体以及多倍体异常、提供胚胎指纹鉴定、亲缘性分析以及单亲二体的检测相关数据。但目前应用 SNP 芯片的检测时间需 3 天左右，需结合胚胎玻璃化冷冻技术进行冻胚周期移植。

（3）新一代测序技术（next generation sequencing，NGS）：又称高通量测序技术、第三代测序技术，始于 2006 年。其包含 DNA 文库的建立、乳液 PCR、微珠分选、测序芯片杂交及扫描、数据分析等操作步骤，以能一次并行对几十万到几百万条 DNA 分子进行序列测定和一般读长较短等为标志。NGS 解决了其他技术的局限性：既能检测染色体数目异常及结构异常，也能检测明确致病变异的分子技术。具有高通量、较低成本、耗时少等优点，是目前单细胞测序中最常用方法。

2012 年，通过全外显子深度测序检测单细胞基因获得成功。2013 年，应用大规模平行测序技术对着床前胚胎的活检细胞全基因组扩增产物进行 PGD 检测获得成功应用，当测序的数量约为 200M（测序深度约 0.08×）时，可检出全染色体非整倍体以及大片段重复或缺失。当测序深度升高，未来有可能区分出平衡易位和正常胚胎，排除平衡易位携带者的后代延续风险；目前已有研究显示 NGS 可在排除基因病风险的同时完成/实现染色体非整倍检测，实现单一平台上多因素 PGD 的检测，具有广阔的前景。

5. **纳米孔测序技术测序**　纳米孔（nanopore）测序技术，又称第四代测序技术，是一种单分子、实时测序的新一代测序方法，其以单分子 DNA（RNA）通过生物纳米孔的电流变化推测碱基组成而进行测序。其测序读长，DNA 链只要不断裂都能通过（平均读长在 20kb 左右），测序准确率更高，为 86% 左右。且无需要 DNA 聚合酶的链式反应，不存在 DNA 聚合酶的失活问题。目前已成功应用于生殖医学领域，未来有望得到更广泛的应用和推广。

（四）PGD 周期的胚胎移植

PGD 周期的胚胎体外培养同常规 IVF 的囊胚培养，PGD 周期的胚胎移植需兼顾 PGD 结果和胚胎评分综合进行选择，选择移植胚胎的原则如下：

1. 在囊胚期活检的 PGD 周期建议采用单个胚胎移植。

2. 在单基因性疾病的 PGD 中，常染色体隐性遗传性疾病的诊断结果包括正常、携带者和重型三种，需要结合胚胎的发育情况选择移植胚胎。移植携带者胚胎需要与患者再次说明。不同的单基因疾病可能还存在携带者胚胎基因表型不同的情况，当仅有携带者胚胎可进行选择时，需要根据致病程度轻重进行胚胎的选择。

3. 在单基因性疾病的 PGD 中，常染色体显性遗传性疾病的诊断结果包括正常和致病胚胎两种。仅可选择正常胚胎进行移植。

4. 在单基因性疾病的 PGD 中，性染色体隐性遗传性疾病的诊断结果包括：正常、携带者和致病胚胎三种，由于携带者胚胎均为女胚，其将来面临着与母亲相同的生育风险，当没有正常胚胎可移植时需特别向患者交代相关的风险后签署知情同意书才能进行移植。

5. 在染色体易位 PGD 中,选择移植胚胎的顺序为完全正常及易位携带者。

6. 如果仅有嵌合型胚胎可供移植,需根据检测人员的意见与患者签署知情同意后方可移植。嵌合型胚胎移植的选择原则根据胚胎植入前遗传学诊断国际协会(preimplantation genetic diagnosis international society,PGDIS)指南,任何情况下都应该优先移植整倍体胚胎,只有当没有整倍体胚胎时才考虑移植嵌合体胚胎。当考虑移植嵌合体胚胎时,需要和患者告知和讨论以下问题:①是否再进行一次取卵周期增加获得整倍体胚胎的可能。②选择移植遗传风险较低的胚胎。③需要进行密切的产前诊断。

7. 特殊病例的胚胎选择方法需要根据疾病种类进行选择,并和患者进行充分知情沟通。

(五) PGD 术后监测

1. **卵巢过度刺激风险的增加** PGD 周期由于需要获得更多的卵母细胞和胚胎以进行诊断,临床医师在进行促排卵时,通常会有意识地增加促排卵药物剂量,往往增加了卵巢过度刺激的风险。尽管目前 PGD 周期均采用全胚冷冻的策略,避免了迟发型卵巢过度刺激的发生,但对于早发型卵巢过度刺激的发生仍需警惕,可参照常规 OHSS 的防治进行处理(详见第九章第一节)。

2. **PGD 妊娠周期的处理** PGD 周期的妊娠率与女方的年龄和进行 PGD 的适应证相关。既往主要的活检方法为卵裂胚活检,由于胚胎活检减少了卵裂球的数目,在胚胎移植后 14 天验孕时,PGD 周期的血清 β-HCG 值会稍低于常规 IVF/ICSI 周期,但随后 β-HCG 会追赶上来,因此临床医师可动态观察 PGT 周期的 β-HCG 值。如果验孕日 β-HCG 值较低,可采用黄体酮进行黄体支持,3 天后复查 β-HCG 值以决定是否继续进行黄体支持。近年来,随着囊胚活检的普及,目前大多数 PGD 中心采用囊胚活检的方法,该活检方法的患者往往血清 β-HCG 值与 IVF/ICSI 周期相似。PGD 妊娠周期的其他临床处理同常规 IVF/ICSI 的患者。

3. **产前诊断** 患者通过 PGD 技术获得妊娠后必须适时进行介入性产前诊断以进一步确诊,避免误诊导致异常子代的出生。产前诊断方式包括:绒毛活检(11~13^{+6}周),羊水穿刺(17~23^{+6}周),脐带穿刺(≥24 周)。

4. **PGD 周期的随访** 对通过 PGD 技术妊娠的孕妇需加强孕期监测,定期追踪了解胎儿发育情况。随访内容包括:胚胎移植后妊娠情况、产前诊断结果、产科情况、妊娠结局、胎儿或新生儿的表型等情况以及遗传学诊断和其他的临床诊断。

PGD 随访人员需定期报告已出生婴儿的性别,由专人对其所对应 PGD 家系的胚胎移植顺序进行再次核实。

四、PGD 的误诊风险

PGD 的难点在于可供检测的遗传物质极少,可供检测的时间有限,因此检测方法的敏感性和可靠性非常重要。而胚胎自身的染色体嵌合型对诊断准确性也有一定的影响。目前 PGD 的诊断技术仍有误诊的风险,其主要原因包括以下方面:

(一) PGD 诊断技术存在的问题

单细胞 PCR 的扩增效率比常规 PCR 的扩增效率低,仅为 5%~10%,可能与细胞转移过程中丢失、细胞核发生降解以及细胞裂解不全等原因相关。近年来,结合全基因组扩增技术的出现极大地增加了微量 DNA 分析的遗传信息量,然而各 WGA 技术的覆盖率、均匀性及保真性均不相同,可造成扩增偏移,在使用过程中需警惕。目前认为多重置换扩增保真性和覆盖率最高,但等位基因脱扣的发生率也高。多重退火环状循环扩增具有中等的覆盖率,通过准线性扩增降低了扩增偏倚性,且等位基因脱扣率降低。

在单细胞水平应用 FISH 技术时,容易受到固定失败、探针质量达不到要求、信号弱或信号重叠、信号弥散、背景信号过高等因素的影响。

(二) 等位基因脱扣

在单细胞 DNA 扩增过程中特有的两个等位基因中的一个优势扩增,甚至另一个完全扩增失败的景象,又称为等位基因脱扣,是 PGD 误诊的重要原因之一。其发生机制可能包括 DNA 退化,导致 DNA 双链裂解不完全;PCR 反应条件不完善,细胞裂解不完全;胚胎细胞单亲二倍体等。在常染色体隐性遗传性疾病 PGD 周期中,杂合子胚胎可因等位基因脱扣而诊断为重型纯合子而降低可移植胚胎率。而对于常染色体显性遗传性疾病,当致病位点等位基因脱扣时,会直接导致重型胚胎被错误移植。

(三) 污染风险

在单细胞扩增过程中,外源性 DNA 包括精子、颗粒细胞、操作者 DNA 和既往巢式 PCR 的扩增产物等,都可能成为造成误诊的污染源。因此,PGD 应采用更严谨的操作流程,保护工作环境、耗材及试剂不受外源性 DNA 污染。采用受精及小心去除颗粒细胞的方法可减少父源及母源 DNA 的污染。添加与致病基因上下游紧密连锁的微卫星 DNA(microsatellite DNA)[又称为短串联重复(short tandem repeat,STR)]位点,也可帮助判断是否存在污染。

(四) 胚胎染色体嵌合现象

染色体嵌合现象即在同一个胚胎内至少存在一个细胞的染色体倍数性与其他细胞不同的现象。其通常是由胚胎卵裂期有丝分裂的错误引起。文献报道,卵裂期胚胎染色体嵌合型的比例高达 15%~90%。对于囊胚期染色体嵌合程度尚无统一的结论。Johnson DS 及 Huang J 等人的研究显示,内细胞团及滋养层相符率可高达 96.1% 和 98.04%,但 Popovic M 及 Liu J 等人的研究却获得较低的相符率,仅为 62.1% 及 69.2%。鉴于嵌合体胚胎可能存在囊胚滋养层细胞和内细胞团不一致的问题,基于囊胚滋养外胚层活检的 PGT 尚不能排除误诊的可能,从而低估或高估了胚胎的种植潜能。

胚胎嵌合型的发现使人们意识到单个卵裂球并不能完全代表整个胚胎。但目前在胚胎性别诊断中还未发现在 XY 的男性胚胎中有 XX 卵裂球的嵌合,因此胚胎嵌合型不会对胚胎性别诊断造成影响。在常染色体隐性疾病中,如果夫妇双方突变位点相同,检测的染色体增加一两个拷贝或缺失一个拷贝不会造成致病基因型的漏诊,因此胚胎嵌合型也不会导致误诊。但在常染色体显性疾病中,缺失一个拷贝即可导致致病基因型的误诊。另外,进行三体或单体的检测时,胚胎嵌合型也会对诊断的准确性造成影响。因此,在常染色体显性疾病的 PGD 中,必须增加与致病基因紧密连锁的遗传标志物来鉴别是否发生 ADO,从而降低误诊的风险。

因此,患者通过 PGD 技术获得妊娠后必须适时进行介入性产前诊断,避免误诊导致异常子代的出生。

五、PGD 的安全性问题

PGD 作为一项新兴技术,PGD 过程中胚胎的活检时机、透明带打孔方法、孔径大小、活检胚胎细胞数量等操作均可能对胚胎后续发育造成一定影响。

第四节　冷冻胚胎的移植

一、冷冻胚胎的适用人群

在 IVF-ET 治疗周期中,由于控制性药物刺激卵巢的实施,在一个卵巢刺激周期通常可获得多个卵母细胞,从而使受精后形成的胚胎数多于一次移植所需要的量。大约 60% 的 IVF-ET 治疗周期有剩余胚胎,需要将这些剩余的胚胎冻存起来,以备以后进行冷冻胚胎移植,为新鲜周期失败的女性以及需要再次生育的女性提供妊娠的机会。胚胎冷冻还适用于已发生或有可能发生严重卵巢过度刺激综合征(ovarian hyperstimulation syndrome,OHSS)的 IVF-ET 周期中,为了避免 OHSS 发生或其症状进一步加重,先将胚胎冷冻起来,留待以后冷冻胚胎复苏移植;因患有巨大子宫肌瘤、子宫腺肌病或子宫内膜异常增生等疾病的患者,由于子宫条件不适宜即刻妊娠,同时由于年龄较大,为避免卵巢功能衰退而失去妊娠机会,需要提前冻存胚胎,准备在治疗基础病变后再妊娠;由于既往疾病行子宫颈手术者,或先天性子宫发育畸形等原因导致胚胎移植时插管入宫腔非常困难者;接受种植前诊断的患者胚胎活检后等待诊断结果;需排除提供配子者的 HIV 等疾病感染;其他特殊因素不能进行新鲜胚胎移植。

胚胎冻存一般在卵裂早期或囊胚期进行。冷冻胚胎的移植周期有较高的成功率,冷冻胚胎的移植在减少患者负担的同时还增加了累积妊娠率。

二、冷冻胚胎移植的子宫内膜准备

冷冻复苏移植周期临床需要实施的工作是进行子宫内膜的种植前准备。冷冻复苏周期可分为自然周期或人工周期。对于平素有规律排卵周期的女性,可选择自然周期或人工周期。而对于月经紊乱、无规律排卵周期的女性,最好采用人工周期进行子宫内膜准备,简单、方便。

1. **自然周期的子宫内膜准备**　患者于月经第二天抽血查睾酮及 HCG,经阴道超声检查评估子宫及双侧卵巢情况。如未发现异常情况,则根据患者的月经周期估测卵泡的生长速度,决定患者返诊的时间。此后,根据卵泡大小及卵泡生长规律决定下次返诊日期。待卵泡成熟后(直径≥18mm),子宫内膜厚度≥8mm 时,给予 HCG,监测卵泡情况,直至排卵,此时即可确定移植日期。根据冷冻胚胎的具体情况选择排卵后相应的时间进行胚胎移植。可注射 HCG 支持黄体,必要时补充雌激素和孕激素。

2. **人工周期的子宫内膜准备**　患者于月经第二天抽血查睾酮及 HCG,经阴道超声检查评估子宫及双侧卵巢情况。如未发现异常情况,则可参考患者 IVF 周期时子宫内膜的厚度,决定雌二醇的使用剂量。雌二醇的使用时间一般≤20 天。超声监测子宫内膜厚度,当子宫内膜厚度≥8mm 时开始使用孕激素进行子宫内膜转化。根据冷冻胚胎的具体情况选择排卵后相应的时间进行胚胎移植。抽血查黄体功能,调整雌激素和孕激素的用量维持血中雌二醇为 200pg/ml,孕酮为 20~30ng/ml,怀孕后根据胎盘功能的建立情况逐渐减少雌激素和孕激素的用量,至完全停药。

第五节　囊 胚 培 养

人类胚胎发育至第 5~6 天,胚胎在中央区域逐渐形成一个空腔而形成囊胚。囊胚中细胞开始出现分化:聚集在胚胎一侧、个体较大的细胞,称为内细胞团,将来发育成胎儿的各种组织;而沿透明带内壁扩展和排列的个体较小的细胞,称为滋养层细胞,将来发育成胚胎外结构。将受精卵自卵裂期胚胎培养至囊胚的过程即为"囊胚培养"。

1995 年,Edwards 团队成功获得了世界首例囊胚移植的妊娠,随着序贯培养液的商品化和胚胎培养技术的日益成熟,囊胚培养的技术困难已逐渐克服,选择 5~6 天的囊胚进行移植,已成为许多生殖中心的选择。

一、囊胚移植的优势

(一) 对胚胎发育潜能的进一步选择

囊胚已发育至胚胎体外发育的终末阶段,从卵裂期到囊胚期,合子基因启动,一部分发育潜能差的胚胎进一步被淘汰掉,囊胚培养被认为是进一步筛选优质胚胎的手段,增加的培养时间为胚胎的形态学评价提供了更多的客观指标,使胚胎学专家可以更精准地选择高发育潜能的胚胎,在一个促排卵周期中更快地获得妊娠。很多研究支持囊胚的着床率显著高于卵裂期胚胎,meta 分析显示新鲜周期中囊胚移植后临床妊娠率和出生率都高于卵裂期胚胎。囊胚的高着床率使选择性单囊胚移植(elective single blastocyst transfer,eSBT)应用于临床,从根本上使降低多胎妊娠率得以实现。

另一方面,经过发育中的修复,囊胚较卵裂期胚胎非整倍体率下降,卵裂期形态正常的胚胎中有相当大比例是染色体异常的,甚至有研究表明有 59% 的优质胚胎存在遗传学的异常,而在囊胚期中这个数字降低为 35%,在卵裂期移植中移植入更多的胚胎可以提高移入正常胚胎的概率,而在囊胚期进行移植,移植入异常胚胎的概率大为降低。

(二) 内膜与胚胎的同步性更好

自然生理状况下,胚胎在受精后第 4 天(D4)桑葚期的时候进入子宫腔。而在促排卵周期中,体内的高激素环境影响了内膜的正常发育和其与胚胎发育的同步性,受精后第 3 天(D3)宫腔的环境并不适合 D3 的胚胎发育,从而降低胚胎着床率导致妊娠率降低。另外,随着子宫内膜进一步发育,卵泡晚期高孕激素升高对内膜的影响可能被逐步修复,第 5 天(D5)移植入宫腔的囊胚与内膜的协调性更好。

二、囊胚移植的问题

(一) 体外培养环境对胚胎发育潜能的影响

尽管囊胚移植有以上的优势,很多研究者仍然认为延长了体外培养的时间会给胚胎造成很多我们仍然还没有发现的影响。辅助生殖技术的体外培养环境在尽力模仿体内环境,但是不可否认仍然不能和体内环境完全一致,可能导致原本在体内可以正常发育的胚胎在体外并不能获得同样的发育潜能而不能到达囊胚阶段。

(二) 无胚胎移植的风险增加

随着胚胎体外培养时间的延长,在对胚胎进行进一步筛选的同时,D3 到 D5 的可用胚胎的数目减少,尽管很多研究从 D3 胚胎形态和发育潜能方面研究来获得预测囊胚形成的指标,但是目前仍然没有可靠指标预测囊胚的形成,并且囊胚形成的能力在不同的患者之间差异巨大,从 0 到 100%,选择进行囊胚移植必然要承担更高的无胚胎可移植冷冻而取消周期的风险,囊胚移植并不能常规应用于所有人。囊胚移植对辅助生殖技术实验室也提出了更高的要求,必须有稳定高效的囊胚培养系统才能保证囊胚移植的实施。

(三) 累积妊娠率

累积妊娠率定义为在一个促排周期中通过新鲜移植和冷冻胚胎的移植使夫妇获得妊娠的概率,meta 分析显示卵裂期胚胎移植和囊胚移植的累积妊娠率并无明显差异,甚至有研究认为实行卵裂期胚胎移植累积妊娠率会更高一些。尤其是对于高龄人群来说,卵裂期胚胎移植会获得更高的累积妊娠率。

三、囊胚移植人群的选择

结合 2018 年 ASRM 的囊胚培养观点,以下囊胚培养的临床策略可供参考:

1. 预后良好的患者(年龄≤38~40 岁,卵巢储备功能好,获卵数≥8~10 枚,卵裂期高评分胚胎数≥4~6 枚),囊胚培养可提高活产率。

2. 鉴于囊胚的高种植率,建议选择性单囊胚移植以最大限度地减少多胎妊娠率。

3. 对于胚胎反复种植失败的患者,囊胚培养可以对胚胎进行二次筛选,进而减少因胚胎发育潜能低下导致的失败次数。

4. PGD 患者,建议囊胚培养后再进行胚胎活检,以减少经济成本及胚胎损伤。

5. 与卵裂期胚胎冷冻保存相比,囊胚培养可减少冷冻保存胚胎数。

6. 对于预后不良的患者(高龄、卵巢储备功能差、获卵数少、高评分胚胎数少),囊胚培养并不能增加累计活产率,不建议行囊胚培养。

7. 在体外预测卵裂期胚胎能否培养成囊胚的指标仍有待确定。

8. 虽然存在争议,但囊胚培养和移植可能与单卵双胎、性别比失衡、新生儿不良结局的风险轻微增加有关。

总之,证据支持预后良好的患者进行囊胚培养和移植,尽量行选择性单囊胚移植以最大限度地降低预后良好患者的孕产期风险。还需要研究如何选择合适的胚胎进行囊胚培养以避免患者无可移植胚胎的风险。

第六节　未成熟卵体外培养诊疗常规

一、IVM 适应证

1. 多囊性卵巢(polycystic ovary,PCO)/PCOS 患者(详见 PCOS 治疗)。双侧卵巢内卵泡在 12 个以上。

2. 超促排卵过程中小卵泡过多发育,为防止 OHSS 在促排卵过程中转 IVM。

3. 卵巢低反应或者患者对应用 Gn 有顾虑者。

4. 生育功能的保存。

5. 多次超促排卵周期卵不成熟者(两次及以上),可以尝试应用 IVM。

6. 自然周期 IVF/IVM。

二、IVM 流程

1. 签署知情同意书,向患者充分交代病情及适应证,交代 IVM 利弊、可能风险、费用及成功率。

2. 月经第二天或撤退性出血的第 2 天,查血内分泌激素,行阴道超声检查,测量子宫内膜厚度及记录两侧卵巢内的窦卵泡数。

3. 月经第 8 天开始监测卵泡,确定无优势卵泡发育,当卵泡直径大于 6mm(小于 10mm),血清 E_2 水平一般不超过 200pmol/L,子宫内膜厚度达到 6~8mm 时收患者入院确定卵泡穿刺时间。收入院当日可选择注射 HCG 或不给予注射 HCG。

4. 月经周期的第 8 天卵泡数目双侧大于 40 个,可考虑中转 IVM;如双侧卵巢内卵泡数目大于 20 个,继续刺激 3~6 天,卵泡生长缓慢者可酌情考虑中转 IVM。当主导卵泡直径>14mm 时,卵母细胞体外成熟后的受精率、卵裂能力下降,原则上不主张转 IVM。超促排卵过程中中转 IVM 者于收入院当日注射 HCG。注射 HCG 后 36~40 小时取卵。

5. 自然周期 IVF/IVM 技术

(1)卵巢功能正常的女性,经知情同意,自愿接受。

(2)B 超下可见≥7 个窦卵泡,月经周期第 2 天或第 3 天 FSH 水平<10IU/L。

(3)主导卵泡的直径达到 12~14mm,子宫内膜厚度≥6.0mm 时注射 HCG。

(4)注射 HCG 后 36~40 小时取卵。

(5)优势卵泡中采集到的成熟卵泡进行受精,小卵泡中采集到的未成熟卵母细胞经 IVM 培养 24~48 小时后也进行受精,最后由成熟和未成熟卵母细胞得到的胚胎进行移植。

三、IVM 周期子宫内膜准备和黄体支持

1. 取卵日开始给予戊酸雌二醇 4~6mg/d,受精日开始用黄体酮阴道栓剂 90mg,每日 2 次,阴道用药,或者地屈孕酮 20mg,每日 2 次,口服+黄体酮阴道栓剂 90mg 每日 1 次,阴道用药,连续至移植后 2 周,取卵日内膜厚度不作为取消周期指征。

2. 如确定为妊娠,则继续服用戊酸雌二醇,并继续应用孕激素,移植后 14 天及 21 天分别查血 HCG,移植后 30 天进行阴道超声检查,确定种植胚胎数目和状况。

3. 雌激素和孕激素一直用至妊娠 70 天,此后逐渐减量至停药。原则上每周减 1/3。

四、IVM 取卵术注意事项

1. 术前准备,常规消毒等同常规取卵术。

2. 再次 B 超核实卵巢位置及卵泡数目。

3. 以 19~20G 穿刺针穿刺,选择负压吸引泵,压力 80~100mmHg。

4. 其他同常规 IVF 阴道超声引导下取卵术。

第七节　卵母细胞赠送

卵母细胞赠送即采用赠卵行 IVF-ET,是指在女方由于卵巢储备功能衰竭或其他遗传疾

病等原因不能获得或使用自身卵母细胞的情况下,借助辅助生殖技术,从第三方卵母细胞捐赠者处获取卵母细胞,与丈夫精子在体外受精,形成胚胎后移植回女方宫腔内的过程。根据报道,澳大利亚卵母细胞赠送周期占总 ART 周期的 5.6%,美国则达 10%。我国赠卵 IVF-ET 周期所占 ART 周期的比例约为 0.25%。

一、卵母细胞赠送适应证

(一) 受卵方适应证

接受卵母细胞赠送的患者人群主要特征为卵母细胞缺乏和卵母细胞质量低下。根据我国原卫生部《关于修订人类辅助生殖技术与人类精子库相关技术规范、基本标准和伦理原则的通知》(卫科教发〔2003〕176 号)和原卫生部《关于印发人类辅助生殖技术与人类精子库校验实施细则的通知》(卫科教发〔2006〕44 号)中明确规定,接受卵母细胞赠送的适应证包括:①丧失产生卵母细胞的能力。②女方是严重的遗传性疾病携带者或患者。③具有明显的影响卵母细胞数量和质量的因素。目前国内高龄女性和卵巢功能早衰患者是受卵的主要人群。

(二) 卵母细胞赠送方的要求

目前国际上卵母细胞捐赠的模式有无偿捐赠模式、买卖模式(商业化)和卵母细胞分享模式(我国)。为同时保障赠受双方个人、家庭及后代的健康和利益,我国在医疗实践中禁止商业化赠卵模式,采用卵母细胞分享的赠卵模式:赠卵者仅限于接受人类辅助生殖治疗周期中取卵的女性;为保障赠卵者的切身利益,应当在其每周期取获卵总数 20 个以上,并在保留 15 个以上的基础上进行赠卵。之所以规定保留至少 15 个卵母细胞,是由于英国人类受精和胚胎管理局(Human Fertilisation and Embryology Authority,HFEA)大样本队列研究发现女性获卵数为 15 个时活产率最高,获卵数超过 15 个或可用胚胎超过 4 个并不增加活产率。

二、赠卵者的评估

(一) 常规体检

由于我国的卵母细胞分享模式,所有捐赠卵母细胞的女性均为本身需要进行 IVF 助孕的不孕症患者,在术前需按照 IVF 助孕的要求进行完整的体检项目筛查。

(二) 其他因素

1. **年龄** 女性卵巢储备及卵母细胞质量与年龄密切相关,35 岁以后卵母细胞及胚胎非整倍体发生率逐渐增加,根据澳大利亚对 2009~2015 年 1 490 个卵母细胞赠送周期的分析,赠卵者年龄在 34 岁以下时,累积出生率(每卵母细胞捐赠周期)可达 43.3%,35~37 岁时为 33.6%,38~40 岁时为 22.6%,41 岁以上时仅为 5.1%。目前大多数国家和地区规定卵母细胞捐赠者年龄为 18~40 岁,综合其他国家和地区的规范及数据报道,为保障卵母细胞及胚胎质量,我国赠卵者年龄建议在 20~35 岁。

2. **盆腔子宫内膜异位症** 临床研究发现,无论是常规 IVF 周期还是卵母细胞赠送周期,子宫内膜异位症患者的卵母细胞质量有下降趋势,且影响最终的临床结局。女性有明确的中度到重度子宫内膜异位症时,不建议捐赠卵母细胞。

3. **肥胖** 肥胖也是明显影响卵母细胞质量的重要原因之一。肥胖者卵泡液内异常的微环境对卵母细胞发生发育存在不利影响,其导致卵母细胞线粒体功能障碍可延续至子代,表现为子代的能量代谢障碍。欧洲一项包括 2 722 个赠卵周期的队列研究表明,赠卵者体重指数>28kg/m² 时,受卵者的婴儿出生率显著下降。结合中国人群的体重指数特征,建议赠卵者体重指数不应超过 25kg/m²。

（三）知情同意和心理咨询

我国规定禁止买卖卵母细胞,赠卵只能是以捐赠助人为目的,但是可以给予捐赠者必要的误工、交通和医疗补偿。因此,必须保证赠卵者对所赠卵母细胞的用途、自身权利和义务完全知情同意。由于不孕症夫妇的家庭背景、教育程度、经济状况等存在很大差异,对于有意向进行卵母细胞捐赠的夫妇,需要主诊医师详细明确告知其捐赠流程、经济补偿、双盲原则及供受双方的权利和义务,并书面签署知情同意书。必要时请心理专业人员进行心理状况评估和咨询。

三、受卵者的评估

（一）常规体检

所有接受捐赠卵母细胞的女性及其丈夫均按照 IVF 助孕的要求进行完整体检项目筛查。需注意受卵者瘢痕子宫、宫颈松弛的比例远高于其他 IVF 人群,要单独评估子宫情况。

（二）其他评估

1. **年龄** 受卵者的年龄对赠卵助孕的成功率也有影响。美国生殖学会 2014 年报道的 27 959 个卵母细胞赠送周期中,在移植 2 枚胚胎的情况下,受卵者 44 岁及以下时,婴儿出生率为 55%~56%,50 岁及以上时婴儿出生率降至 48.6%。另一方面,高龄生育增加了产科不良事件与结局的发生风险,尤其与手术分娩、高血压疾病、妊娠期糖尿病及围产儿死亡相关。目前我国女性平均绝经年龄为 49.5 岁,女性绝经后性器官萎缩、骨质疏松及心血管、泌尿生殖系统等疾病,对妊娠和分娩均存在较大的挑战。从以上角度考虑,我国目前不建议 52 岁以上的女性接受赠卵助孕。

2. **性腺发育不全（又称 Turner 综合征）女性的特殊检查** 一般而言,Turner 综合征女性受卵成功后的临床妊娠率与其他女性并无差异,但这部分患者存在先天性心血管畸形和主动脉根部扩张的高危风险,妊娠期或分娩期死亡率升高。因此,Turner 综合征女性接受卵母细胞捐赠前应进行超声心动和磁共振检查,并由心脏科医师评估以排除妊娠风险。

（三）知情同意和心理评估

许多受卵者对高龄妊娠的风险缺乏足够的认识和准备。美国生殖学会指出:高龄女性在接受卵母细胞捐赠前需进行心理社会评估以确定是否有足够的条件支持其抚养孩子到成年。另外,卵母细胞捐赠出生婴儿存在生物学母亲和社会学母亲不一致的问题,对于中国传统家庭观念有一定冲击,需在治疗前充分告知和提醒夫妇双方,必要时先进行心理咨询,应包括孩子的近期及远期抚养问题,家庭状况、配偶的年龄和健康也应当考虑在内。同样要告知供受卵双方的权利和义务,以及出生子代的知情权、被抚养权,签署书面知情同意书。

四、捐赠操作中的注意事项

（一）双盲原则

严格遵守双盲制度,应指定专门人员进行供受卵的操作流程,以缩小接触人员范围,工作人员注意患者信息保密操作。取卵日需在时间及空间上隔离供受双方夫妇。

（二）公平公正原则

由于目前受卵者多且卵母细胞来源有限,对符合受卵指征的患者应建立公平公正的排序机制,并由伦理机构监督执行情况。

（三）捐赠卵母细胞的数目

根据目前国内外报道,正常情况下卵母细胞利用率为 50%~60%,2007~2011 年中国回顾性队列研究显示获卵数为 0~5 枚时,平均形成可移植胚胎 2 枚,累计活产率为 35%。美国 2018 年发表的全国调查数据显示,2015~2017 年新鲜和冷冻卵母细胞捐赠周期的选择性单胚胎移植的活产率分别可达 53.7% 和 46.5%。基于辅助生殖临床及实验室技术的发展及我国卵母细胞共享的赠卵原则,目前建议每周期受卵数目为 4~5 枚。

取卵日确认所获得卵母细胞数量后,需再次向供者夫妇说明获卵数和捐卵数,并签字确认。

（四）卵母细胞冷冻还是胚胎冷冻

卵母细胞的来源是影响卵母细胞捐赠周期的最主要瓶颈。因为无法预知受精和妊娠的情况,愿意进行新鲜卵母细胞捐赠的患者甚少。如果先将部分卵母细胞冷冻,待患者成功妊娠或生育后再捐赠,既避免卵母细胞的浪费,同时增加了操作的灵活性,而且可以度过传播性疾病的窗口期,可能是解决卵源紧张的有效措施之一。但目前关于玻璃化冷冻对卵母细胞和胚胎质量的影响存在争议。玻璃化冷冻技术临床应用至今为时尚短,现有活产数据不能有效地排除冷冻卵母细胞对新生儿的影响,因此目前仍主要采用胚胎冷冻方案。

（五）胚胎培养及冷冻

根据各个实验室的条件,捐赠的卵母细胞所形成胚胎进行评估后,第 3 天胚胎或者囊胚阶段冷冻均可,建议单胚冻存。需书面告知受卵者夫妇胚胎培养及冻存情况。

五、胚胎移植阶段注意事项

（一）双方体检

捐赠卵母细胞所获得的胚胎需至少冻存半年以上。期满后先通知捐赠方女性进行病毒检测,收到合格报告后再通知受卵者进行移植前的准备。注意:如受卵者距离前次筛查体检时间较长,需再次进行全套体检筛查。

（二）知情同意

由于接受卵母细胞捐赠与胚胎移植之间有较长的间隔,为避免受卵者的个人或家庭情况发生变化而不再适合进行胚胎移植,需要夫妇双方到场再次核验身份证、结婚证并签署胚胎移植知情同意书。与夫妇双方明确复苏和移植胚胎数目。一般建议单胚胎移植。

（三）内膜准备

内膜准备方案包括自然周期、激素替代周期及降调节-激素替代周期,各方案的临床妊娠率并无明显差异,可根据受卵者具体情况选择方案,必要时也可先行宫腔镜检查。

六、随访及资料管理

卵母细胞捐赠周期的供受双方病历资料需永久保存。对后续妊娠及子代的情况,要求 100% 随访。剩余胚胎及其处理方式需明确告知供受双方。

第八节 生育力保存

一、胚 胎 冷 冻

我国已建立成熟的胚胎冷冻移植技术。虽然在肿瘤患者生育力保存领域,应用胚胎冷冻与移植保存患者生育力的妊娠结局缺乏大数据结论,在肿瘤患者行生育力咨询过程中,常规"试管婴儿"的数据可作为参考和告知依据。有研究发现,女性肿瘤患者的体外受精结局高于常规不孕的女性。因此对于肿瘤患者通过胚胎冷冻保存生育力需要充分评估患者的年龄。完成患者卵巢功能评估后,根据各自中心的临床数据如实告知患者生育力保存的成功率及后期胚胎移植的妊娠率。我们推荐对无 IVF、无禁忌证的已婚女性,推迟 2 周的时间再行肿瘤治疗的患者,或者能够争取在肿瘤治疗前迅速采卵的患者,行胚胎冷冻保存生育力。但不推荐已行化疗或者盆腔放疗的肿瘤患者再选择行胚胎/卵母细胞冷冻。短期内行化疗或盆腔放疗会导致生殖细胞的丢失,并且影响生长中的卵泡,甚至有可能导致胚胎染色体损伤或畸变。已完成或正在进行化疗或盆腔放疗的肿瘤患者,建议行卵巢组织冷冻。

二、卵母细胞冷冻

卵母细胞玻璃化冷冻在我国已是一项较成熟的辅助生殖技术。卵母细胞冷冻不会降低卵母细胞的发育潜能,玻璃化冷冻后可获得比较满意的复苏效果,行 ICSI 仍可获得较好的妊娠与活产结局,是一种安全有效的生育力保存方法。跟胚胎冷冻一样,卵母细胞冷冻的成功率与患者的年龄密切相关。有研究表明,在 40 岁以上的女性行卵母细胞玻璃化冷冻复苏周期胚胎移植的继续妊娠率明显低于年轻患者。推荐年龄小于 40 岁。

卵巢功能正常的肿瘤患者,如果没有配偶,可行促排卵联合成熟卵母细胞玻璃化冷冻保存生育能力。但对于已经或正在进行化疗/盆腔放疗的患者,同样不推荐行卵母细胞冷冻,有可能影响卵母细胞质量和增加胚胎畸形的风险。

三、卵母细胞体外成熟

卵母细胞体外成熟技术在我国仍处于探索阶段。卵母细胞体外成熟系统无需促排卵或短暂促排卵,可避免超促排卵导致的卵巢过度刺激综合征。卵母细胞获取时间不限制在卵泡期,在不同的月经周期获取的卵母细胞行体外成熟,其获卵率、受精率及妊娠率均无差别。卵母细胞体外成熟技术适用于肿瘤治疗急迫,无时间进行促排卵的患者。另外,卵母细胞体外成熟技术也可搭配卵巢组织冷冻技术,即在手术获取卵巢组织后体外穿刺可见窦卵泡,同时进行卵母细胞体外成熟后卵母细胞或胚胎冷冻和卵巢组织冷冻。有研究提示,肿瘤患者卵母细胞体外成熟的成熟率为79%,每胚胎移植的临床妊娠率为18%~30%。因此,卵母细胞体外成熟技术在生育力保存领域具有良好的发展前景,但需要不断提高技术水平。

四、卵巢组织冷冻与移植

卵巢组织冷冻技术在我国仍处于起步阶段。卵巢组织冷冻是青春期前生育力保护的唯一方法,也是对于患者无法获得足够时间行卵母细胞/胚胎冷冻的快速生育力保存方法。对于已行放疗、化疗的患者而言,卵巢组织冷冻更加适合。其劣势是需要侵入性手术(例如腹腔镜)甚至开腹手术行卵巢获取术,但是获取卵巢组织冷冻后再移植,不仅可以恢复患者的生育能力,还可以恢复患者的生殖内分泌功能,使患者月经恢复正常,提高肿瘤患者的生存质量。卵巢组织冷冻可以配合卵母细胞体外穿刺和卵母细胞体外成熟技术,同时保存患者的卵巢组织和卵母细胞/胚胎,获得生育力的双重保存。关于卵巢组织冷冻技术,早期国外基本采取慢速冷冻技术冷冻卵巢组织,目前活产的婴儿多为慢速冷冻的卵巢肿瘤患者,然而近年来采取玻璃化冷冻卵巢组织行生育力保存的病例日趋增多。据报道,卵巢冷冻与移植的活产率已达30%。卵巢组织冷冻与移植发展至今,全世界范围内有超过130余例的活产报道。

卵巢组织可移植于正位,即卵巢切除部分或靠近输卵管位置以便患者恢复自然受孕能力。如无需生育,卵巢组织可以埋藏于皮下,恢复患者生殖内分泌的功能,提高患者生存质量。卵巢组织移植后恢复正常月经周期的时间为3.5~6.5个月,也有报道延迟至9个月。卵巢组织移植后可维持的时间据报道最长为10年,当然也有短时间再次出现卵巢衰竭的病例。卵巢组织冷冻与移植在肿瘤患者的应用中需要注意的是肿瘤细胞的污染问题,虽然目前没有肿瘤患者卵巢组织移植后出现肿瘤复发的病例,但是理论上有导致肿瘤复发的风险。临床医师在与肿瘤患者进行病情告知时要如实告知疾病存在的风险,在术前需要与肿瘤专科医师讨论肿瘤是否有转移至卵巢的可能性,在冷冻与移植前需要多种手段检测卵巢组织中是否有肿瘤细胞或原发肿瘤相关标记分子。2018年,国外报道了一例白血病患者以及一例卵巢癌患者行卵巢组织移植后获得活产的病例。即使如此,我们在临床工作中也要谨慎判断,主要与肿瘤专科医师联合制订肿瘤患者的生育力保存策略。

第九章　辅助生殖技术并发症及防治

第一节　卵巢过度刺激综合征

卵巢过度刺激综合征是由于卵巢对卵巢刺激药物反应过度,出现以双侧卵巢多卵泡发育、卵巢增大、毛细血管通透性增加及第三体腔积液为主要特征的病理生理过程,可引起一系列临床症状,严重时甚至危及生命。

一、病　　因

OHSS确切发病机制尚不清楚。外源性和内源性HCG对OHSS的发生起关键作用,HCG促使卵巢血管活性物质-血管内皮生长因子等的产生及炎症介质的产生,血管内皮生长因子导致毛细血管通透性增加,血管内液体渗漏至血管外进入第三腔隙,第三腔隙液体积聚血容量减少。临床上出现腹水、胸腔积液、低血压、急性肾功能不全、血栓以及严重的血管内容量减少和多器官功能衰竭等。

二、临 床 表 现

①轻度OHSS在卵巢刺激周期较常见,主要表现为:下腹痛或不适、体重轻度增加、恶心、呕吐、腹泻、卵巢增大。②中度OHSS表现为:腹水、血液浓缩、白细胞增加、快速的体重增加(每天>1kg)、腹胀、恶心、呕吐。③重度OHSS表现为:快速增加的腹水(包括肠间隙)、胸腔积液、血容量减少、严重的血液浓缩。重度OHSS危及生命的表现:肝肾衰竭、急性呼吸窘迫综合征、卵巢破裂出血、血栓等。

三、临床分类及诊断

1. 根据OHSS发生时间分为早发型及迟发型。早发型发生在取卵后9天内,与卵巢药物刺激有关,由于外源性HCG扳机促卵泡成熟导致。迟发型发生在取卵10天后,是由于妊娠后内源性HCG作用或外源性HCG支持黄体导致。

2. 根据临床症状、体征及辅助检查分为轻、中、重度,临床依据不同的分类标准给予诊断。OHSS的Golan分类见表9-1,OHSS临床分级见表9-2,2016年ASRM OHSS临床分类方法见表9-3。

表 9-1　OHSS 的 Golan 分类(1989 年)

类型	级别	表现
轻度	Ⅰ级	腹胀和/或腹部不适
	Ⅱ级	Ⅰ级+恶心、呕吐和/或腹泻、卵巢直径≤5cm

续表

类型	级别	表现
中度	Ⅲ级	Ⅱ级+超声显示腹水征象,卵巢直径增大至 5~12cm
重度	Ⅳ级	Ⅲ级+腹水和/或胸腔积液、呼吸困难等临床证据,卵巢直径>12cm
	Ⅴ级	Ⅳ级+血液浓缩,血液黏稠度增加,凝血功能异常和肾脏血流灌注减少

表 9-2　OHSS 临床分级

项目	轻度	中度	重度
客观标准			
直肠子宫陷凹积液	√	√	√
子宫周围液体(主要骨盆)		√	√
肠间隙积液			√
血细胞比容>45%		√[a]	√
白细胞>15 000/mm³		±[a]	√
尿量减少<600ml/24h		±[a]	√
肌酐>1.5mg/dl		±[a]	±
转氨酶升高		±[a]	±
凝血障碍			±[c]
胸腔积液			±[c]
主观标准			
腹胀	√	√	√
盆腔不适	√	√	√
呼吸功能紊乱	±[b]	±[b]	√
急性疼痛	±[b]	±[b]	±[b]
恶心/呕吐	±	±	±
卵巢增大	√	√	√
妊娠发生	±	±	√

注:±是指可能存在或可能不存在;[a]是指如果其中两个同时存在,就需要住院;[b]是指如果存在,需要住院;[c]是指需要重症监护

表 9-3　2016 年 ASRM OHSS 临床分类方法

OHSS 分期	临床特征	实验室检查
轻度	•腹胀/腹部不适 •轻度恶心/呕吐 •轻度呼吸困难 •腹泻 •卵巢增大	无明显异常

续表

OHSS 分期	临床特征	实验室检查
中度	• 轻度 OHSS 症状 • 超声提示腹水	• 血液浓缩(血细胞比容>41%) • 白细胞升高(>15×10^9/L)
重度	• 轻、中度 OHSS 症状 • 有腹水的临床表现 • 胸腔积液 • 严重呼吸困难 • 少尿/无尿 • 难治性恶心/呕吐	• 严重血液浓缩(血细胞比容>55%) • 白细胞>25×10^9/L • 肌酐清除率<50ml/min • Na$^+$<135mmol/L • K$^+$>5mmol/L • 肝酶升高
极重度	• 低中心静脉压 • 胸腔积液/大量胸腔积液 • 体重快速增长(>1kg/24h) • 昏厥 • 严重腹痛 • 静脉血栓/动脉血栓/血栓形成 • 严重少尿/急性肾衰竭 • 心律失常 • 心包积液 • 急性呼吸窘迫综合征	轻、重度加重

四、预　　防

1. 早期鉴别 OHSS 潜在风险,并进行临床干预,降低 OHSS 发生率(见表 9-4)。

表 9-4　OHSS 的危险因素

高危因素	标准
原发因素(患者本身因素)	
AMH 水平(A 级证据)	>3.36μg/L 可独立预测 OHSS
低龄(A 级证据)	<33 岁可预测 OHSS,2013 年 ESHRE 建议<30 岁
既往 OHSS 病史(B 级证据)	既往有中、重度 OHSS 史,住院患者
多囊性卵巢(A 级证据)	双侧卵巢窦状卵泡计数>24 枚
基础窦状卵泡计数(A 级证据)	窦状卵泡计数>14 枚
低体重指数(存争议)	结论存在争议
过敏体质(自身免疫性疾病)(存在争议)	结论尚不确定
甲状腺功能减退(存在争议)	促甲状腺素使卵巢增大
继发性因素(卵巢功能相关因素)	
中/大卵泡数量多(存在争议)	≥13 个直径≥11mm 的卵泡或≥11 个直径≥10mm 的卵泡

续表

高危因素	标准
高的或增长迅速的雌二醇(E_2)水平及大量卵泡(存在争议)	E_2≥5 000ng/L 和/或≥18 个卵泡可预测重度 OHSS
获卵数(存在争议)	获卵数>11 个,2013 年 ESHRE 建议获卵数>20 个
应用 HCG 触发排卵或黄体支持(A 级证据)	HCG 触发排卵或黄体支持与 OHSS 相关
早期妊娠(A 级证据)	早期妊娠致内源性 HCG 升高与晚发型 OHSS 相关

2. 制订个体化卵巢刺激方案

(1)减少促性腺激素使用剂量:对于年轻、瘦小等的患者。

(2)促性腺激素释放激素拮抗剂方案,联合 GnRH-a 扳机可有效降低 OHSS 发生,尤其对于 PCOS 患者。

(3)减少 HCG 扳机剂量,给予 2 000~3 250IU 的 HCG 扳机可以有效触发最终卵母细胞成熟并降低 OHSS 发生。

(4)全胚冷冻,冻融胚胎移植避免内源性 HCG 升高,降低 OHSS 发生。

(5)药物预防

1)卡麦角林或溴隐亭:二者属于多巴胺受体拮抗剂,通过阻断血管内皮生长因子(vascular endothelial growth factor, VEGF)受体 2 的磷酸化及减少 VEGF 的产生预防 OHSS。扳机日开始服用,HCG 注射前数小时,0.5mg/d,持续使用 8 天,也可溴隐亭 2.5mg 塞肛,持续使用 16 天。

2)二甲双胍:IVF 周期前或周期中应用二甲双胍能够增加 PCOS 患者胰岛素敏感性,降低胰岛素水平进而纠正高雄激素状态。降低 PCOS 患者 OHSS 发生。

3)阿司匹林:VEGF 升高导致血小板激活及组胺、5-羟色胺及血小板源性生长因子等的释放,阿司匹林通过抑制这一病理生理过程,可以降低 OHSS 发生,月经第一天开始服用直至确定胎心,100mg/d。

4)钙剂:抑制环磷酸腺苷的激活并减少肾素及血管紧张素Ⅱ合成,进而降低 VEGF 的产生。用法 10%葡萄碳酸钙 10ml 加入 200ml 生理盐水中静脉滴注。

5)取卵后静脉滴注羟乙基淀粉可以降低重度 OHSS 发生风险,相对于白蛋白,羟乙基淀粉的扩容效果更有效,因为分子量小于 100kDa 的蛋白数分钟可通过受损的内皮细胞间隙渗漏到组织间隙,白蛋白短时扩容,渗漏后会加重症状。

6)促性腺激素释放激素拮抗剂:取卵后给予促性腺激素释放激素拮抗剂,降低血清 VEGF,可能导致黄体分解,卵巢中 VEGF 的分泌减少,0.25mg/d,持续 1 周。

五、治 疗

OHSS 是自限性疾病,通常 10~14 天自行缓解,妊娠后,病程会延长至 20~40 天,症状也较重。轻度 OHSS 门诊监控,中度可以门诊监控随诊治疗,重度 OHSS 住院治疗。

1. **轻度 OHSS** 门诊给予监控,嘱患者避免剧烈运动、避免性生活,还要适当进行活动,避免绝对卧床。高蛋白饮食,进食足够液体 1L/d(推荐电解质溶液)、补充维生素、保持水电解质平衡。

2. 中重度 OHSS 的治疗

(1)严密监护:每日与患者交流症状、监控体征及辅助检查症状(腹胀、食欲、恶心、呕吐、腹泻、四肢活动情况等)。

体征:生命体征、每天出入量、腹围、体重。

辅助检查:血常规(白细胞、血细胞比容、血小板)、肝肾功能及电解质、凝血四项、C 反应蛋白、超声(卵巢大小、腹水、胸腔积液)。

(2)支持疗法:嘱患者避免剧烈运动、避免性生活,还要适当活动、避免绝对卧床。高蛋白饮食,足够液体 1L/d(推荐电解质溶液)、补充维生素、保持水电解质平衡。

(3)补液扩容:重度 OHSS 患者,先补充晶体液(生理盐水)1 000ml,根据尿量及血细胞比容加用胶体液及总补液量,胶体液(羟乙基淀粉),观察尿量,每 4 小时检查一次血细胞比容。

(4)引流腹水、胸腔积液:重度 OHSS 患者尽早经腹部或经阴道超声引流腹水或胸腔积液,引流腹水量以让患者腹胀明显减轻、呼吸及食欲改善为标准,及时引流可改善由于张力性腹水压迫肾静脉而导致的肾静脉回流受阻,改善由于腹水膈肌升高引起的肺功能受损,改善张力性腹水以及胸腔积液引起的心输出量降低。

胸腔积液的引流标准:患者自觉刺激性咳嗽、胸闷气促、不能平卧、经腹放液后胸腔积液没有减少且胸闷症状加重等,超声提示有中等量胸腔积液(深度>6cm),可以行胸腔引流术。

(5)抗凝治疗:OHSS 患者低血容量、血液浓缩、血液高凝状态,易形成动静脉血栓,继而引发心肌梗死、脑梗死甚至死亡。低分子肝素皮下注射 2 次/天,或肠溶阿司匹林 100mg/d,预防血栓。一旦形成血栓,及早给予溶栓及防治血栓脱落的治疗。

(6)促性腺激素释放激素拮抗剂:确诊 OHSS 后给予促性腺激素释放激素拮抗剂,降低血清 VEGF,可能导致黄体分解,卵巢中 VEGF 的分泌减少。促性腺激素释放激素拮抗剂,0.25mg/d,皮下注射,持续 1 周,单次大剂量 3.0mg。由于对胎儿的远期影响不确定,不推荐应用于鲜胚移植妊娠后发生的 OHSS 患者。

(7)抑制炎症反应:糖皮质激素及其合成的衍生物对血管平滑肌细胞中 VEGF 基因表达有抑制作用,通过抑制血管舒张和防治血管通透性的增加,抑制炎症反应及防止水肿形成,减轻 OHSS 症状。

(8)肝肾功能异常:重度 OHSS 应监控肝肾功能,一旦发现肝功能异常,一定要请专科医师会诊进行保肝治疗,通常在保肝后 1~2 周肝功能逐渐恢复,注意防止肝功能衰竭。少尿患者,在补充血容量的前提下,静脉给予多巴胺 0.18mg/(kg·h),血细胞比容<0.38 且持续少尿,可考虑给予静脉推注呋塞米 10~20mg,并及时复查血细胞比容,及时请专科医师会诊,一旦发生肾功能衰竭,尽早给予血液透析。

六、OHSS 治疗转归

OHSS 监控治疗有效的临床表现包括:患者自觉症状改善,尿量增加,腹水不再增加或减少,各项检查指标逐渐恢复正常。以下终止妊娠:重度 OHSS 合并妊娠,经积极治疗仍不能缓解症状和恢复重要器官功能(如急性呼吸窘迫综合征、肾衰竭或多器官衰竭等),及时终止妊娠。

第二节　多　胎　妊　娠

多胎妊娠是指一次妊娠两个或以上胎儿,发生率常用 Hellin 公式计算:$1/89^{n-1}$(n=一次妊娠的胎儿数),不同人群或种族,多胎的发生有一定差异。有多胎家族史的孕妇发生多胎妊娠的机会高于普通人群。有研究发现高龄女性双卵双胎发生率明显增加,可能与围绝经期女性内分泌状态改变或异常排卵有关。

一、ART 与多胎妊娠

2017 年,据中华医学会生殖医学分会对全国 206 家生殖中心的统计,IVF/ICSI 鲜胚及冻胚移植的多胎率仍达 31.29% 和 28.33%。夫精人工授精多胎率为 5.63%,供精人工授精多胎率为 3.65%。据美国 CDC 最新统计,2016 年全美新鲜胚胎移植周期的多胎分娩率为 19.4%(其中双胎 18.8%,3 胎及以上 0.6%),冻胚移植后多胎活产率为 14.0%(其中双胎 13.7%,三胎及以上 0.3%)。美国双胎的发生率已由 30 年前的 1.89% 上升到 2009 年的 3.33%,而三胎以上妊娠的发生率则增加了 400%。欧洲 2014 年的最新统计,涉及全欧洲 39 个国家的 1 279 个注册的生殖中心,776 556 个周期,IVF/ICSI 新鲜胚胎移植后多胎率为 17.5%(双胎 17.0%,三胎 0.5%),冻胚移植后多胎率为 12.7%(双胎 12.4%,三胎 0.3%);夫精人工授精多胎率为 9.8%(双胎 9.5%,三胎 0.3%),供精人工授精多胎率为 8.0%(双胎 7.7%,三胎 0.3%)。2015 年美国分娩了近 73 000 个 IVF 孩子,占所有分娩孩子的 1.8%,是 2000 年时的 2 倍,欧洲各国分娩的新生儿中的 1%~6% 来源于 IVF。而在我国,据报道北京城区 1996 年多胎妊娠比例仅为 1.0%,2010 年为 1.3%,2015 年已达 3.19%,平均每年增加约 0.11%,而近年增长速度明显加快。

欧洲人类生殖与胚胎协会早在 2002 年就已明确将辅助生殖的目标定义为:单个健康婴儿的出生。多胎妊娠是人类辅助生殖技术的并发症,而不是成功的助孕结局。对母亲而言,多胎妊娠可造成妊娠高血压综合征、子痫前期、胎膜早破、胎盘早剥、自然减胎、产后出血等产科并发症,妊娠期糖尿病、妊娠肝内胆汁淤积症、贫血等合并症明显增加,流产率、剖宫产率、产后感染率、产后出血率及孕产妇死亡率也明显升高,产后的孤独、应激及抑郁等心理问题增加;对胎儿/新生儿而言,多胎妊娠可明显增加早产率、低体重、围产儿病率及死亡率,导致胎儿及新生儿异常(如胎儿生长受限、胎儿输血综合征及先天性畸形等),也可出现长期影响后代健康的各种并发症,如脑瘫、失能、学习障碍、婴儿死亡及成年后的健康风险等;对多胎家庭而言,如发生孕产妇因多胎死亡,则会造成丈夫的自责及被指责,生育多胎的夫妇对多胎照顾过多而忽略其兄姐,造成他们发育延缓等。此外,IVF 双胎新生儿风险高于自然妊娠双卵双胎的风险。英国的研究发现,用于 IVF 的花费中 56% 与多胎妊娠相关,其中的围产期母婴费用:单胎妊娠为近 3 万元,而双胎及三胎的费用则分别达 8.2 万元及 29 万元,三胎的费用为单胎的近 10 倍。由 ART 所致的多胎均为医源性多胎,而医源性多胎妊娠给患者夫妇及后代带来的各种伤害及给家庭及社会造成的经济上的额外负担应予以充分重视。

二、多胎妊娠的诊断

B超,特别是经阴道超声是目前早期诊断多胎妊娠的主要方法。两个或多个独立的孕囊在孕6周时即可在宫腔内发现,孕7~8周时,囊内即可发现胚芽及心芽搏动。以后随着孕周的增长可测量冠-臀长,胎头的双顶径、头围、腹围及羊水深度等。中孕以后还可以行仔细的B超检查排除胎儿的大体畸形,但因多胎,即使是双胎,排除畸形的检查也比单胎要困难得多。

由于双胎、多胎的特殊性,孕6~14周应仔细行B超检查绒毛及羊膜。根据绒毛膜囊及羊膜囊的数量,双胎可分为三种:双绒毛膜囊双羊膜囊性双胎(两胎儿分别具有各自的胎盘)、单绒毛膜囊双羊膜囊性双胎(两胎儿共用胎盘)及单绒毛膜囊单羊膜囊性双胎(胎儿共用一个胎盘,共处同一个羊膜囊)。三胎则可分为六种(可按双胎类推,绒毛膜发育为胎盘):三绒毛膜囊三羊膜囊性三胎,双绒毛膜囊三羊膜囊性三胎,双绒毛膜囊双羊膜囊性三胎,单绒毛膜囊三羊膜囊性三胎,单绒毛膜囊双羊膜囊性三胎,单绒毛膜囊单羊膜囊性三胎。

三、ART中多胎妊娠的预防

1. **促排卵治疗的控制** 2012年,英国国家健康与临床促进会(National Institute for Health and Clinical Excellence,NICE)指南推荐在枸橼酸氯米芬治疗第一个周期就需要进行严密的超声监测,以减少多胎妊娠的风险。美国妇产科医师学会(American College of Obstetricians and Gynecologists,ACOG)和英国皇家妇产科学会(Royal College of Obstetricians and Gynaecologists,RCOG)推荐在HCG日,如有三个或者三个以上≥15mm(ACOG)或≥16mm(RCOG)的卵泡,即取消该周期,但目前的证据尚不足以支持将该内容写入指南。美国生殖医学会目前尚未在指南中推荐取消促排卵周期的具体卵泡数。Legro等的RCT研究发现,在PCOS患者的促排卵治疗中,来曲唑(letrozol,LE)与CC相比,前者的妊娠率(46.5%)和活产率(27.1%)明显高于CC组的(35.8%)和(19.1%),P均=0.007,且单胎妊娠率(34.1%)也明显高于CC组(26.0%),P=0.03。LE不仅降低了多胎妊娠及OHSS的发生率,还保持了较高的妊娠率。

2. **IVF/ICSI治疗的控制**

(1)选择性单囊胚胎移植(elective single embryo transfer,eSET):一项基于北欧的多中心随机前瞻研究(2004年),将662例女方年龄小于36岁、且至少有两个优质胚胎可供移植的夫妇对被随机分入两组,双囊胚胎移植(double embryo transfer,DET)组移植两个胚胎,eSET组移植单个新鲜胚胎、未孕者再移植单个冷冻胚胎。结果显示,eSET组和DET组的活产率分别为38.8%和42.9%,eSET组的妊娠率和活产率并未显著低于DET组。而eSET组的双胎妊娠发生率仅为0.8%,却明显低于DET组的33.1%,差异具有统计学意义(P<0.05)。Eum等发现无论患者年龄大小,新鲜周期和解冻周期中选择性单囊胚移植较双囊胚移植,其临床妊娠率、活产率或持续妊娠率差异均无显著性,但多胎率明显降低。高红等的研究发现,与DBT相比,eSBT不会降低妊娠率、活产率,但能明显降低多胎率(1.08% *vs.* 49.21%,P<0.05),而流产率差异无显著性(P>0.05)。

囊胚移植的胚胎个数并不会改变妊娠的结局,Styer等报道,单个囊胚移植的活产率为

53.8%,与双囊胚移植的活产率54.4%并无明显差异,而两者的双胎妊娠率则明显不同,分别为3.1%和51.0%。选择性单囊胚胎移植作为降低多胎妊娠率的有效方法,且总体妊娠率并不低于DET。2002年瑞典、芬兰立法实施了eSET;2003年比利时也立法推行了eSET。2006年后美国、日本和加拿大等国家也相继推出了行业规范,基本原则是:年轻(年龄≤36岁),第1~2个IVF-ET周期,如获得≥2个优质胚胎,尤其形成了优质囊胚,预后良好,建议行eSET;即使年龄已35~37岁,如预测临床妊娠率高且预后良好,也应行eSET;如有双胎妊娠的产科禁忌证,则必须行eSET。特别强调对"预后良好者"且有"优质胚胎"者应实施eSET。

Källén等研究结果发现,囊胚移植组婴儿出生缺陷发生率高于卵裂期胚胎移植组。因此囊胚移植的安全性,特别是子代安全性还需要更大样本、更长时间的研究。

(2)有关胚胎移植数目的中国专家共识:有关胚胎移植数目的中国专家共识已由中华医学会生殖医学分会第四届委员会于2018年编撰发表。共识建议:

1)我国卫生部于2003年制定的《人类辅助生殖技术规范》根据当时辅助生殖技术条件与水准,对每周期胚胎移植数目有所限定。IVF-ET经过十余年的进展和完善,胚胎着床率及临床妊娠率均显著提高,多胎妊娠也相应增多,建议进一步减少胚胎移植数目,以降低多胎妊娠,规避母婴风险。

2)对于胚胎移植数目,需由医师与患者夫妇进行充分沟通,告知多胎妊娠的母婴风险及预防的重要性并签订知情同意书。

3)在辅助生殖助孕过程中减少移植胚胎数目是降低多胎妊娠的最有效措施,无论任何年龄、移植周期次数,建议每周期胚胎移植数目均≤2枚。

4)通过选择性单囊胚胎移植策略,持续关注减少多胎妊娠。存在以下情况时建议选择性单囊胚胎移植,包括卵裂期胚胎或囊胚:①第一次移植,没有明显影响妊娠因素的患者。②子宫因素不宜双胎妊娠者,例如瘢痕子宫、子宫畸形或矫形手术后、子宫颈功能不全或既往有双胎妊娠/流产/早产等不良孕产史者。③全身状况不适宜双胎妊娠者,例如全身性疾病得到有效控制,尚包括身高<150cm、体重<40kg等。④经过PGD/PGS检测获得可移植胚胎者。⑤经卵母细胞捐赠的受卵者胚胎移植周期(参见"卵母细胞捐赠与供/受卵相关问题的中国专家共识")。⑥在基本不影响胚胎着床率与累计妊娠率的基础上,减少胚胎移植数目,通过一个阶段努力及临床实践,争取尽早将我国IVF-ET的多胎率降低至20%以下。

四、多胎妊娠减胎术

多胎妊娠减胎术(multifetal pregnancy reduction,MFPR)是减少多胎妊娠的补救措施,即在多胎妊娠早期妊娠或中期妊娠过程中减灭一个或多个胎儿,改善多胎妊娠结局。2003年10月,我国卫生部修订实施的《人类辅助生殖技术规范》(卫科教发〔2003〕176号)中明确规定"对于多胎妊娠必须实施减胎术"。

(一)多胎妊娠减胎术术前准备

1. 术前知情同意告知　不伤害、有利、尊重和公正原则是医学伦理学的基本原则,因此在对多胎妊娠进行诊治过程中,要以保护患者利益、促进其健康、增进幸福为目的,充分详尽地告知患者多胎妊娠的风险、利弊、最佳治疗方案及其他替代方案。

2. 适应证　我国卫生部2003年修订实施的《人类辅助生殖技术规范》(卫科教发

〔2003〕176 号)规定:多胎妊娠减胎术必须到具有选择性减胎术条件的机构进行选择性减胎术;对于多胎妊娠必须实施减胎术。

（1）辅助生殖技术助孕妊娠双胎及双胎以上的患者须减胎。

（2）产前诊断多胎妊娠中有遗传病、染色体病或结构异常胎儿者必须实施减胎术。

（3）早期妊娠诊断为多胎妊娠需要减胎,但如夫妇一方有染色体异常、先天畸形儿分娩史、孕妇高龄,可保留至妊娠中期,根据产前诊断结果再选择性减胎。

（4）高龄孕妇、瘢痕子宫、子宫畸形、宫颈功能不全等,多胎妊娠须减为单胎。

（5）孕妇合并其他疾病,如高血压、糖尿病等,建议减为单胎。

3. 禁忌证

（1）孕妇存在各器官系统特别是泌尿生殖系统的急性感染。

（2）先兆流产者应慎行减胎时机的选择。

4. 减胎时机与减胎方式选择 手术时机的选择要根据临床具体情况和患者具体要求综合决定。早期大量研究显示,减胎时间越早,对孕妇的刺激越小、操作越容易、残留的坏死组织越少,因而越安全且妊娠结局越优。但随着减胎技术操作的成熟,孕早、中期实施减胎术,总的流产率是相似的。

对于高龄孕妇、瘢痕子宫、子宫畸形、宫颈功能不全、三胎妊娠中含有单绒毛膜双胎或孕妇合并其他疾病等患者,应该减为单胎;对于具有高危因素(反复胚胎停止发育、遗传病家族史或分娩遗传病胎儿风险)的多胎妊娠患者,可期待至孕中期初步除外胎儿畸形等异常后择期行经腹途径的选择性多胎妊娠减胎术。

5. 目标胎儿的选择 孕早期多胎妊娠首先需确定多胎妊娠的绒毛膜数和羊膜囊数,综合双胎的膜性、妊娠囊的位置、胚胎发育的一致性等因素选择:

（1）选择有利于操作的妊娠囊,如最靠近阴道壁的妊娠囊。

（2）选择含有最小胚体的妊娠囊。

（3）选择靠近宫颈的妊娠囊。

（4）对于孕早期多胎妊娠含有单卵双胎的高序多胎妊娠者,因单绒毛膜双胎出现一胎异常的风险要明显高于双绒毛膜双胎,因此,原则上建议当宫内一胎囊为单绒毛膜单胎,另一胎囊为单绒毛膜双胎时,首选对单绒毛膜双胎行减胎术,保留单绒毛膜单胎,以减少产科及围产期并发症。

孕中期多胎妊娠者需通过超声确定各胎儿妊娠囊的位置、胎儿大小、胎盘附着部位、脐带附着处及绒毛膜性等。对非选择性多胎妊娠减胎者,为了减少感染的风险,一般选距腹壁最近或宫底部的胎儿,避免减灭靠近宫颈内口位置的胎儿;对因产前诊断一胎为遗传病、染色体病或结构异常者,应仔细区别异常胎儿与正常胎儿后定位选取最佳位置。

（二）减胎术的方法

减胎方法的选择主要依据减胎时的妊娠周数及绒毛膜性。孕早期的减胎术多采用经阴道途径,孕中期则多采用经腹部途径。

1. 经阴道减胎术 在阴道 B 超引导下经阴道途径的减胎术多适用于 7~10 周的早期妊娠,也可应用于个别 11~12 周的多胎妊娠,其分辨率高、穿刺距离短、穿刺目标更准确、操作方便,且术后流产、感染及胎膜早破等发生率低。

2. 经腹部减胎术

(1)药物注射:适用于孕中期非单绒毛膜双胎。

(2)射频消融减胎术:可用于孕15周以上的含单绒毛膜双胎的多胎妊娠。特别对于单绒毛膜多胎出现其中一胎严重结构异常、严重选择性生长受限(sIUGR)、双胎反向灌注序列征(TRAP)Ⅰb以上、双胎输血综合征(TTTS)Ⅲ期或Ⅳ期,由于单绒毛膜多胎血管吻合支的广泛存在,毒性物质可通过胎盘血管影响正常胎儿,故不适用传统KCl注射法,可采用射频消融减胎术。射频消融术是通过高频电流凝固/闭塞脐带血流而达到减灭胎儿的方法。

(3)其他方法:其他单绒毛膜双胎及可能存在吻合支的多胎妊娠不能通过药物注射减胎,主要通过脐带血流阻断技术来完成,方法有血管栓塞、单极电凝、脐带激光凝固术、胎儿镜下脐带血管结扎术、脐带血管双极电凝术和射频消融术等。其中,早期的血管栓塞、单极电凝术因成功率低、风险大已较少应用;胎儿镜下脐带激光凝固术是简单、直接的单通道方法,该技术的开展需要昂贵的设备来支持,并且手术成功率与脐带的粗细关系密切,孕周越大越不适合使用此方法,有脐带阻断不完全的局限性;胎儿镜下脐带结扎虽然可以引起立即的、完全的和永久的脐动、静脉血流阻断,可以使任何大小的脐带结扎达到预期目的,但是引起胎膜早破的风险增加,而且对操作者的技术要求较高,可作为备选方法;双极电凝术术中能量输出要适中,能量过大可能导致脐带穿孔,联合内镜降低手术时间的同时并发症也会相对增加,胎膜早破是其常见并发症。

若为高序多胎妊娠,需减灭多个胎儿,则采用上述方法继续对其余胎儿进行减胎,也可以分次手术进行减胎。

(三)多胎妊娠减胎术结局

多胎妊娠减胎术通过减少胎儿的数目,降低双胎妊娠和高序多胎妊娠围产期风险,减少自发性早产的可能性和其他新生儿和产科并发症,如可使妊娠糖尿病、子痫前期等的发生率降低;减胎后剖宫产率较未减胎者显著下降;胎膜早破、胎儿生长受限、妊娠高血压综合征等发生率亦明显降低。

理论上,随着孕周增加,术后流产率可能增加,与胎儿体积大、术后局部无菌炎症反应有关,残留坏死组织越多,炎性细胞及释放炎症因子越多,感染风险升高,诱发宫缩引起流产。多胎妊娠减胎术实施时间越早,流产率越低,并且操作越简单,并发症越少,局部组织损伤小,妊娠结局优于孕中期减胎。但近30多年来,随着超声技术和微创技术的发展,多胎妊娠减胎术的流产率也越来越低,文献报道流产率为4.7%,主要与初始胎儿数、减去胎儿数密切相关。妊娠早、中期实施减胎术的流产率大致相似:孕9~12周为5.4%,孕13~18周为8.7%,孕19~24周为6.8%,≥25周为9.1%。

(四)减胎术后常见并发症的预防及处理

1. **出血** 手术操作时在超声引导下尽量避开血管。术后近期出血可能是由于穿刺造成的血管损伤,若盆腹腔出血较多,观察血红蛋白下降明显,应立即腹腔镜甚至开腹止血。如果阴道出血,检查是否阴道穿刺针孔出血,压迫止血。

2. **感染** 手术通过阴道或腹部进入宫腔,可能出现术后感染,感染可致胎膜早破及妊娠胎儿丢失。在减胎术中应注意严格无菌操作,合理应用抗生素预防感染。术前应充分准备及消毒,保持穿刺点及外阴、阴道清洁,特别对术前有阴道出血者应提前应用抗生素预防感染,术后出现阴道出血者需加强管理,一旦出现发热症状,合理应用抗生素。胎膜早破是孕中晚期减胎和单绒毛膜双胎选择性减胎的主要并发症。

3. **流产和早产** 随着减胎术操作技术的成熟,早、中孕期实施减胎术,总的流产率大致相同,主要是由于所减胎儿坏死物质的释放、感染、多胎妊娠以及患者心理压力等。因此术前充分知情同意,术后积极保胎,若出现流产、早产迹象应卧床休息、保胎、对症治疗,提高胎儿存活率。

4. **凝血功能障碍** 凝血功能异常可发生在孕中期减胎术后,死亡胎儿释放大量凝血活性物质,可发生胎儿血管栓塞综合征引起血栓形成及弥散性血管内凝血(disseminated intravascular coagulation, DIC)。但与单胎妊娠死亡不同的是,多胎之一胎儿死亡后胎盘血管闭塞,胎盘表面纤维素的沉积可阻止凝血酶的释放,使凝血障碍发生的危险性明显减小。因此,许多减胎病例并无 DIC 的临床和亚临床表现,但仍需定期复查凝血功能及血常规,早期发现和预防 DIC。

第三节 动静脉血栓

关于接受 ART 的女性出现动静脉血栓临床已有大量报道,血栓在 ART 助孕中的发病率约为 0.11%,致死率为 1/45 000~1/500 000,显著高于自然妊娠的比例,是 ART 助孕导致的最严重的并发症,对患者健康甚至生命构成严重威胁。

促排卵相关的血栓大部分与 OHSS 有关,另外患者注射促性腺激素诱导产生的雌二醇超过人体生理学水平,引起与此相关的几个前促凝剂的变化,使凝血时间减少,增加血栓形成的风险。临床上,易栓症对促排卵诱发血栓栓塞的作用存在争议,但是大部分观点还是支持易栓症促进 OHSS 和血栓栓塞的发生风险。

一、诊 断

1. **病史** 具有卵巢过度刺激综合征、雌激素水平明显增高、易栓症等高危因素。

2. **临床表现** 有研究者通过综合分析后发现,IVF 相关的血栓主要发生在颅内和上肢静脉,以身体右侧稍微居多。妊娠患者静脉血栓主要发生在下肢,70%位于股骨区,IVF 周期中患者静脉血栓发生的主要部位是颈静脉和锁骨下静脉。如出现颈部水肿和疼痛等罕见症状或者单侧下肢肿胀,就应该考虑其可能发生静脉血栓栓塞。

3. **辅助检查** 血浆 D-二聚体是血栓形成的一项敏感性高但特异性差的检查,可以作为排除性检查之一。多普勒超声为诊断血管内闭塞性血栓的首选检查,敏感性、准确性均较高。CT 血管成像(computed tomography angiography, CTA)主要用于下肢主干静脉或下腔静脉血栓的诊断,准确性高,联合应用 CTV 及 CT 肺动脉造影检查,可增加静脉血栓栓塞症(vein thromboembolism, VTE)的确诊率。静脉造影是诊断下肢深静脉血栓形成的金标准。妊娠患者可以选择核磁静脉成像,不需使用造影剂,也无辐射风险。

二、治 疗

1. **抗凝**是血栓形成的基本治疗方法,常用的抗凝药物有普通肝素、低分子量肝素、维生素 K 拮抗剂和新型口服抗凝剂。ART 相关血栓抗凝常用低分子量肝素,临床按体重给药,每次 100U/kg,每 12 小时 1 次,皮下注射,肾功能不全者慎用。但单纯抗凝不能有效地消除血栓。

2. 溶栓治疗对急性期血栓形成具有起效快、效果好、过敏反应少的特点,尿激酶最常用,溶栓剂量至今无统一标准,一般首剂 4 000U/kg,30 分钟内静脉注射,继以 60~120 万 U/d,维持 72~96 小时,必要时延长至 5~7 天。重组链激酶溶栓效果较好,但过敏反应多,出血发生率高。重组组织型纤溶酶原激活物溶栓效果好,出血发生率低,可重复使用。新型溶栓药物包括瑞替普酶、替奈普酶等,溶栓效果好、单次给药有效,使用方便,不需调整剂量,且半衰期长。

3. 手术取栓是清除血栓的有效治疗方法,可迅速解除静脉梗阻。常用 Fogarty 导管经股静脉取出髂静脉血栓,用挤压驱栓或顺行取栓清除股静脉、腘静脉血栓,可寻求血管外科医师会诊。

4. 血栓治疗后患者需要长期抗凝治疗,妊娠患者多数整个孕期需要使用低分子量肝素,如果患者未妊娠,也可对其预防性治疗至少 3~6 个月。

5. 患者凝血功能失衡可持续至 OHSS 发病后 4 周以上,甚至临床症状缓解以后,因此血栓形成常迟发于 OHSS 症状缓解后。生殖科及产科医师必须提高警惕,即使患者 OHSS 症状已经缓解,仍需警惕血栓发生的可能。

三、预 防

1. 预防血栓形成首选方案为降低 OHSS 的发生率以及严重程度,详见第一章第一节"卵巢过度刺激综合征"。

2. 对于血栓高危患者,如易栓症或中重度 OHSS 患者,需要进行预防性抗凝治疗。常规预防剂量为低分子肝素 4 000~5 000IU/d。

3. 高危人群最好穿上弹力紧身长筒袜,甚至给大腿间断性加压和活动下肢,防止下肢静脉血栓。

第四节 采卵术出血与感染

在体外受精胚胎移植术的周期性治疗中,采卵术是非常重要的环节。目前经阴道超声引导下行采卵术已经成为 IVF 周期中获得卵母细胞的主要方法。虽然这种方法简单易行,并且出现并发症的可能性较小,但是仍需要准确发现这些并发症并及时干预。穿刺取卵术的主要并发症是出血和感染。

一、出 血

采卵术出血的发生率为 0.07%。经阴道超声引导下行采卵术操作简单、方便,患者痛苦较少,患者容易接受。但其不足之处在于操作中带有一定的盲目性,操作不当或患者盆腔内器官解剖位置有变异时,易伤及邻近的子宫、输卵管及血管等,从而导致出血或血肿,穿刺术后阴道流血较为常见,而严重的腹腔内大出血则较为少见。

(一)诊断

穿刺术后穿刺点的外出血容易诊断;而腹腔内出血有时难以及时发现,需要结合患者病史、症状、体征和必要的辅助检查进行诊断。

1. **病史** 患者是否为年轻、低体重指数、卵巢高反应或多囊卵巢综合征;患者是否合并凝血功能异常或血液系统的疾病;患者既往有无盆腔的手术史或炎症;穿刺针是否多次进出阴道壁,是否经过宫颈、子宫体,是否误穿盆腔大血管,划伤卵巢表面或盆腔脏器表面。

2. **临床表现** 穿刺术后的外出血主要表现为阴道流血,伴或者不伴有腹痛、腹胀、无力、恶心、呕吐等症状。腹腔内少量出血的临床表现不典型,容易漏诊。严重的腹腔内出血可以出现头晕、眼花、心慌、面色苍白、脉搏增快、血压下降等失血性贫血的临床表现及体征,更甚者出现失血性休克的表现。

3. **辅助检查** 实验室检查血常规提示存在贫血。超声检查提示盆腔积液,或可见不规则混合型回声。

(二)治疗

1. 阴道壁或宫颈穿刺点的少量出血可用纱布压迫止血,2~4 小时内取出,常可止血成功。若阴道出血量较多,嘱患者卧床休息,给予止血药物,并用纱布压迫止血,纱布压迫止血难以奏效时,应暴露出血部位,缝合止血。

2. 腹腔内出血较少时可嘱患者卧床休息,监测血压、脉搏,给予止血药,常可止血成功,不需要手术治疗。若腹腔内发生大量内出血时,应立即建立静脉通道,严密监测血压、脉搏、呼吸;积极扩容、输血治疗;静脉滴注止血药物,并进行抗生素预防感染。保守治疗不成功或出现休克时,应立即手术探查,并同时取消本周期胚胎移植。

3. 若患者合并凝血功能异常或者血液系统疾病,应积极寻求专科医师给予协助治疗。

(三)预防

1. 取卵术前应详细询问患者病史,常规进行血常规及凝血功能检查。

2. 选用尽可能细的穿刺针。穿刺时尽量避开血管位置,避免反复多次进出卵巢、盆腔及阴道壁;尽量避免从宫颈穹窿的 3 点或 9 点位置进针;避免在盆腔内和阴道壁上大幅度地摆动穿刺针。

3. 对于年轻、低体重指数、卵巢高反应或多囊卵巢综合征这类患者,在行穿刺取卵术时应该更加小心谨慎,尽量避免在卵巢组织内反复摆动穿刺针。

二、感　染

盆腔感染发生率为 0.4% ~1.3%。经阴道超声引导下行采卵术操作不当、穿刺时将阴道的病原菌带入盆腔和卵巢或患者盆腔内器官解剖位置有变异时损伤肠管,导致穿刺部位局部感染或盆腔炎,甚至导致腹膜炎。

(一)诊断

1. **病史** 患者是否曾患阴道炎或盆腔炎症未治愈。

2. **临床表现** 穿刺术后患者出现腹痛、发热,穿刺部位的持续疼痛,阴道分泌物增多,伴或不伴有异味,严重的患者出现高热、腹痛、下腹部压痛、反跳痛等腹膜炎的症状及体征,严重的患者可能出现感染性休克。

3. **辅助检查** 实验室检查提示白细胞升高、血沉和 C-反应蛋白升高,阴道微生物提示存在阴道炎。超声检查提示盆腔积液或直肠子宫陷凹或附件区包块。

(二)治疗

1. 穿刺部位的局部感染,形成脓肿前可给予阴道局部抗生素或口服抗生素治疗。若脓肿已形成,应彻底引流。

2. 盆腔炎症及腹膜炎症若无盆腔炎症包块形成,可给予经验性静脉抗生素治疗。若有盆腔炎症包块形成,经抗生素治疗无效后,应行手术治疗。取消本周期胚胎移植。

(三) 预防

1. 穿刺术前应详细询问患者病史,并进行妇科检查及阴道微生物检查。若存在阴道炎症或盆腔炎,待感染控制后再行采卵术。

2. 采卵术应用聚乙烯吡酮碘和生理盐水进行阴道准备,注意操作的规范性,取卵时避免多次经阴道穿刺。

3. 用尽可能细的穿刺针。穿刺时尽量避免损伤肠管,必要时应用抗生素预防感染。一旦确认盆腔感染发生,应放弃后续的步骤,并进行相应的治疗。

第五节　异位妊娠

采用辅助生殖技术后的异位妊娠发生率较自然妊娠明显增加,临床报道可达 4%~10%;罕见的异位妊娠类型发生率也增加,输卵管间质部妊娠占所有异位妊娠的 1%~6%,宫内外同时妊娠发生率达 1%~3%,并有增加的趋势。输卵管病变是造成 ART 异位妊娠率升高的主要原因,而输卵管切除是间质部妊娠的高危因素。如何早期诊断和正确处理 ART 后输卵管妊娠,特别是输卵管间质部妊娠和复合妊娠尤为重要。卵巢妊娠、腹腔妊娠、宫颈妊娠及子宫瘢痕处妊娠发生率相对较低,具体的诊断及治疗方法可参考相关文献报道。

一、诊　　断

1. **病史**　有输卵管炎症或宫外孕病史是输卵管妊娠的高危因素,对此类患者需提高警惕,及早诊断。

2. **临床表现**　输卵管妊娠如发生流产或破裂,会出现阴道流血、剧烈腹痛、失血性贫血或休克等临床表现,诊断多无困难。但大部分经辅助生殖治疗的输卵管妊娠在未发生流产或破裂时诊断,这时患者的临床表现不明显,需采用辅助检查来进行。

3. **辅助检查**

(1)HCG 测定:异位妊娠的 HCG 水平较宫内妊娠低,如倍增时间大于 7 日,需高度怀疑异位妊娠;倍增时间小于 1.4 日,异位妊娠可能性极小。

(2)经阴道 B 超检查:阴道 B 超是目前最敏感的无创伤性诊断异位妊娠的方法,准确性达 92.9%。对有高危因素的女性要高度警惕异位妊娠,对于 HCG 阳性患者可以从移植后 3~4 周即行 B 超检查,如子宫内未见孕囊,应高度警惕异位妊娠,如果同时在宫旁探及不均质回声甚至可以探及妊娠囊及胎心搏动,可以确诊。但由于 IVF 治疗后宫内外复合妊娠的概率会升高,因此如宫内可见孕囊,仍需关注宫外情况。

二、治　　疗

输卵管妊娠的治疗包括药物保守治疗及手术治疗,其中以手术治疗为主。

1. **手术治疗**　输卵管妊娠的主要术式是腹腔镜下患侧输卵管切除术。保守性手术如伞端妊娠行妊娠物挤压取出术、壶腹部妊娠行输卵管切开取胚术、峡部妊娠行病灶切除及输卵管端端吻合术并无保留生育功能的优势,反而增加持续性异位妊娠和再次异位妊娠率。

输卵管切除术后对卵巢储备功能的影响一直颇有争议,输卵管切除的手术操作可能是直接影响因素。紧贴输卵管肌层切除管性组织,最大限度地保留系膜组织,可以减少系膜内吻合动脉弓损伤,减少对卵巢血供的影响。

由于 ART 人群中输卵管切除率较高,输卵管间质部妊娠的发生率有增加趋势。手术治疗目前主要是宫角楔形切除术和切开取胚术,开腹或腹腔镜下手术可根据病情及本单位手术能力决定。楔形切除将丧失部分子宫角部肌层,可能增加妊娠期子宫破裂的风险,因此近年来有一些学者对输卵管间质部妊娠采用腹腔镜下宫角切开取胚+宫角修复术。该术式能最大限度地保留子宫完整性。术中细节处理有:①沿输卵管走行切开宫角。②全层兜底缝合关闭腔隙。③务必完全清除妊娠物,以免发生持续性间质部妊娠。④可注射垂体后叶素减少术中出血。

2. **药物治疗** 适用于以下情况:患者一般情况良好,无活动性腹腔内出血,超声未见胚胎原始血管搏动,无药物治疗禁忌证,盆腔包块最大直径<3cm,血 HCG<2 000U/L。但在治疗过程中可能出现胚胎继续生长、异位妊娠部位破裂和腹腔内出血等情况,一旦保守治疗失败需改行手术治疗。

主要采用静脉或者肌内注射甲氨蝶呤(methotrexate,MTX)和妊娠囊内氯化钾或 MTX 局部注射,和/或中药行保守治疗,优点是免除了手术创伤,保留了患侧输卵管。保守治疗最大的风险是破裂继发腹腔内出血,因此对于 HCG 水平相对较高的患者仍建议手术治疗。

3. **宫内外复合妊娠的治疗** 复合妊娠主要包括宫内合并输卵管峡部或者壶腹部妊娠、宫内合并输卵管间质部妊娠。复合妊娠未破裂时症状不明显,破裂出血后也易与 OHSS 或早孕反应混淆。因此,移植 2 个以上胚胎者初次 B 超随访应注意宫腔以外有无孕囊样结构存在,孕期出现突发下腹痛、胃脘部疼痛或里急后重感应重点排查是否复合妊娠。

复合妊娠的治疗原则是去除异位妊娠并保护宫内继续妊娠。复合输卵管妊娠者建议行输卵管切除,其他宫外部位妊娠也应尽早清除妊娠物。手术方式与非孕期基本相同,需注意:①尽量减少麻醉时间和麻醉药物的剂量。②尽量缩短手术时间。③腹腔镜手术尽可能降低气腹压力。④减少子宫刺激。⑤围手术期抑制宫缩、黄体支持。临床有报道超声引导下妊娠囊内 KCl 注射治疗宫内合并间质部妊娠取得成功,具体做法参见中华医学会生殖医学分会颁布的《多胎妊娠减胎术操作规范》。因术中有即刻大出血风险,要在有大出血抢救措施的手术室实施该术。且因术后子宫破裂及宫内孕流产不可预知,所以需要对患者进行充分知情谈话和密切随访。

三、预　防

1. 移植时,移植管放置于宫腔中下段可能降低输卵管妊娠的发生;动作尽量轻柔,减少子宫收缩。有学者应用 B 超定位宫腔深度,认为比移植前导管测量宫腔法更精确,术后输卵管妊娠发生率低,但也有作者认为无差异。

2. 有输卵管积水患者,建议移植前先行输卵管切除,有利于降低输卵管妊娠率。关于输卵管切除术后输卵管间质妊娠的发生机制,目前尚无相关研究。有研究提示输卵管切除术后输卵管间质妊娠的发生率显著高于输卵管造口术后,且随着术后胚胎移植时间的延迟,输卵管间质妊娠率逐渐下降,同时强调切除输卵管直至宫角。

3. 减少移植胚胎个数,有文献提示移植 1~2 个具有高分化潜能的胚胎对异位妊娠的发生具有保护作用,而当移植 3 个及以上胚胎则失去这种保护作用。单囊胚移植几乎可以避免宫内外复合妊娠可能。

第六节　脏 器 损 伤

女性生殖器周围有许多重要的器官及组织,如膀胱、肠管、输尿管、血管等。辅助生殖技术中的各种侵入性操作,如囊肿穿刺术、取卵术、困难移植术及减胎术等,均有可能损伤这些邻近的器官和组织,产生不同程度的并发症。

一、血 管 损 伤

血管损伤出血是辅助生殖技术操作中最常见的并发症。经阴道穿刺手术中,穿刺针需穿过阴道壁进入卵巢内的卵泡,少数情况下还需穿过宫颈或宫体。因此从解剖学上,穿刺可能损伤阴道壁或宫颈血管、盆腔静脉丛、盆腔髂血管或卵巢动静脉等,导致出血或血肿。经阴道穿刺术后穿刺点的外出血较为常见,而严重的腹腔内大出血则较为少见,据统计其发生率在0.34%~1.3%,并主要与凝血功能障碍及抗凝治疗相关。

（一）诊断

穿刺术后发生的外出血容易诊断,而内出血有时难以及时发现,需要结合患者病史、症状和体征和必要的辅助检查进行诊断。

1. **病史**　患者既往有无盆腔炎症或手术史;穿刺术中是否经过宫颈或子宫体,以及多次进出阴道壁;患者有无合并血液系统疾病或凝血功能障碍等。另外需要注意患者是否为低体重指数或多囊卵巢综合征,这两种情况下穿刺会增加术后发生腹腔内出血的风险。

2. **临床表现**　穿刺术后患者易出现腹痛、腹胀、腹膜刺激征。需要注意的是腹膜后出血和血肿的临床表现往往不典型,容易漏诊。严重内出血患者还有失血性贫血的临床表现,包括主诉的头晕、眼花、心慌,以及出现面色苍白、脉搏细数等体征;更甚者出现失血性休克的表现。

3. **辅助检查**　实验室检查提示存在贫血。超声检查提示存在盆腔积液,严重内出血时可在两侧髂窝、脾肾隐窝和肝肾隐窝处观察到积液。

（二）治疗

1. 阴道壁或宫颈穿刺点的少量出血可用纱布压迫止血,2~4小时内取出,常可止血成功,必要时短时钳夹止血。如果阴道出血量较多,纱布压迫止血难以奏效时,应暴露出血部位,缝合止血。处理外出血时,务必检查排除有无盆腔内出血。

2. 少量盆腔内出血可在严密观测血压、脉搏和盆腔积液变化情况下,给予止血药、卧床休息等保守治疗措施,常可止血成功,而不需手术。

3. 发生大量内出血时,应立即建立静脉通道,吸氧,保暖;严密监测血压、脉搏、呼吸、血氧饱和度,记录24小时出入量;积极扩容、输血治疗;静脉滴注止血药物,并进行抗生素预防感染。保守治疗不成功,或内出血发展迅速,应立即手术探查,不可延误,同时取消本周期移植。

4. 对可疑腹膜后出血或血肿、生命体征不稳定者,也应立即开腹或腹腔镜下探查,压迫或缝扎止血。

5. 对难以止血的腹腔内出血病例,在有条件的情况下,还可以尝试选择性介入栓塞手术,往往可取得满意效果。

（三）预防

1. 穿刺手术应详细询问病史,进行血常规及凝血功能检查。

2. 选用尽可能细的穿刺针。在刺入穿刺针前,应仔细进行超声检查,尽量避开血管位置,设计进针路线。对超声屏幕上的圆形无回声区,需要旋转探头从横切面和纵切面观测,以明确是否为血管横断面图像。

3. 避免反复多次进出卵巢、盆腔及阴道壁;尽量避免从宫颈穹窿的 3 点或 9 点位置进针;避免在盆腔内和阴道壁上大幅度地摆动穿刺针。

4. 对远离阴道壁的卵巢进行穿刺时需要特别谨慎,必要时改行经腹部穿刺。

二、膀胱和输尿管损伤

辅助生殖技术操作中合并膀胱损伤并不少见,而发生输尿管损伤仅为个案报道。药物刺激卵巢后卵巢明显增大,占据盆腔大部分空间;而膀胱位置固定,当增大的卵巢压迫膀胱和/或膀胱内有尿液充盈时,穿刺时膀胱容易暴露在穿刺线上,特别是从阴道前穹窿两侧进针时,要注意避开膀胱。输尿管末段在进入膀胱三角区前,紧贴阴道穹窿。特别是当患者合并有子宫内膜异位症、盆腔炎症性疾病时,常发生解剖变异,从而导致经阴道穿刺术中发生输尿管损伤。输尿管损伤虽罕见,但若不能及时诊治,有发生腹膜炎、发热、继发感染、输尿管阴道瘘,甚至肾衰竭的可能。

（一）诊断

1. **病史** 膀胱、输尿管损伤可发生于无特殊病史的患者。但理论上子宫内膜异位症及有盆腔严重粘连的患者发生膀胱、输尿管损伤的风险增加。

2. **临床表现** 血尿为其指示性临床表现,可伴尿痛、排尿困难。输尿管损伤者因尿液外渗到后腹膜间隙,或漏入腹腔,术后数小时至十余天,患者出现盆腹痛、侧腹部痛,有时疼痛放射至腰部。恶心、呕吐、发热亦较常见。体检时可发现腹肌强直、压痛和反跳痛等腹膜刺激症状。导尿可见血尿和血凝块。出血较多患者还有失血性贫血的临床表现。

3. **辅助检查** 可疑膀胱、输尿管损伤的患者,应及时行超声、静脉尿路造影、逆行输尿管插管和肾盂输尿管造影、盆腔磁共振或 CT 检查。影像学检查可发现盆腹腔积液、膀胱内血凝块、输尿管扩张或肾盂积水等。膀胱镜、输尿管镜能较准确的诊断出血部位,并行相应的治疗。

（二）治疗

1. 常用取卵穿刺针导致的膀胱损伤,其穿刺孔小,多能迅速闭合而不出现临床症状。穿刺损伤膀胱小血管时,多数情况下出血亦能自止。仅在出血较多形成血凝块堵塞尿道,患者出现排尿困难和尿潴留时,需要急诊处置。处理的要点在于尽快解除尿路梗阻,防止血块再次堵塞尿道。因此,常需留置导尿管,并行膀胱冲洗。若冲洗 24 小时后,未见尿色变浅,或伴有血红蛋白下降 20g/L,应考虑急诊膀胱镜检查和止血。

2. 穿刺术后出现逐渐加重的排尿困难、发热、腰痛等,以及超声提示存在严重的肾积水,应考虑输尿管损伤。应行膀胱输尿管镜检查,确诊后可在镜下放置输尿管支架。十余天后再次行膀胱输尿管镜检查,去除支架。而对于严重的输尿管损伤,可能需要行输尿管修复成形术。

3. 严重的膀胱损伤、输尿管损伤者,应予以抗生素预防治疗,并取消鲜胚移植。

三、肠 管 损 伤

辅助生殖技术的操作中,肠管损伤多发生于有严重盆腔粘连患者的阴道穿刺术中。一般情况下穿刺取卵导致的肠管损伤较小,仅需保守观察。

(一) 诊断

1. **临床表现**　主要表现为术后出现持续性且逐渐加重的急腹症症状,腹痛,伴有恶心、呕吐、发热,严重者出现休克。体检可发现较典型的腹膜刺激征,包括腹肌强直、压痛、反跳痛,以及移动性浊音、肠蠕动亢进等。

2. **辅助检查**　超声检查提示存在盆腹腔积液,肠蠕动亢进,肠管扩张。

(二) 治疗

1. 对可疑的肠管穿刺伤,患者生命体征稳定,急腹症症状不典型或不严重者,可住院观察 24 小时;禁食、水,给予静脉营养,并同时给予广谱抗生素预防感染。

2. 对急腹症症状典型和严重者,应立即剖腹手术探查。术中应从十二指肠到直肠逐段检查肠管,不能疏漏。发现破口,采用可吸收缝线缝合或行肠道造口。术后放置胃管、腹腔引流管,并予以禁食、水,给予静脉营养及广谱抗生素抗感染治疗。

3. 发生肠管损伤时,应取消本周期移植。

第七节　卵 巢 扭 转

卵巢扭转是指卵巢(伴或不伴输卵管)沿着血管蒂旋转,导致血液供应部分或完全阻断,出现急腹症症状。卵巢扭转约占妇科急诊手术的 2% ~ 3%。而在接受辅助生殖技术治疗的女性中卵巢扭转发生率为 0.025% ~ 0.2%,卵巢过度刺激综合征和妊娠状态是其发病的高危因素。卵巢扭转有致卵巢坏死、流产的高度风险,因此需要及时和果断诊治。

一、诊　　断

1. **病史**　具有卵巢增大、卵巢过度刺激综合征及妊娠状态等发生卵巢扭转的高危因素。一般来说卵巢增大在直径 6~8cm 时最易发生扭转。

2. **临床表现**　辅助生殖技术中的卵巢扭转可发生在药物刺激卵巢过程中、取卵后或孕期。妊娠合并卵巢扭转多在早孕期(55%),但中孕期(34%)、晚孕期(11%)临床亦有报道。卵巢扭转的典型表现为体位改变后出现一侧突发的、剧烈的、持续时间长而不能缓解的下腹痛,常伴有恶心、呕吐、低热、肛门坠胀,甚至休克表现。体格检查时,双合诊可扪及压痛的肿块,以蒂部最明显;部分患者出现腹膜刺激征表现。

3. **辅助检查**　超声检查提示增大的卵巢位于子宫与膀胱之间;彩色多普勒检查:当卵巢不完全扭转时,卵巢血流减少;完全扭转时,患侧卵巢血流明显减少或无血流。CT 及 MRI 检查提示盆腔附件区的包块,边界清楚。

由于卵巢扭转的临床表现缺乏特异性,早期诊断较为困难。所有接受辅助生殖技术治疗的女性出现急性下腹痛,均应考虑是否存在卵巢扭转。

二、治 疗

1. 对彩色多普勒提示患侧卵巢血供减少,怀疑卵巢不完全扭转者,可住院密切观察,定期复查彩色多普勒了解卵巢大小及血流变化。若患者症状不缓解或卵巢血流明显减少甚至无血流,应急诊手术。而对怀疑卵巢完全扭转的病例,为减少卵巢组织的缺血损伤和坏死,应尽快手术。

2. 既往认为复位扭转的卵巢有导致血栓栓子脱落和异位栓塞的风险,而主张行附件/卵巢切除,但现有的研究报道并不支持此观点。目前推荐对有生育要求的卵巢扭转患者均应考虑行卵巢复位手术,即使是在术前彩色多普勒超声提示卵巢血流缺失或术中卵巢外观呈蓝紫色的情况下;经复位手术后大部分卵巢能保留排卵功能。对存在先天性卵巢韧带过长、复发性卵巢扭转患者,复位卵巢的同时还应行卵巢固定术(将卵巢缝合于盆壁、子宫后壁或子宫骶韧带上)。取卵后,增大的卵巢发生扭转时,卵巢内黄体极易破裂出血,且不易止血。行复位手术或固定术应特别谨慎,同时避免对对侧卵巢进行过多探查。移植前发生卵巢扭转的病例,应取消胚胎移植。

3. 在高度怀疑妊娠合并卵巢扭转的患者,及时手术是首选治疗方法。因腹腔镜手术具有损伤小、对子宫干扰小、疼痛轻和恢复快等优点,手术方式应优先选择腹腔镜。同时术中注意减少对子宫的刺激。如果进行卵巢复位,术后无需常规行保胎治疗。但若切除一侧附件,应根据血中孕酮水平补充孕激素;若切除双侧附件,则应补充孕激素至妊娠12周以上。

三、预 防

目前尚缺乏特殊预防卵巢扭转的方法。对接受辅助生殖技术治疗的患者进行健康宣教时,应强调在卵巢增大时减少剧烈活动,避免骤然的体位变化。采取合适的措施降低卵巢过度刺激综合征的发生。另外应注意识别高危患者,对出现急性一侧下腹痛者,应高度警惕卵巢扭转,做到早诊断、早治疗。

第十章　特殊疾病的不孕症诊治原则

第一节　盆腔炎性疾病后遗症

一、概　　述

美国疾病预防控制中心将慢性盆腔炎称为急性盆腔炎的并发症或后遗症,即盆腔炎性疾病后遗症。一般可分为近期与远期后遗症两种。近期后遗症包括输卵管卵巢脓肿(tubo-ovarian abscess,TOA)、肝周围炎(ritz-hugh-curtis syndrome)以及罕见的死亡。远期后遗症的发生率在25%左右,主要包括不孕症、异位妊娠、慢性盆腔痛(chronic pelvic pain,CPP)及盆腔炎(pelvic inflammatory disease,PID)的反复发作等。

二、病　理　表　现

组织破坏,广泛粘连、增生及瘢痕形成,从而导致输卵管的堵塞、增粗;输卵管卵巢粘连形成输卵管卵巢肿块;若输卵管伞端闭锁、浆液性渗出物聚集形成输卵管积水、积脓或脓液吸收形成输卵管卵巢囊肿;盆腔结缔组织表现为主韧带、骶韧带增生、变厚,若病变广泛可使子宫固定。

三、临　床　表　现

1. **不孕**　输卵管粘连阻塞可致不孕,盆腔炎性疾病后不孕发生率为20%~30%。反复的感染、PID的严重程度、治疗上的延误(症状出现超过3天以上)均是导致不孕症发生的因素。不孕发生率与PID的严重程度成正相关。

2. **异位妊娠**　盆腔炎性疾病后异位妊娠发生率是正常女性的8~10倍。

3. **慢性盆腔痛**　炎症形成的粘连、瘢痕以及盆腔充血,常引起下腹部坠胀、疼痛及腰骶部酸痛,常在劳累、性交后及月经前后加剧。文献报道约20%急性盆腔炎发作后遗留慢性盆腔痛症状。常发生在盆腔炎性疾病急性发作后的4~8周。

4. **盆腔炎性疾病反复发作**　由于盆腔炎性疾病造成的输卵管组织结构的破坏,局部防御功能减退,若患者仍处于同样的高危因素,可造成盆腔炎的再次感染导致反复发作。有盆腔炎性疾病病史者,约25%将再次发作。

5. **妇科检查**　若为输卵管病变,则在子宫一侧或两侧触到呈索条状增粗的输卵管,并有轻度压痛;若为输卵管积水或输卵管卵巢囊肿,则在盆腔一侧或两侧触及囊性肿物,活动多受限;若为盆腔结缔组织病变,子宫常呈后倾后屈,活动受限或粘连固定,子宫一侧或两侧有片状增厚、压痛,宫底韧带常增粗、变硬,有触痛。

四、辅 助 检 查

1. 子宫输卵管造影(hysteronsalpingography,HSG)和子宫输卵管超声造影(hysterosalpingo-contrastsonography,HyCoSy)方便、廉价,有一定治疗作用。可评估输卵管通畅性及周围炎症情况。对输卵管近端梗阻有较高的假阳性率(约15%)。

2. 腹腔镜检查。为PID确诊的方法,检查的同时可以治疗。缺点:价格昂贵、需要住院及可能面临手术相关的并发症,可以作为二线诊断方法。

五、治 疗

治疗原则:盆腔延续疾病后遗症需根据不同情况选择治疗方案。不孕患者,多需要辅助生殖技术协助受孕。对于慢性盆腔痛,尚无有效的治疗方法,对症处理或给予中药、理疗等综合治疗,治疗前需排除子宫内膜异位症等其他引起盆腔痛的疾病。盆腔延续疾病反复发作者,抗生素药物治疗的基础上可根据具体情况,选择手术治疗。输卵管积水者需行手术治疗。

1. **保守治疗** 既往文献里提到的药物包括透明质酸酶使炎症吸收以及封闭疗法阻断疼痛刺激。目前常采用抗生素联合中药疗法,可有效地改善远期预后。此外,PID还可采用物理疗法,主要包括激光治疗、超短波疗法以及微波治疗等。

2. **手术治疗** 采用腹腔镜或开腹手术检查的同时,对术中病变部位(如输卵管增粗、积水积脓、TOA、子宫附件肿瘤)进行切除,对于盆腹腔粘连严重者,可行粘连松解术。输卵管远端病损的严重程度分级主要评定项包括:输卵管扩张程度、管壁厚度、伞端皱襞存在比例、周围粘连范围和致密程度。推荐采用美国生育协会的输卵管远端梗阻评分系统。此外,病损分级对于治疗策略的选择和手术治疗的预后评估非常重要。

3. **辅助生殖技术** 输卵管病变常为不可逆组织损伤,不孕患者采用保守治疗方法或经腹腔镜手术疏通输卵管后无效,则需行辅助生殖技术助孕治疗。输卵管积水可能会降低胚胎移植术后的妊娠率,推荐输卵管积水的患者在胚胎移植术前先行处理输卵管积水。双侧输卵管近端梗阻推荐直接行辅助生殖技术助孕治疗。双侧输卵管远端梗阻可选择IVF或手术治疗。复发性输卵管梗阻推荐直接行辅助生殖技术助孕治疗。有输卵管妊娠病史的输卵管梗阻患者推荐直接行辅助生殖技术助孕治疗。若术中发现输卵管长度<4cm或有明显的输卵管卵巢粘连或合并Ⅲ~Ⅳ期子宫内膜异位症,可放弃手术直接行辅助生殖技术助孕治疗。输卵管病变手术治疗后1年未妊娠者推荐行辅助生殖技术助孕治疗。

六、预 防

1. 注意性生活卫生,减少性传播疾病。对沙眼衣原体感染高危女性(如年龄<25岁、新的性伙伴、多个性伴侣以及性伴侣有性传播疾病等)筛查和治疗,可减少盆腔炎性疾病的发生率。

2. 及时治疗下生殖道感染。

3. 公共卫生教育,提高公众对生殖道感染及预防感染的重要性的认识。

4. 掌握妇科手术指征,做好术前准备,术时注意无菌操作,预防感染。

5. 及时治疗盆腔炎性疾病,防止后遗症发生。

第二节　子宫内膜异位症与子宫腺肌病

一、概　　述

子宫内膜异位症简称"内异症",是育龄女性的多发病、常见病,为子宫内膜样组织出现在子宫腔以外的身体其他部位,在性激素作用下,病灶发生周期性缺血、坏死、脱落及出血,造成局部慢性炎症反应。内异症合并不孕的患者约 40%～50%,较正常人群高(7%～18%)。2000 年,Buyalos 等首次提出"内异症相关性不孕"的概念,指出不孕症与内异症之间是互相影响的,内异症可能通过影响妊娠的各个环节而引起不孕或自然流产,反之不孕症也是内异症的危险因素之一。不孕症患者中内异症的发病率高于正常人群(25%～50% *vs.* 10%～15%)。

二、诊　　断

1. **症状**　慢性盆腔痛、影响日常活动和生活的痛经、深部性交痛、月经相关或周期性消化道症状,特别是肠蠕动时的疼痛、月经相关或周期性泌尿系统症状,特别是周期性血尿或排尿痛、月经相关或周期性肩痛。

2. **体征**　触诊发现附件区包块、压痛性结节、盆腔器官活动性差、阴道后穹窿发现触痛结节或肉眼可见的内异症病灶。

3. **辅助检查**

(1)血清分子标志物 CA125 升高不能诊断内异症,只是有部分内异症患者的 CA125 水平会轻度升高(≥35U/ml)。

(2)超声:经阴道超声检查可确诊或排除卵巢子宫内膜异位症囊肿,但不能发现散在的腹膜型内异症。

(3)MRI:通过症状、体征和超声检查的初步判断,怀疑不孕症合并深部浸润型内异症时,推荐使用 MRI 评估病灶对肠管、膀胱、输尿管等组织的侵犯情况。

(4)腹腔镜:在不孕症患者中,腹腔镜检查仍然为诊断内异症的金标准。腹腔镜检查适用于初步诊断为不孕症且伴随内异症相关症状或体征者。当腹腔镜检查发现肉眼可见病灶时即可诊断内异症。术中需对病灶进行病理学检查,尤其对卵巢内异症囊肿强调病理检查的重要性和必要性,一方面可以明确诊断,另一方面可以排除恶性病变。若腹腔镜检查未发现肉眼可见病灶时,则可排除内异症的诊断。由于腹腔镜检查发现微小病变的概率不高,且对微小病变进行处理后并不能明显改善妊娠率,因此目前不推荐对无症状及体征的不孕症患者进行常规腹腔镜检查。

三、治　　疗

对于内异症相关不孕患者,在卵巢子宫内膜异位症囊肿手术前应对其评估卵巢储备功能和配偶的精液常规分析,综合决定是否行手术治疗及手术方式。腹腔镜检查同时行宫腔镜检查,以除外宫腔的病变导致的不孕。

（一）药物治疗

1. 不推荐使用口服避孕药物改善内异症相关不孕症患者的妊娠结局。

2. 重度内异症（ASRM Ⅲ~Ⅳ期）、深部浸润型内异症（不伴严重疼痛）及复发性内异症者，建议选择 3~6 个月 GnRH-a 治疗后行 IVF-ET 助孕。

（二）首选辅助生殖技术治疗

1. 对于卵巢功能差者（AFC<5 个，AMH<0.5~1.1ng/ml，或月经第 2~4 天 FSH>10U/L），不推荐手术治疗，建议首先考虑行体外受精胚胎移植术治疗，积攒胚胎，保存生育力；对于卵巢功能差但卵巢内异症囊肿≥3cm 者，建议于 IVF 前抽吸出囊内液送病理检查。

2. 丈夫精液差的内异症患者，若卵巢内异症囊肿<3cm，不推荐腹腔镜手术，应直接行 IVF-ET 助孕。

3. 深部浸润型内异症及复发性内异位症不推荐手术治疗，建议考虑行 IVF-ET 助孕。

（三）手术治疗

1. 卵巢功能正常者，若丈夫精液正常，推荐行腹腔镜探查术，术中需行 ASRM（表 10-1）及 EFI（表 10-2）评分。术中应遵循"看见病灶即刻治疗"的原则，即对术中肉眼所见病灶及粘连均应给予处理。卵巢表面的浅表病灶可通过电凝或气化去除，卵巢内异症囊肿壁的完整剔除可降低复发率并缓解由此引起的疼痛，但术中应注意保护卵巢储备功能，尽可能保留正常卵巢组织，避免卵巢血供损伤，忌大面积电凝、烧灼止血，必要时缝扎止血。

表 10-1 美国生殖医学会修正的内异症评分（ASRM 评分）

部位	异位病灶	病灶大小				粘连范围		
		<1cm	1~3cm	>3cm		<1/3 包裹	1/3~2/3 包裹	>2/3 包裹
腹膜	浅	1分	2分	4分				
	深	2分	4分	6分				
卵巢	右浅	1分	2分	4分	疏松	1分	2分	4分
	右深	4分	16分	20分	致密	4分	8分	16分
	左浅	1分	2分	4分	疏松	1分	2分	4分
	左深	4分	16分	20分	致密	4分	8分	16分
输卵管	右				疏松	1分	2分	4分
					致密	4分	8分	16分
	左				疏松	1分	2分	4分
					致密	4分	8分	16分
直肠子宫陷凹	部分消失	4分			完全消失	40分		

注：1. 若输卵管全部包入应改为 16 分；2. Ⅰ期（轻微度）：1~5 分；Ⅱ期（轻度）：6~15 分；Ⅲ期（中度）：16~40 分；Ⅳ期（重度）：>40 分

表 10-2 子宫内膜异位症生育指数总评分标准（EFI 评分）

类别	评分
病史因素	
年龄≤35 岁	2 分
年龄 36~39 岁	1 分
年龄≥40 岁	0 分
不孕年限≤3 年	2 分
不孕年限>3 年	0 分
原发性不孕	0 分
继发性不孕	1 分
手术因素	
LF 评分 7~8 分	3 分
LF 评分 4~6 分	2 分
LF 评分 0~3 分	0 分
r-AFS 评分（异位病灶评分之和）<16 分	1 分
r-AFS 评分（异位病灶评分之和）≥16 分	0 分
r-AFS 总分<71 分	1 分
r-AFS 总分≥71 分	0 分

注:LF 评分——输卵管最低功能评分标准(表 10-3)

表 10-3 输卵管最低功能评分标准(分)(LF 评分)

部位/损伤程度	描述	评分
输卵管		
正常	外观正常	4 分
轻度受损	浆膜层轻微受损	3 分
中度受损	浆膜层或肌层中度受损,活动度中度受限	2 分
重度受损	输卵管纤维化或轻中度峡部结节性输卵管炎,活动度重度受限	1 分
无功能	输卵管完全阻塞,广泛纤维化或峡部结节性输卵管炎	0 分
输卵管伞端		
正常	外观正常	4 分
轻度受损	伞端轻微损伤伴有轻微的瘢痕	3 分
中度受损	伞端中度损伤伴有中度的瘢痕,伞端正常结构中度缺失伴轻度伞内纤维化	2 分
重度受损	伞端重度损伤伴有重度的瘢痕,伞端正常结构大量缺失伴中度伞内纤维化	1 分
无功能	伞端重度损伤伴有广泛的瘢痕,伞端正常结构完全缺失伴输卵管完全性梗阻或积水	0 分

续表

部位/损伤程度	描述	评分
卵巢		
正常	外观正常	4分
轻度受损	卵巢体积正常或大致正常,卵巢浆膜层极小或轻度受损	3分
中度受损	卵巢体积减小 1/3~2/3,卵巢表面中度受损	2分
重度受损	卵巢体积减小 2/3 或更多,卵巢表面重度受损	1分
无功能	卵巢缺失或完全被粘连所包裹	0分

注:将双侧输卵管和卵巢分别评分,左右两侧相加的分值等于 LF 评分。若一侧卵巢缺如,则将对侧卵巢评分的 2 倍作为 LF 评分

2. 年轻(年龄<35 岁)、轻度内异症(ASRM Ⅰ~Ⅱ期)、EFI 评分高者(EFI>9 分)提示生育能力好,术后可期待自然妊娠 6 个月,术后 6 个月内给予诱发排卵治疗或加人工授精技术助孕可提高妊娠率,若术后 6 个月未妊娠或发现内异症复发,则应积极给予 IVF-ET 助孕。

3. EFI 评分低(EFI<4 分)、有高危因素者(年龄在 35 岁以上、不孕年限超过 3 年尤其是原发性不孕者)、重度内异症、盆腔粘连、病灶切除不彻底者及输卵管不通者,应积极行 IVF-ET 助孕。

4. 卵巢功能正常且卵巢内异症囊肿≥3cm 者,IVF 前应行腹腔镜下卵巢囊内壁完整剥除术,或部分剥除送病理检查并消融其余囊内壁,术中应全面冲洗盆腔,并行冲洗液的细胞病理学检查,术中应注意保护卵巢储备功能。

5. 对于生长速度过快、囊肿过大有破裂可能或囊肿导致取卵困难的原发或复发卵巢内异症囊肿,推荐于 IVF 助孕前行腹腔镜下卵巢囊肿剥除术。术中应注意保护卵巢储备功能。

6. 对不明原因反复胚胎种植失败者可尝试行腹腔镜探查术。

7. 所有进行卵巢子宫内膜异位囊肿剔除的患者,均需被告知手术有降低卵巢储备功能的风险。

四、子宫腺肌病合并不孕症

子宫腺肌病对女性生殖力的影响较大,子宫腺肌病患者接受 IVF/ICSI 治疗后,胚胎植入率、临床妊娠率、活产率、持续妊娠率均较低。对于有生育要求的子宫腺肌病患者,若卵巢功能正常、子宫结构正常者,可考虑使用长效的 GnRH-a(1 支/月)治疗 3~6 个月后,再进行 IVF/ICSI 治疗;对于卵巢储备下降、年龄较大的患者,直接进行 IVF/ICSI 治疗;若年龄≤39 岁,尤其是曾经行 IVF 失败者,行子宫腺肌瘤切除术可能会增加患者临床妊娠率,需要注意的是术前需向患者充分告知子宫腺肌病手术可能增加妊娠后子宫破裂的风险。

第三节　多囊卵巢综合征

多囊卵巢综合征是育龄期女性最常见的生殖内分泌疾病,患病率为 5%~10%,我国育龄人群 PCOS 患病率为 5.61%。PCOS 临床表现呈高度异质性,以持续无排卵、高雄激素临

床表现或高雄激素血症、卵巢多囊样改变为特征,常伴有肥胖和胰岛素抵抗,严重影响患者的生育功能。

一、诊断依据与诊断标准

(一)诊断依据

有生育要求的 PCOS 患者,对其病史采集、体格检查和辅助检查应主要围绕生育年龄 PCOS 诊断、鉴别诊断进行。

1. 病史采集

(1)不孕:女性无避孕性生活至少 12 个月而未孕者称为不孕症,分为原发性不孕和继发性不孕两类。50% 的 PCOS 患者存在原发性不孕,25% 的 PCOS 患者存在继发性不孕。

(2)月经异常:PCOS 患者合并月经异常的比例高达 70%,可表现为月经稀发或闭经、月经不规律或者经量过少(多);月经稀发或闭经女性 90% 为 PCOS;高雄无排卵 PCOS 患者 30% 可发生严重不规律子宫出血。月经异常术语见表 10-4。

表 10-4　月经异常术语

有关月经的临床评价	术语	范围
月经频率	月经频发	<21 天
	月经稀发	>35 天
月经规律性,近 1 年的月经周期变化	规律月经	<7 天
	不规律月经	≥7 天
	闭经	≥6 个月不来月经
经期长度	经期延长	>7 天
	经期过短	<3 天
经期出血量	月经过多	>80ml
	月经过少	<5ml

(3)体重指数的改变情况:超重或肥胖患者应详细询问体重指数改变情况、饮食和生活习惯。

(4)既往史:既往就诊的情况、相关检查的结果、治疗措施及治疗效果。

(5)家族史:家族中糖尿病、肥胖、高血压、体毛过多的病史,以及女性亲属的月经异常情况、生育状况、妇科肿瘤病史。

2. 体格检查

(1)肥胖相关的体格检查:身高、体重指数、腰围、臀围。PCOS 患者中 40%~60% 体重指数 ≥25kg/m²;部分合并肥胖的患者可能出现黑棘皮病。腰围 ≥80cm 肥胖患者的胰岛素抵抗和高胰岛素血症促进了 PCOS 的发展。

(2)高雄激素相关体格检查:多毛、痤疮、雄激素性脱发是典型的高雄激素血症的临床表现。70%~80% 的高雄激素血症患者存在多毛,建议应用改良 Ferriman-Gallwey(mF-G)评分系统评价,基于对我国汉族人群的大规模流行病学调查,建议 mF-G 评分 ≥5 分诊断多毛,也可应用简化评分方法,将九部位简化为上唇、大腿内侧及下腹三部位≥2分亦可诊断。痤疮也是高雄激素血症的敏感临床表现,主要为炎症性皮损,常累及面颊下部、颈部、前胸和上背部。雄激素性脱发出现比例较低,Ludwig visual 评分是评估脱发的程度和分布的首选方法。

3. **辅助检查**

(1)盆腔超声检查:卵巢呈多囊样表现,即多囊卵巢(polycystic ovarian morphology, PCOM)。PCOM是超声影像对卵巢形态的一种描述,定义为:一侧或双侧卵巢内直径2~9mm的卵泡数≥12个,和/或卵巢体积≥10ml(卵巢体积按0.5长径×横径×前后径计算)。要求超声检查前应停用性激素类药物至少1个月;稀发排卵患者若有卵泡直径>10mm或有黄体出现,应在以后的月经周期进行复查;无性生活者,可选择经直肠超声检查或腹部超声检查,其他患者应选择经阴道超声检查。PCOM并非PCOS患者所特有,正常育龄期女性中20%~30%可有PCOM,也可见于口服避孕药后、闭经等情况时。

(2)实验室检查

1)雄激素测定:血清总睾酮水平正常或轻度升高,通常不超过正常范围上限的2倍;可伴有雄烯二酮水平升高,脱氢表雄酮(dehydroepiandrosterone, DHEA)、硫酸脱氢表雄酮水平正常或轻度升高。患者血清睾酮总量不能准确地反映发挥组织作用的雄激素含量,目前认为游离雄激素指数(睾酮×100/性激素结合球蛋白水平)可以用来间接评价游离睾酮的水平。

2)其他生殖内分泌激素测定:PCOS患者尤其是不伴有肥胖者,LH水平显著升高且较恒定,而FSH相当于早卵泡期水平,因此LH/FSH比值多升高≥2~3;20%~35%的PCOS患者可伴有血清催乳素水平轻度增高。

3)AMH测定:AMH主要由小窦卵泡分泌,PCOS患者常表现为小卵泡成熟障碍,血清AMH浓度常为正常对照人群的2~4倍。由于AMH的个体、种族差异较大,实验室间检测变异大,目前诊断界值不清。

4)代谢指标的评估:空腹血糖及血脂测定、口服葡萄糖耐量试验(oral glucose tolerance test, OGTT)、胰岛素释放试验。

OGTT试验:WHO推荐成人75g葡萄糖,正常情况下,空腹血糖<6.1mmol/L(110mg/dl),口服葡萄糖30~60分钟达高峰,峰值<11.1mmol/L(200mg/dl);2小时恢复到正常水平,即<7.8mmol/L(140mg/dl),尿糖均为(-)。糖耐量减低(impaired glucose tolerance, IGT)时,空腹血糖6.11~7.0mmol/L(110~126mg/dl),2小时后血糖水平:7.8mmol/L≤2h血糖<11.1mmol/L,IGT患者长期随诊,最终约有1/3的人能恢复正常,1/3的人仍为糖耐量减低,1/3的人最终转为糖尿病。

胰岛素释放试验:成年人空腹基础胰岛素参考正常值为5~20μU/ml,口服75g葡萄糖后,血浆胰岛素在30~60分钟后上升至高峰,高峰为基础值的5~10倍,3~4小时应恢复到基础水平。50%~70%的PCOS患者存在胰岛素抵抗。

5)其他内分泌激素测定:甲状腺激素、皮质醇、促肾上腺皮质激素、17-羟孕酮测定。

(二)诊断

1. **诊断标准** 国际上先后制定了美国国立卫生研究院(National Institutes of Health, NIH)、鹿特丹、雄激素过高协会(Androgen Excess Society, AES)等多个诊断标准,为更适合我国临床,2011年,我国卫生部颁布了中国"多囊卵巢综合征诊断标准"(WS330-2011),具体为:月经稀发、闭经或不规则子宫出血是诊断的必需条件;高雄激素临床表现和/或高雄激素血症、卵巢多囊改变两项中具备其一,同时排除其他疾病。2018 年,我国 PCOS 诊疗指南沿用了我国 2011 年的诊断标准。

育龄期 PCOS 诊断名称:

(1)疑似 PCOS:月经稀发或闭经或不规则子宫出血是诊断的必需条件。另外再符合下列两项中的一项:①高雄激素临床表现和/或高雄激素血症。②超声下表现为 PCOM。

(2)确诊 PCOS:具备上述疑似 PCOS 诊断条件后,还必须逐一排除其他可能引起高雄激素的疾病和引起排卵异常的疾病,才能确定 PCOS 的诊断。

2. 排除诊断

(1)高雄激素血症或高雄激素症状的其他疾病

1)库欣综合征:是由多种病因引起的以高皮质醇血症为特征的临床综合征。约 80% 的患者会出现月经周期紊乱,并常出现多毛体征。根据测定血皮质醇水平的昼夜节律、24 小时尿游离皮质醇、小剂量地塞米松抑制试验可确诊库欣综合征。

2)非经典型先天性肾上腺皮质增生:占高雄激素血症女性的 1%~10%。临床主要表现为血清雄激素水平和/或 17-羟孕酮、孕酮水平的升高,部分患者可出现超声下的 PCOM 及月经紊乱。根据血基础 17α-羟孕酮水平[≥6.06nmol/L(即 2ng/ml)]和 ACTH 刺激 60 分钟后 17α-羟孕酮反应[≥30.3nmol/L(即 10ng/ml)]可诊断非经典型先天性肾上腺皮质增生。

3)卵巢或肾上腺分泌雄激素的肿瘤:患者快速出现男性化体征,血清睾酮或 DHEA 水平显著升高,如血清睾酮水平高于 5.21~6.94nmol/L(即 150~200ng/dl) 或高于检测实验室上限的 2.0~2.5 倍。可通过超声、MRI 等影像学检查协助鉴别诊断。

4)其他:药物性高雄激素血症须有服药史。特发性多毛有阳性家族史,血睾酮水平及卵巢超声检查均正常。

(2)排卵障碍的其他疾病

1)功能性下丘脑性闭经:通常血清 FSH、LH 水平低或正常、FSH 水平高于 LH 水平,雌二醇相当于或低于早卵泡期水平,无高雄激素血症,在闭经前常有快速体重指数减轻或精神心理障碍、压力大等诱因。

2)甲状腺疾病:根据甲状腺功能测定和抗甲状腺抗体测定可诊断。建议疑似 PCOS 的患者常规检测血清促甲状腺素水平及抗甲状腺抗体。

3)高催乳素血症:血清催乳素水平升高较明显,而 LH、FSH 水平偏低,有雌激素水平下降或缺乏的表现,垂体 MRI 检查可能显示垂体占位性病变。

4)早发性卵巢功能不全:主要表现为 40 岁之前出现月经异常(闭经或月经稀发)、促性腺激素水平升高(FSH>25U/L)、雌激素缺乏。

二、治 疗 原 则

对于有生育要求的 PCOS 患者,治疗围绕解决生育问题展开,应在基础治疗的前提下,循序渐进开展促进生育治疗。

(一) 基础治疗

1. 调整生活方式　生活方式干预是 PCOS 患者首选的基础治疗,尤其是对合并超重或肥胖的 PCOS 患者。生活方式干预应在药物治疗之前和/或伴随药物治疗时进行。

(1)饮食控制:饮食控制包括坚持低热量饮食、调整主要的营养成分、替代饮食等。长期限制热量摄入,选用低糖、高纤维饮食,以不饱和脂肪酸代替饱和脂肪酸。改变不良的饮食习惯、减少精神应激、戒烟、少酒、少咖啡。

(2)运动:运动可有效减轻体重指数和预防体重指数增加。适量规律的耗能体格锻炼(30min/d,每周至少 5 次)及减少久坐的行为,是减重最有效的方法。

2. 调整代谢

(1)二甲双胍:为胰岛素增敏剂,能抑制肠道葡萄糖的吸收、肝糖原异生和输出,增加组织对葡萄糖的摄取利用,提高胰岛素敏感性,有降低高血糖的作用,但不降低正常血糖。适应证:①PCOS 伴胰岛素抵抗的患者。②PCOS 不孕、枸橼酸氯米芬抵抗患者,促性腺激素促排卵前的预治疗。禁忌证:心、肝、肾功能不全和酗酒等。

(2)奥利司他:基础治疗控制不好的肥胖患者可以选择奥利司他口服治疗以减少脂肪吸收。

(二)促进生育治疗

1. 一线治疗　适用于有生育要求但持续性无排卵或稀发排卵的 PCOS 患者。用药前应排除其他导致不孕的因素和不宜妊娠的疾病,特别是子宫内膜病变。

(1)CC:为 PCOS 诱导排卵的传统一线用药。从自然月经或撤退性出血的第 2~5 天开始,50mg/d,共 5 天;如无排卵则于下一治疗周期每天增加剂量 50mg,直至 150mg/d。单独 CC 用药建议不超过 6 个周期。CC 作为一线诱导排卵药物超过 40 年,属于适应证内用药,药物的有效性及安全性得到了较好的认证。60%~85%PCOS 患者应用 CC 后恢复排卵,但其中只有一半妊娠,可能与 CC 对子宫内膜及宫颈黏液潜在的抗雌激素作用相关。

(2)来曲唑:2018 年三项国际指南(ASRM/ESHRE、ACOG、SOGC)均建议 LE 可作为 PCOS 患者一线诱导排卵药物,并可用于 CC 抵抗或失败患者的治疗。从自然月经或撤退性出血的第 2~5 天开始,2.5mg/d,共 5 天;如无排卵则每周期每天增加剂量 2.5mg,直至 5.0~7.5mg/d。加拿大卫生部已承认其安全性及有效性,美国食品药品监督管理局还未将 LE 列为促排卵药物,鉴于我国此药的促排卵适应证也未列入药品说明书中,用药前需向患者充分知情告知,权衡利弊后再应用。

2. 二线治疗

(1)促性腺激素:常用的促性腺激素包括尿源性人绝经期促性腺激素(human menopausal gonadotropin,HMG)、尿源性高纯度 FSH(HP-FSH)和基因重组 FSH(rFSH)等,是无排卵不孕 PCOS 患者的二线治疗药物,适用于 CC 抵抗和/或失败的无排卵不孕 PCOS 患者,或可辅助 CC、LE 治疗,每周期的临床妊娠率为 20%~25%。用药条件:具备盆腔超声及性激素监测的技术条件,具有治疗卵巢过度刺激综合征和减胎技术的医院。为避免多卵泡发育,可考虑低剂量递增方案或者常规剂量递减方案,但均需要密切监测。

(2)腹腔镜卵巢打孔术(laparoscopic ovarian drilling,LOD):手术入路可以是经腹腔镜,也可以是经阴道注水腹腔镜,主要适用于 CC 抵抗、来曲唑治疗无效、顽固性 LH 分泌过多、因其他疾病需腹腔镜检查盆腔、随诊条件差不能进行促性腺激素治疗监测者。建议选择体重指数≤34kg/m^2、基础 LH>10U/L、游离睾酮水平高的患者作为 LOD 的治疗对象。LOD 可能出现的问题包括治疗无效、盆腔粘连、卵巢功能不全等,且 LOD 不能改善 PCOS 患者代谢异常。

3. **三线治疗**　体外受精胚胎移植术是 PCOS 不孕患者的三线治疗方案。PCOS 患者经上述治疗均无效时或者合并其他不孕因素(如高龄、输卵管因素或男性因素等)时需采用 IVF 治疗。

(1)控制性卵巢刺激(controlled ovarian hyperstimulation,COH)方案:PCOS 是 OHSS 的高风险人群,传统的长方案不作为首选。

1)促性腺激素释放激素拮抗剂方案:在卵泡期先添加外源性促性腺激素,促进卵泡的生长发育,当优势卵泡直径>12～14mm 或者血清雌二醇>1 830pmol/L(灵活方案),或促性腺激素使用后的第 5 或 6 天(固定方案)开始添加 GnRH 拮抗剂直至扳机日。为避免 PCOS 患者发生早发型和晚发型 OHSS,GnRH 拮抗剂方案联合促性腺激素释放激素拮抗剂扳机,同时进行全胚冷冻是目前优先推荐的方案。

2)温和刺激方案:CC+小剂量促性腺激素或来曲唑+小剂量促性腺激素,也可添加 GnRH 拮抗剂抑制内源性 LH 的上升,降低周期取消率。这类方案也是 PCOS 可用的一种促排卵方案,适用于 OHSS 高危人群。

3)GnRH-a 长方案:在前一周期的黄体中期开始采用 GnRH-a 进行垂体降调节,同时在卵泡期添加外源性促性腺激素。多卵泡的发育和 HCG 扳机会显著增加 PCOS 患者 OHSS 的发生率,建议适当降低促性腺激素用量,或小剂量 HCG 扳机剂量(3 000～5 000U)以减少 OHSS 的发生。

(2)全胚冷冻策略:全胚冷冻可以有效避免新鲜胚胎移植妊娠后内源性 HCG 加重或诱发的晚发型 OHSS。因此,为了提高 PCOS 不孕患者的妊娠成功率和降低 OHSS 的发生率,全胚冷冻后行冻胚移植是一种安全有效的策略。但值得注意的是,冻胚移植可能增加子痫前期的潜在风险。

(3)卵母细胞体外成熟培养技术:在 PCOS 患者辅助生殖治疗中的应用仍有争议。IVM 在 PCOS 患者辅助生殖治疗中的主要适应证为:①对促排卵药物不敏感,如对 CC 抵抗、对低剂量促性腺激素长时间不反应,而导致卵泡发育或生长时间过长。②既往在常规低剂量的促性腺激素作用下,发生过中重度 OHSS 的患者。

PCOS 严重影响患病女性生育力,应尽早对其进行规范的诊断,对有生育要求的 PCOS 患者,积极进行促进生育治疗。解决生育问题后,不能忽视 PCOS 给患者带来的其他影响和远期健康风险,应对患者个体化治疗及长期健康管理。

第四节　先天性卵巢发育不良和卵巢功能早衰

一、先天性卵巢发育不良

(一) 概述

卵巢发育不良的患者中,75%是性染色体异常导致的。Turner 在 1938 年首先描述了先天性卵巢发育不全综合征,故命名为特纳综合征(Turner syndrome,TS)。TS 是一种由于全部或部分体细胞中的一条 X 染色体完全或部分缺失所致的女性遗传病,其发生率为新生婴儿的 10.7/10 万或女婴的 22.2/10 万。2016 年发表在《欧洲内分泌学杂志》(*European Journal of Endocrinology*)上的指南报道,最新的发生率为 20/10 ~ 50/10 万女性。该指南中规定:出现相应临床症状的患者行染色体核型分析结果显示一条 X 染色体完全或部分缺失即可诊断为 TS。TS 的临床特点包括身材矮小和原发性卵巢功能不全,表现为身高低于 150cm,伴幼稚外阴,有阴道,子宫小或缺如,以及诸多其他躯体特征。TS 患者亦可能出现全身多系统并发症,包括心脏、肾脏畸形及功能异常、自身免疫性疾病、视力听力损失及一系列心理问题,严重降低了患者及其家属的生活质量。

除了特纳综合征之外,另有 25%是染色体正常的单纯性腺发育不全,其中 46,XY 的单纯性腺发育不全又称 Swyer 综合征。患者有女性生殖系统,但生殖器官幼稚型、原发闭经。亦有染色体核型为 46,XX 的单纯性腺发育不良,患者为女性表型,身高正常,原发闭经。乳房及第二性征不发育,双侧卵巢呈条索状,有输卵管、子宫及阴道。

(二) 病因

TS 的发生是由于卵母细胞在减数分裂或有丝分裂时,完全或部分丢失 1 条 X 染色体。在亲代配子形成过程中,若父体初级精母细胞在减数分裂中或母体生殖细胞在第二次减数分裂中发生性染色体不分离,使一个带有染色体的卵母细胞与一个无性染色体的精子结合,或一个带染色体的精子与一个无性染色体的卵母细胞结合,从而形成核型为 45,XO 的异常受精卵。嵌合体的发生则是由于受精卵形成后在有丝分裂过程中,性染色体不分离的结果。不同时期产生的染色体异常所产生的遗传效应不尽相同,临床表现主要取决于遗传物质的丢失量。在临床工作中,约半数 TS 为 X 单体型(45,XO),20% ~ 30%为嵌合型(45,XO/46,XX),(45,XO/46,XY)的嵌合较少见,其余为 X 染色体结构异常。约 99%核型为 45,XO 的胎儿在母亲孕早期或孕中期自然流产,而 45,XO/46,XX 嵌合体的胎儿病情相对较轻,易成活。

Swyer 综合征,1955 年由 Swyer 首次描述,为性分化异常疾病中较为少见的一种。患者虽有 Y 染色体但因基因缺陷,于胚胎早期睾丸已停止发育,故不能分泌米勒管抑制物(Müllerian tube inhibitor substance,MIS)及睾酮。外生殖器因缺少睾酮呈女性表型。副中肾管缺少 MIS 的抑制发育为子宫、输卵管和阴道上段。目前研究认为,本病系睾丸决定基因(*SRY* 基因)突变或其他与性分化有关的基因突变而消除 *SRY* 基因的功能所致。

染色体正常的性腺发育不全可能是基因异常导致的,现已发现的可能导致卵巢发育不良的致病基因包括:与生殖内分泌异常相关基因(*FSHR*、*LHR*、*CYP17*、*CYP19* 和 *ESR1* 等)、与卵泡或卵母细胞发生相关基因(*NOBOX*、*FIGLA*、*LHX8* 和 *GDF9* 等)、与减数分裂以及 DNA 损伤修复相关基因(*MCM8*、*MCM9* 和 *CSB-PGBD3* 等)。一些致病基因还可能会导致除了卵巢发育不良之外的其他一系列综合征,这些基因包括 *FMR1*、*FOXL2*、*EIF2B*、*GALT* 和 *ATM* 等,但具体机制多数不清。其中近年来对 *FMR1* 的研究显示,该基因定位于 X 染色体,在神经细胞、精原细胞及胎儿卵巢中高表达。在基因的第 1 外显子 5′非编码区内含有 CGG 三核苷酸重复序列,正常人 *FMR1* 基因的重复数目为 5~50,当重复数目在 50~200 区间时称为前突变。目前认为 *FMR1* 基因的前突变与卵巢功能早衰相关。当 CGG 扩增异常(>200)时引起脆性 X 综合征。脆性 X 综合征的患者多数具有严重的智力低下及多种其他各脏器临床表型,其中包括女性的卵巢发育不全。对携带前突变或者患有脆性 X 综合征的患者,可行胚胎植入前遗传学诊断或者产前诊断明确胚胎或胎儿是否携带该异常扩增的基因,以尽可能地减少患儿的出生。

(三) 诊断

1. 特纳综合征

(1)临床表现:许多 TS 患者身材短粗,胸部呈方形。新生儿可能有手和足的先天性淋巴水肿合并以下两种或两种以上形态学异常:蹼颈、指甲发育不良、高腭及第四掌骨短。患者的这些体格特征,是由于淋巴管发育不全引起淋巴液停滞、淋巴管膨胀及淋巴水肿,使邻近组织和器官及正在发育的骨化中心受压所致。随着年龄的增长,这些女性患者可能出现听力丧失、甲状腺功能减退及肝功能异常。成年患者中有 35%～45% 有转氨酶升高,绝经后激素治疗能使其得到改善。患者智力通常在正常范围内,但可能存在特定神经认知障碍,例如视觉空间组织功能障碍。其他表现包括:自身免疫性疾病(包括慢性自身免疫性甲状腺炎)以及面部发育和心血管、泌尿道及骨骼结构的特定形态学缺陷。

1)原发性性腺发育不全:外阴呈幼稚型,乳腺及乳头无发育,乳距增宽。无阴毛及腋毛生长,原发闭经。少数患者可有青春期第二性征发育和月经来潮,多见于嵌合体核型患者,但成年后易发生卵巢功能早衰。TS 患者卵巢的特征性表现是仅有少量结缔组织,无卵泡或仅有少量闭锁卵泡("条索状性腺")。另外,骨质疏松和骨折在 TS 女性中很常见,这被认为是由卵巢功能衰竭和 X 染色体上骨相关基因单倍剂量不足引起的。

2)身材矮小:身材矮小合并短粗体形是 TS 最常见的临床特征。未经治疗患者的成年身高与父母身高中值呈显著性相关(即患者身高与父亲和母亲的身高百分位数的平均值相一致)。未经治疗患者的身高较正常人身高落后约 20cm,一般不超过 150cm。

3)发育异常:皮肤常有黑痣,多分布在面、颈、胸和背部,通贯手掌纹。TS 患者色素痣的发生率有所增加,但黑色素瘤发病率并未增加。小型病例系列研究报道了弱视、斜视、上睑下垂、眼距过宽、内眦赘皮、远视和红绿色盲。耳部异常表现为耳轮突出,鲨鱼样口,腭弓高尖,下颌小,可伴牙床发育不良。易发生中耳病变,听力下降,传导性耳聋。颈部异常多为蹼颈、颈粗短和后发际低。部分存在智力低下、语言障碍。

4)畸形:TS 患者通常胸部呈盾形,部分有肘外翻、第 4 掌骨短、指/趾弯曲、股骨和胫骨外生骨疣及指骨发育不良,偶见膝外翻和脊柱侧弯。17%～45% 的 TS 患者合并心血管畸形,包括主动脉缩窄、主动脉瓣疾病、主动脉夹层。有 30%～50% 的患者存在肾脏畸形,最常见为马蹄肾,其次为肾脏血供异常。

(2)辅助检查:如果患者出生时即有典型的解剖异常(如淋巴水肿),则很快可以诊断 TS。其他患者的主要表现可能是儿童期生长障碍、青春期无发育或不完全发育,甚至继发性闭经。对任何怀疑为 TS 的患者都应进行染色体核型分析以确诊。除此之外,对于可疑 TS 的患者还应进行性激素、甲状腺自身抗体及甲状腺激素、生长激素、心脏超声、泌尿系统超声、消化系统疾病筛查、骨密度等检查。

(3)鉴别诊断:需与以下情况相鉴别:低促性腺激素性性腺功能减退症,因为其他原因导致的表现为身材矮小或者畸形的疾病,如:Noonan 综合征,该病为常染色体显性遗传疾病,为基因突变所引起。主要表现为特殊面容、身材矮小、胸廓畸形、先天性心脏病和凝血障碍等。另外,还有因营养状态以及慢性系统性疾病对身高、青春发育的影响,垂体性侏儒以及其他原因的高促性腺激素性性腺功能减退症。

2. 单纯性腺发育不全 Swyer 综合征患者出生及幼时为正常女性,不易发现异常。青春期后多表现为原发闭经以及第二性征不发育。染色体检查会发现核型为 46,XY,与女性表型不符。超声检查性腺多为条索状结缔组织。染色体核型为 46,XX 的单纯性腺发育不全的患者同样表现为原发闭经以及第二性征不发育,但染色体为正常核型。腹腔镜下可见双侧条索状卵巢组织。诊断需与其他原因造成的原发闭经相鉴别。

(四)治疗

1. **促生长治疗** 主要目标为尽早获得与年龄匹配的正常身高,重塑青春期加速生长并且最终达到正常成年后的身高。目前的观点是 TS 患儿一旦出现生长落后就需要尽快启动生长激素治疗。推荐生长激素治疗持续至达到满意身高,但对于生长潜力微小的患者,如骨龄大于 14 岁或治疗后每年身高增长小于 2cm,可考虑停止治疗。潜在的风险包括:关节疼痛、水肿、腕管综合征、甲状腺功能减退、糖脂代谢异常、脊柱侧弯和后凸的发生等需与家属充分沟通。

2. **诱导青春期** 应在结合患者意愿的情况下,建议从 12~13 岁开始,从小剂量开始进行雌激素补充。起始剂量可为成人剂量的 1/8~1/4,模拟正常的青春期发育过程。必要时可联合使用生长激素,促进身高的生长。根据骨龄和身高的变化,在 2~4 年内逐渐增加雌激素剂量;有子宫并出现阴道流血者应开始加用孕激素以保护子宫内膜,无子宫者单用雌激素即可。当身高不再增长时,有子宫的患者转为标准剂量雌孕激素序贯治疗。治疗期间应监测骨龄和身高的变化,对于骨骺一直未闭合的患者,在达到理想身高后,应增加雌激素剂量,促进骨骺愈合而使身高增长停止。因经皮雌激素有更高的生理雌激素浓度,经皮雌激素被认为是更佳的给药方式。

3. **TS 患者的生育问题** 2%~5% 的 TS 患者可有自发月经来潮及自然受孕,45,XO 的 TS 患者也可多次自然妊娠。对于不能自然受孕的 TS 患者,可以通过卵母细胞捐赠达到生育的目的。对确诊较早且能检测到卵母细胞存在的 TS 患者也可以进行卵母细胞冷冻,届时通过辅助生殖技术实现生育目标。此类患者需进行胚胎移植前诊断,以确定胚胎的染色体是否正常。

4. **含 Y 染色体物质的原发性卵巢发育不良患者** 核型含有一个 Y 染色体的患者,例如,45,X/46,XY 嵌合体或 Swyer 综合征患者,其性腺肿瘤的发病风险增加,此类患者建议行性腺切除术。

5. **心理评估及治疗** 心理评估应当作为每位 TS 儿童初始评估和持续管理方案的一部分。在进行学前教育之前,推荐对这些儿童进行智力技能、学习能力、运动技能及社交成熟度的评估。必要时给予心理支持。

二、卵巢功能早衰

(一)概述

卵巢功能早衰(premature ovarian failure,POF)的概念由学者 Keettel 于 1964 年提出,是指多种病因所致的卵巢功能衰竭,发生于 40 岁以下的女性。2008 年,美国生殖医学会提出了"原发性卵巢功能不全(primary ovarian insufficiency)"的概念。2016 年,欧洲人类生殖与胚胎协会发表了最新的"原发性卵巢功能不全处理指南",将原发性卵巢功能不全更改为"早发性卵巢功能不全(premature ovarian insufficiency,POI)",指南中将"原发性(primary)"换为"早发性(premature)",且 ESHRE 指南将 FSH 的诊断阈值(40U/L)改为 25U/L,使得在早期能够发现卵巢功能不全的女性,以达到早期诊断、早期治疗的目的。我国专家共识中早发性卵巢功能不全的定义是:女性在 40 岁之前卵巢活动衰退的临床综合征,以月经紊乱(如停经或稀发月经)伴有高促性腺激素和低雌激素为特征。停经或月经稀发 4 个月,间隔>4周连续两次 FSH>25U/L。卵巢功能早衰的定义是:女性 40 岁之前达到卵巢功能衰竭。闭经时间≥4~6 个月,两次间隔 4 周以上 FSH>40U/L,伴有雌激素降低及绝经症状。近年来,学界普遍认为 POF 不能体现疾病的发展过程,故目前更倾向于采用 POI。流行病学资料显示,POF 的发生率约为 1%,中国的发生率为 0.5%,30 岁前 POF 的发生率为 0.1%,20 岁前只有 0.01%。

(二) 病因

目前已知的病因包括遗传、免疫、医源性因素以及代谢、环境等因素,但大部分 POF 患者病因不明,属于特发性 POI。

1. **遗传学病因**　绝大多数的 POI 患者为自发性,约 10%的 POF 患者有家族史,姐妹数人或祖孙三代可共同发病,家族分析表明 POI 和早绝经有较高的家族遗传倾向。遗传因素占病因学的 20%~25%,包括染色体核型异常和基因突变。10%~13%的 POI 患者存在染色体数量或结构异常。目前发现与疾病相关的基因高达 20 多种。染色体异常中 X 染色体异常排在首位,45,X 及其嵌合、X 染色体长臂或短臂缺失、X 染色体——常染色体易位是常见的异常染色体核型。常染色体异常导致的综合征型 POI 及其相关致病基因:以 POI 为临床表型之一的遗传性综合征,如睑裂狭小-上睑下垂-倒转型内眦赘皮综合征、脑白质发育不良、共济失调-毛细血管扩张症等的候选致病基因包括 *FOXL2*、*EIF2B* 和 *ATM* 等,但具体机制多数不清。半乳糖-1-磷酸鸟苷转移酶基因 *GALT*,可导致半乳糖血症,患者除了表现为肝肾功能受损,还有低智商、语言障碍、生长迟缓和 POI。自身免疫调节因子(autoimmune regulator, AIRE)是自身免疫性多腺体综合征的致病基因,与 POI 有相关性报道。其他已发现的致病基因包括:生殖内分泌相关基因(*FSHR*、*LHR*、*CYP17*、*CYP19* 和 *ESR1* 等)、卵泡发生相关基因(*NOBOX*、*FIGLA*、*LHX8* 和 *GDF9* 等)、减数分裂和 DNA 损伤修复相关基因(*MCM8*、*MCM9* 和 *CSB-PGBD3* 等)。

2. **手术、放疗和化疗以及感染因素**　手术引起卵巢组织破坏、残留卵巢正常组织少或局部炎症以及影响卵巢血液供应而导致 POI。手术中高能量器械的使用可能损伤卵泡、盆腔手术中对卵巢血供潜在的损伤可直接对卵巢功能造成损害。如卵巢肿瘤剥除术、一侧卵巢切除术、子宫或输卵管手术等。

化疗药物可诱导卵母细胞凋亡或破坏颗粒细胞功能,其对卵巢功能的损害与药物种类、剂量及年龄有关。化疗药物可诱导凋亡机制,引起卵泡结构紊乱以及前颗粒细胞肿胀,其对卵巢功能的损害与化疗方案、剂量及年龄有关。对卵巢毒性最高的化疗药是烷化剂,因其作用不依赖于细胞周期。

放疗对卵巢功能的损害程度取决于剂量、照射部位及年龄。年龄越大放疗的耐受性越差,越易发生 POI。人卵母细胞对放射线极其敏感,盆腔放射剂量<2Gy 即可致 50%人卵母细胞损伤,5~10Gy 盆腔放射剂量即可使得卵巢功能彻底衰退。

3. **自身免疫性因素**　自身免疫功能失调可能造成卵巢功能损伤,但是免疫因素究竟为原因或是结果目前尚无定论。自身免疫诱导的卵巢功能损害,可单独存在或与其他自身免疫性紊乱同时存在。部分 POI 患者伴有自身免疫性疾病,其中自身免疫性甲状腺疾病、Addison 病与 POI 的关系最为密切。

4. 环境或生活方式因素 不良的环境因素及不良的生活方式(包括不良嗜好)也可能影响卵巢功能。吸烟、饮酒以及其他因素可能会影响绝经年龄,但尚未确认是导致 POI 的确切病因,仍需对其可能造成的负面影响和潜在机制进行调查和验证。

5. 感染性因素 比如人类免疫缺陷病毒、流行性腮腺炎病毒、单纯疱疹病毒和带状疱疹病毒等。

(三)诊断

1. 临床表现 患者可有一种或多种临床表现。

(1)症状:①月经改变:原发性 POI 表现为原发闭经。继发性 POI 随着卵巢功能逐渐衰退,会先后出现月经周期缩短、经量减少、周期不规律、月经稀发、闭经等。从卵巢储备功能下降至功能衰竭,可有数年的过渡时期,临床异质性很高。少数女性可出现无明显诱因的月经突然终止。②生育力减低或不孕症:生育力显著下降;在疾病的初期,由于偶发排卵,仍然有 5%~10% 的妊娠机会,但自然流产和胎儿染色体畸变的风险增加。③雌激素水平降低的表现:原发性 POI 表现为女性第二性征不发育或发育差。继发性 POI 可有潮热出汗、生殖道干涩灼热感、性欲减退、骨质疏松、骨痛、骨折、情绪和认知功能改变、心血管症状和心律失常等。④其他伴随症状:其他伴随症状因病因而异,如心血管系统发育缺陷、智力障碍、性征发育异常、肾上腺和甲状腺功能减退、复发性流产等。

(2)体征:原发性 POI 患者可存在性器官和第二性征发育不良、体态和身高发育异常。不同病因可导致不同受累器官的病变,出现相应的伴随体征。继发性 POI 患者可有乳房萎缩、阴毛腋毛脱落、外阴阴道萎缩表现。

2. 辅助检查 ①基础内分泌:至少 2 次血清基础 FSH>25U/L(在月经周期的第 2~4 天,或闭经时检测,2 次检测间隔 为 4 周);血清雌二醇水平可因 POI 患者早期卵泡的无序生长而升高[>183pmol/L(即 50pg/ml)],继而降低。②经阴道超声检查:双侧卵巢体积较正常小;双侧卵巢直径 2~10mm;两侧 AFC 之和<5 个。③血清 AMH 值≤7.85pmol/L(1.1ng/ml)。青春期前或青春期女性 AMH 水平低于同龄女性 2 倍标准差,提示 POI 的风险增加。④遗传和免疫相关的检查:包括染色体核型分析、甲状腺功能、肾上腺抗体等。

3. POI 的诊断 结合病史、家族史、既往史、染色体及其他相关检查的结果进行遗传性、免疫性、医源性、特发性等病因学诊断。诊断标准:①年龄<40 岁。②月经稀发或停经至少 4 个月以上。③至少 2 次血清基础 FSH>25U/L(间隔>4 周)。亚临床期 POI:FSH 水平在 15~25U/L,此属高危人群。

4. 鉴别诊断 需与以下情况相鉴别:妊娠、生殖道发育异常、完全性雄激素不敏感综合征、Asherman 综合征、多囊卵巢综合征、甲状腺疾病、空蝶鞍综合征、中枢神经系统肿瘤、功能性下丘脑性闭经、卵巢抵抗综合征又称卵巢不敏感综合征(insensitive ovary syndrome)。

(四)治疗和管理

POI 的发病机制尚不明确,目前尚无有效的方法恢复卵巢功能。

1. 激素替代治疗(hormone replacement therapy,HRT) 不仅可以缓解低雌激素症状,而且对心血管疾病和骨质疏松起到一级预防作用。若无禁忌证,POI 患者均应给予 HRT。

(1)HRT 的适应证:①绝经相关症状:月经紊乱、潮热、多汗、睡眠障碍、疲倦、情绪障碍如易激动、烦躁、焦虑、紧张或情绪低落等。②泌尿生殖道萎缩的相关症状:阴道干涩、疼痛、性交痛、反复发作的阴道炎、排尿困难、反复泌尿系统感染、夜尿多、尿频和尿急。③低骨量及骨质疏松症:包括有骨质疏松症的危险因素及绝经后骨质疏松症。

(2)HRT的禁忌证:已知或可疑妊娠;原因不明的阴道出血;已知或可疑有乳腺癌;已知或可疑有性激素依赖性恶性肿瘤;患有活动性静脉或动脉血栓栓塞性疾病(最近6个月内);严重的肝、肾功能障碍;血卟啉症、耳硬化症;已知患有脑膜瘤(禁用孕激素)。

(3)HRT的慎用情况:慎用情况并非禁忌证,是可以应用HRT的,但是在应用之前和应用过程中,应该咨询相应专业的医师,共同确定应用HRT的时机和方式,同时采取比常规随诊更为严密的措施,监测病情的进展。包括子宫肌瘤、内异症、子宫内膜增生史、尚未控制的糖尿病及严重的高血压、有血栓形成倾向、胆囊疾病、癫痫、偏头痛、哮喘、高催乳素血症、系统性红斑狼疮、乳腺良性疾病、乳腺癌家族史。

由于诊断POI后仍有妊娠的机会,对有避孕需求者可以考虑HRT辅助其他避孕措施,或应用短效复方口服避孕药(combined oral contraceptives,COC);有生育要求者则应用天然雌激素和孕激素补充治疗。与COC相比,HRT对骨骼及代谢有利的证据更充分。

(1)原发性POI:当POI发生在青春期前时,患者无内源性雌激素,从青春期开始至成年期间必须进行持续治疗,以利于青春期发育。对于此类患者,通常采用HRT诱导青春期。应在结合患者意愿的情况下,建议从12~13岁开始,从小剂量开始进行雌激素补充。起始剂量可为成人剂量的1/8~1/4,模拟正常的青春期发育过程。必要时可联合使用生长激素,促进身高的生长。根据骨龄和身高的变化,在2~4年内逐渐增加雌激素剂量;有子宫并出现阴道流血者应开始加用孕激素以保护子宫内膜,无子宫者单用雌激素即可。当身高不再增长时,有子宫的POI患者转为标准剂量雌孕激素序贯治疗。治疗期间应监测骨龄和身高的变化,对于骨骺一直未闭合的患者,在达到理想身高后,应增加雌激素剂量,促进骨骺愈合而使身高增长停止。因经皮雌激素有更高的生理雌激素浓度,经皮雌激素被认为是更佳的给药方式。

(2)继发性POI:POI患者绝经早,长期缺乏性激素的保护,需长期用药;年轻、并发症少、风险低,是与自然绝经女性的最大区别。应遵循以下原则:在无禁忌证、评估慎用情况的基础上,尽早开始HRT;鼓励持续治疗至平均的自然绝经年龄,之后可参考绝经后的HRT方案继续进行;建议使用标准剂量,不强调小剂量,根据需求适当调整。国外推荐的标准雌激素剂量是口服17β-雌二醇2mg/d、或经皮雌二醇75~100μg/d、或口服炔雌醇10μg/d。国内常用的雌激素剂量是口服雌二醇2mg/d、结合雌激素0.625mg/d或经皮雌二醇50μg/d;推荐雌孕激素序贯疗法,配伍孕激素的剂量建议为每周期口服地屈孕酮10mg/d,服用12~14天;或微粒化天然黄体酮200mg/d(口服或阴道置药),12~14天。通常患者对复方制剂的依从性优于单方制剂配伍,雌二醇-雌二醇地屈孕酮2/10片有一定的优势。无子宫或已切除子宫者可单用雌激素。如仅为改善泌尿生殖道萎缩症状时,可经阴道局部补充雌激素;因需要HRT的时间较长,建议选用天然或接近天然的雌激素(17-β雌二醇、戊酸雌二醇、结合雌激素等)及孕激素(微粒化黄体酮胶丸或胶囊、地屈孕酮),以减少对乳腺、代谢及心血管等方面的不利影响。现有的数据显示,地屈孕酮相对于其他合成孕激素,不增加乳腺癌的发生风险;治疗期间需每年定期随访,以了解患者用药的依从性、满意度、不良反应,必要时调整用药方案、药物种类、剂量、剂型。

2. 非激素治疗 对于存在HRT禁忌证、暂时不愿意或者暂时不宜接受HRT的POI患者,可选择其他非激素制剂来缓解低雌激素症状:①植物类药物。包括黑升麻异丙醇萃取物、升麻乙醇萃取物,作用机制尚未完全明确。②植物雌激素。是指植物中存在的非甾体雌激素类物质,主要为杂环多酚类,其雌激素作用较弱,长期持续服用可能降低心血管疾病风险、改善血脂水平、改进认知能力。③中医药。包括中成药、针灸、耳穴贴压、按摩、理疗等,其辅助治疗作用仍有待临床证据证实。

目前,POI 非激素治疗的临床证据非常有限,尚不能作为 HRT 的替代方案,仅作为辅助治疗或暂时性的替代治疗。

3. 生育力保护保存 只有 5%～10% 的 POI 患者可以自然受孕分娩。生育力保护保存主要针对 POI 高风险人群或因某些疾病或治疗会损伤卵巢功能的情况。同时很多国际专业学会强烈建议:所有年轻的女性癌症患者,在癌症确诊时医师就应该及时告知其生育力保护保存的方法。根据患者的个体化情况,例如:手术、放疗或化疗的急迫性、年龄、婚姻状况、肿瘤治疗的方案及剂量等选择不同的生育力保护方法。目前,女性生育力保护保存方法主要有:卵母细胞冻存、胚胎冻存、卵巢组织冻存移植、体外激活技术、药物抑制卵巢的卵泡发育、卵巢移位手术等。

4. 身心及远期管理 ①身心管理:POI 对心理健康、心血管疾病和生活质量有着显著的负面影响。POI 患者应进行心理及生活习惯的干预,戒烟、规律负重锻炼、保持健康体重等。及时早期开始 HRT 治疗对心身健康、心血管系统等都具有保护作用,萎缩性阴道炎性交困难者可阴道给予外用雌激素,阴道润滑剂也可用于改善 POI 患者的性交痛。②骨质保护:在 POI 诊断和持续管理期间考虑骨骼健康很重要。POI 患者患骨质疏松的风险增加了 6 倍,适时开始 HRT 可以保持骨骼健康,降低骨折的风险;其他药物治疗包括双膦酸盐、钙和维生素 D 等。

综上所述,鉴于 POI 患者的生育力下降问题以及对健康不利的影响,对于 POI 发生风险高的患者我们要早期识别,尽早、个体化地告知其生育力保护保存方法。对于 POI 患者的治疗以及管理,药物是其中一个很重要的方面,一旦诊断为 POI,应尽早给予 HRT 治疗。

第五节　闭　　经

一、概　　述

闭经是女性比较常见的症状,很多种情况都可以导致闭经。原发闭经的定义是年龄>14岁,第二性征未发育;或者年龄>16岁,第二性征已发育,月经还未来潮。继发闭经是指正常月经周期建立后,月经停止 6 个月以上,或按自身原有月经周期停止 3 个周期以上。排除妊娠期、哺乳期和绝经期的生理性闭经,成年女性病理性闭经的发生率为 3%～5%,月经稀发女性闭经的发生率约为 11%。

原发闭经多为性腺发育不良(如 Turner 综合征)和生殖道解剖异常导致的,而继发闭经多为下丘脑-垂体-卵巢轴的功能障碍,包括多囊卵巢综合征、低促性腺激素性闭经、高催乳素血症等。

按下丘脑-垂体-卵巢-子宫轴病变和功能失调的部位,可将闭经分为下丘脑性闭经、垂体性闭经、卵巢性闭经、子宫性闭经以及下生殖道发育异常性闭经。WHO 将闭经归纳为 3 种类型:Ⅰ型,无内源性雌激素产生的证据,卵泡刺激素水平正常或低下,催乳素水平正常,无下丘脑、垂体器质性病变的证据;Ⅱ型,有内源性雌激素产生、FSH 及催乳素水平正常;Ⅲ型为 FSH 水平升高,提示卵巢功能衰竭。

二、病　　因

原发闭经通常是遗传或解剖学异常造成的。在一项关于原发闭经的大型病例系列研究中,最常见的病因包括:性腺发育不全占43%,如Turner综合征;米勒管未发育(无阴道,有时合并无子宫)占15%;由一些急慢性全身性疾病导致的生理性青春期延迟占14%;另外还有一些少见的病因,如阴道横隔、处女膜闭锁、神经性厌食、减肥过度、垂体功能减退、完全性雄激素不敏感综合征、高催乳素血症/催乳素瘤、其他垂体肿瘤、先天性肾上腺皮质增生症、甲状腺功能减退症、中枢神经系统缺陷、颅咽管瘤和库欣病等。

根据一项纳入262例闭经患者的病例系列研究,继发闭经最常见的原因包括:下丘脑性占35%;垂体性占17%,其中13%为高催乳素血症、1.5%为空蝶鞍综合征、1.5%为希恩综合征、1%为库欣综合征;卵巢性占40%,其中30%为多囊卵巢综合征、10%为原发性卵巢功能不全,又称卵巢功能早衰;子宫性占7%,均由宫腔粘连导致;其他原因占1%,如先天性肾上腺皮质增生症、卵巢及肾上腺肿瘤、甲状腺功能减退症等。

三、诊　　断

通过病史询问、体格检查、妇科检查、实验室检查及影像学检查可以明确大多数闭经的病因。诊断流程见图10-1及图10-2。

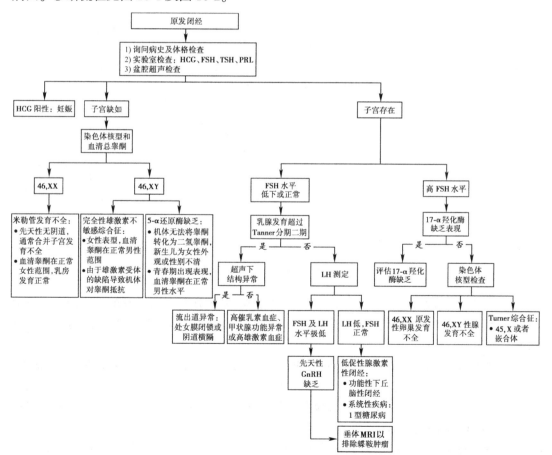

图10-1　原发闭经诊断流程图

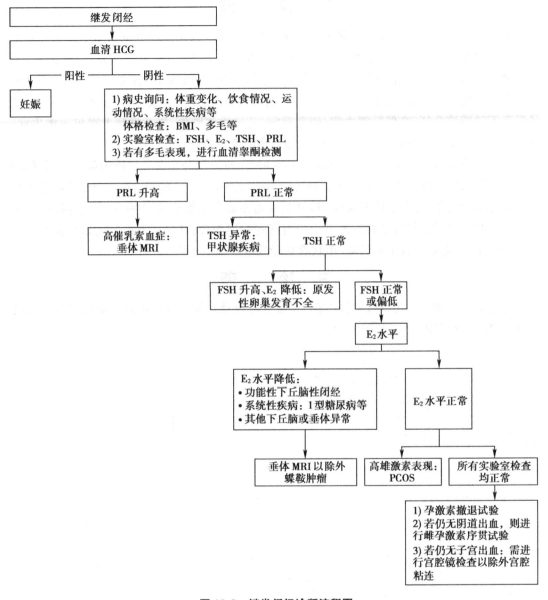

图 10-2　继发闭经诊断流程图

1. **病史**　应详细询问患者既往是否有月经来潮,以区分原发闭经及继发闭经。了解患者的饮食、运动、体重变化情况、慢性病病史、有无长期应用的药物、是否接受过放化疗等情况。

2. **体格检查**　包括身高、体重、毛发分布乳腺发育情况(Tanner 分期)、痤疮、甲状腺等,妇科检查可以除外生殖道异常,如处女膜闭锁、阴道横隔、米勒管发育不全等。一些特定的表象可以帮助诊断,如发际线低、有颈蹼往往提示 Turner 综合征;满月脸、向心性肥胖、痤疮、紫纹则提示 Cushing 综合征。

3. **辅助检查**　首先应进行妊娠检测,以除外因妊娠造成的生理性闭经,同时进行血清性腺激素、甲状腺激素的检测。TSH 水平的高低有利于排除甲状腺疾病,如果血清催乳素持续升高,在排除药物因素后需行 CT 或者 MRI 检查以除外垂体肿瘤。FSH 水平正常或降低时,下丘脑病变和多囊卵巢综合征是继发闭经最常见的原因。FSH 水平升高时,卵巢功能早衰或性腺发育不全是常见的病因。性腺发育不全或性分化异常者应行染色体检查。对于雄激素升高患者,应行游离睾酮、脱氢表雄酮、17 羟孕酮的检测,以区分多囊卵巢综合征、肾上腺皮质增生等。

四、治　　疗

对于闭经患者的不孕治疗,首先要明确病因,治疗的首要目的是去除病因,诱导排卵,提高受孕概率。

1. **病因治疗**　对于由于精神因素、饮食异常、过度运动等身心疾患造成的闭经,通过改变生活方式、心理疏导等方式,部分患者可自行恢复月经,也可能恢复排卵,自然受孕。

2. **药物治疗**　主要为对症治疗。

(1)闭经:对于长期闭经患者,在进行下一步处理之前应采用孕激素撤血或者雌孕激素序贯治疗,使其月经来潮。

(2)对于因甲状腺功能减退造成闭经的患者,应予补充甲状腺素,使促甲状腺素维持在正常水平,并维持至孕期。在妊娠期间,可能需要调整甲状腺素的用量,故需定期检查甲状腺功能。

(3)对于高催乳素血症患者,可给予溴隐亭口服或阴道用药。口服使用剂量为 2.5~12.5mg/d,一般从小剂量开始,每天 2 次,每次 1.25mg,餐中进服,若连服 3 天无不适,可增加剂量至 2.5mg/次,每天 2 次。若能够适应,以后可加量至每日 3~4 次,根据血催乳素下降情况调整最佳剂量。3 个月为 1 个疗程。阴道用药可取得与口服相似的疗效,单次阴道给药药效可持续 24 小时,且胃肠道反应较小。现有资料多认为溴隐亭在妊娠期的使用未见有致畸作用,但一般建议一旦妊娠确立后,应停止使用,对妊娠女性在撤药期应严密监控。

(4)诱导排卵:对于闭经的不孕症患者,最重要的治疗是使卵泡正常发育,达到受孕的目的。

1)I 型无排卵患者,需应用促性腺激素(gonadotropins,Gn)进行诱导排卵治疗,由于该类无排卵患者血清 FSH 及 LH 均较低,故首先尿促性素(human menopausal gonadotropin,HMG)进行诱导排卵。自月经来潮的第 3~5 天开始应用 HMG,75~150IU 起始,每天或隔天注射,监测排卵,根据卵泡发育情况调整用量,若卵泡生长不满意,可逐渐加量,最大剂量为 225~300IU/d。如有优势卵泡发育,保持该剂量不变,至卵泡成熟后给予 HCG 5 000~10 000IU,指导同房或进行宫腔内人工授精,卵泡排出后进行黄体支持。

2)Ⅱ 型无排卵患者,首选的一线药物为枸橼酸氯米芬,自月经周期第 2~6 天开始,推荐起始剂量为 50mg/d,连用 5 天;如卵巢无反应,第二周期逐渐增加剂量(递增剂量 50mg/d),最大剂量为 150mg/d。单用 CC 诱发排卵失败时,可根据患者情况应用 CC 合并外源性 Gn、或合并二甲双胍来诱发排卵。CC 诱导排卵妊娠多发生于治疗最初 3~6 个月,治疗超过 6 个月不推荐再用 CC;CC 成功诱导排卵 3~4 个周期仍未妊娠,建议进一步检查或治疗;合并轻微男方因素时,建议诱导排卵配合 IUI 治疗。除 CC 以外,还可选用来曲唑诱导排卵。自月经第 2~6 日开始使用,推荐起始剂量为 2.5mg/d,连用 5 天;如卵巢无反应,第二周期逐渐增加剂量(递增剂量 2.5mg/d),最大剂量为 7.5mg/d;LE 可合并 Gn 使用,增加卵巢对 Gn 敏感性,降低 Gn 的用量。

若口服促排卵药物应用至最大剂量仍无卵泡生长,或者有卵泡生长,但 4~6 个周期仍未受孕者,可应用注射用促性腺激素进行促排卵治疗,Gn 包括 HMG、r-FSH 及 r-LH 等,用法同 WHO-I 型无排卵患者。

3)Ⅲ型无排卵患者,因为卵巢功能已经衰竭,不建议进行诱导排卵治疗。

3. 体外受精胚胎移植术助孕治疗 对于诱导排卵 4~6 个周期,或行宫腔内人工授精 3 个周期仍未妊娠者,或者闭经同时合并有其他 IVF-ET 指征者,可进行 IVF-ET 助孕治疗。对于 IVF-ET 的治疗要点包括:①对于低促性腺激素性闭经患者,不需进行垂体降调节,可直接应用促性腺激素进行控制性超促排卵。②对于多囊卵巢综合征患者,超促排卵过程中应警惕卵巢过度刺激综合征的发生。

第六节 高催乳素血症

一、概　述

1. **概念** 高催乳素血症(hyperprolactinemia,HPRL)是指各种原因引起的外周血催乳素水平持续增高的一种临床状态。正常育龄期女性催乳素水平不超过 1.14~1.36nmol/L(25~30μg/L)。过高的催乳素可抑制垂体 FSH 分泌而引起不排卵或闭经,伴溢乳者称为闭经-溢乳综合征。

催乳素是由垂体前叶分泌细胞合成和分泌的多肽类激素。催乳素分泌受到多种因素的共同调节,中枢神经系统下丘脑通过催乳素释放抑制因子(prolactin release inhibiting factor,PIF)、催乳素释放因子(prolactin releasing factor,PRF)对垂体前叶起双向调节作用,以 PIF 占优势。下丘脑弓状核合成分泌多巴胺,经垂体门脉系统输送到垂体前叶催乳素细胞,结合多巴胺受体,抑制催乳素分泌,是主要的生理性催乳素抑制因子。

2. **病因** HPRL 的发生原因可分为生理性、药物性、病理性、特发性四类。

(1)生理性:很多生理性因素会影响血清催乳素水平。健康女性血清催乳素水平于夜间和睡眠期、卵泡晚期和黄体期升高。妊娠期间血清催乳素升高 5~10 倍,产褥期血清催乳素水平仍维持较高水平,哺乳期女性血清催乳素水平高于非妊娠期 1 倍,非哺乳女性催乳素在 3 个月内降至非妊娠水平。按摩乳房和吸吮乳头可反射性促进催乳素分泌,空腹、胰岛素性低血糖、进食、运动、应激和性交均可引起催乳素水平的升高,但升高幅度不会太大,持续时间不会太长,不会引起相关的病理症状。

(2)药物性:许多药物可通过拮抗下丘脑 PIF 或增强 PRF 刺激而引起 HPRL。常见的药物有:①多巴胺受体拮抗剂:吩噻嗪类、氟哌啶醇、甲氧氯普胺、多潘立酮、舒必利等。②多巴胺耗竭剂:甲基多巴、利血平。③多巴胺转化抑制剂:阿片肽,吗啡、可卡因等麻醉药。④多巴胺重吸收阻断剂:诺米芬辛。⑤二苯氮䓬类衍生物:苯妥因、地西泮等。⑥组胺和组胺 H₂ 受体拮抗剂:西咪替丁等。⑦单胺氧化酶抑制剂:苯乙肼等。⑧激素类药物:雌激素、口服避孕药、抗雄激素类药物,促甲状腺激素释放激素等。⑨其他:异烟肼。⑩中草药(尤其是具有安神、止惊作用的中草药):六位地黄丸、安宫牛黄丸等。药物引起的 HPRL 多数血清催乳素水平低于 4.55nmol/L,但也有报道长期服用一些药物使血清催乳素水平升高达

22. 75nmol/L。

（3）病理性

1）下丘脑-垂体柄受损：下丘脑及其周围组织病变导致 PIF 不足或下达垂体通路受阻均可引起血清催乳素水平升高，常见于下丘脑或垂体柄病变，如颅底脑膜炎、空蝶鞍综合征、动静脉畸形、颅咽管瘤、神经胶质瘤、帕金森综合征、精神创伤、结节病、结核、梅毒、肉芽肿病等，除此之外，下丘脑功能受损也可影响多巴胺合成，如颅脑放射治疗后。

2）垂体病变：多为垂体肿瘤，如垂体微腺瘤（<10mm）及垂体大腺瘤（≥10mm），约40%为催乳素瘤，是引起年轻女性高催乳素血症最常见的原因。文献报道垂体腺瘤占所有颅内肿瘤的 10%~15%，其中，催乳素腺瘤最为常见，约占全部垂体腺瘤的 45%，是临床上高催乳素血症最常见的原因。其他肿瘤如生长激素瘤，促肾上腺皮质激素瘤可引起促肾上腺皮质激素释放激素升高从而刺激催乳素分泌增加。

3）空蝶鞍综合征：发生率为 5.5%~23.5%，以多产妇和中年肥胖女性居多，分原发性和继发性两类，原发性因鞍膈先天性解剖缺陷所致，继发性因鞍内肿瘤经放疗、手术或自发梗死后、或妊娠时垂体增大产后复旧缩小等情况，使鞍内空间增大，加上某些颅压增高的因素引起脑脊液进入鞍内，垂体柄受压所致。

4）全身性疾病：异位催乳素分泌灶如畸胎瘤、未分化支气管肺癌、肾上腺样瘤和子宫内膜异位症等。

原发性和继发性甲状腺功能减退：外周血 T_3、T_4 水平降低，通过反馈调节机制导致下丘脑促甲状腺激素释放激素分泌增多，刺激垂体合成与分泌催乳素增加；促甲状腺激素释放激素还可能通过抑制多巴胺分泌而使催乳素升高，如假性甲状旁腺功能减退、桥本甲状腺炎等。

甲状腺功能亢进：具体机制不详，有文献曾报告 9 例分泌促甲状腺素的垂体腺瘤患者，其中 7 例血清催乳素水平升高，虽然从甲状腺功能亢进角度看，并发高催乳素血症并不太常见，但这种异常性并不能单纯归咎于分泌促甲状腺素的腺瘤。在某些甲状腺功能亢进患者尚可见巨催乳素血症，循环中有高水平的大分子量催乳素分子。

严重肝病、肝硬化等：严重肝病、肝硬化亦可影响多巴胺的代谢引起血清催乳素升高。肝性脑病时假神经递质形成增多，催乳素释放抑制因子作用减弱导致血清催乳素水平升高。

慢性肾功能衰竭：有 20%~30%合并高催乳素血症，可能与催乳素肾脏代谢清除率下降及催乳素产生过多相关。因肾功能衰竭时不能正常代谢和灭活激素，而高氮质血症也改变了垂体催乳素细胞对多巴胺的敏感性，使得催乳素分泌受抑制程度减少。某些肿瘤如肾上腺瘤、支气管瘤、卵巢囊性畸胎瘤等肿瘤细胞可引起催乳素基因转录启动，分泌大量催乳素，导致高催乳素血症。

多囊卵巢综合征：多囊卵巢综合征患者中 6%~20%可出现泌乳及轻度高催乳素血症，可能因持续雌激素刺激，催乳素分泌细胞敏感性增高所致。

胸部疾病：胸壁病变、损伤、带状疱疹和乳腺手术等均可通过自主神经刺激干扰中枢神经通路促进催乳素分泌。

（4）特发性 HPRL：经过仔细检查未找到病因的 HPRL 称为特发性 HPRL，多因下丘脑分泌多巴胺减少、垂体功能紊乱，导致催乳素分泌增加；或因催乳素分泌细胞弥漫性增生所致；部分患者可能是巨分子催乳素血症，这种巨分子催乳素有免疫活性而无生物活性。

二、诊　　断

1. 病史　详细询问月经史、婚育分娩及哺乳史、溢乳模式,发病前手术、放疗、应激、服药史,有无肥胖、头痛、视力改变等,既往甲状腺、肝、肾、胸壁、乳房疾病,脑炎、脑外伤史,采血时有无应激等。

2. 临床表现

(1)症状

1)月经紊乱和生育障碍:HHRL 患者 90%有月经紊乱,以继发闭经多见,也可为月经量少、稀发或无排卵月经。一般认为催乳素>3.17nmol/L 可引起闭经。高催乳素血症对下丘脑-垂体-卵巢轴(hypothalamic-pituitary-ovarian axis,H-P-O 轴)有抑制作用。当轻度抑制时,导致黄体功能不足,从而出现月经周期缩短、月经前后不规则出血以及反复自然流产,随着抑制的加重,可出现排卵障碍,表现为排卵障碍性异常子宫出血、闭经及不孕。

2)溢乳:是高催乳血症最常见的症状,是指在非妊娠和非哺乳期女性乳房分泌水样或乳汁样分泌物。部分患者表现为自发性溢乳,而部分患者在体格检查时发现。通常为双侧乳房均有溢乳,也可为单侧乳房溢乳。HPRL 也可无溢乳,原因可能是伴有低雌激素水平,或催乳素的异质性,相反,溢乳也可见于催乳素正常的女性。

3)多毛:少数患者可有高雄激素的临床表现,出现多毛、脂溢及痤疮等。可能由于催乳素直接刺激肾上腺皮质合成 DHA 而引起雄激素过多。可伴有多囊卵巢综合征等其他异常。

4)低雌激素症状:高催乳血症对于 H-P-O 轴的长期抑制作用,患者将出现一系列低雌激素症状,表现为偶有潮热、阴道干涩、性欲减退、情绪改变、抑郁,进行性骨痛、骨密度减低以及骨质疏松等。

5)肿瘤压迫症状:垂体微腺瘤一般无明显症状。垂体大腺瘤可出现头痛、视力障碍及视野缺损,甚至出现眼睑下垂等视神经受压症状。垂体前叶功能不全如继发性肾上腺轴和甲状腺轴功能减退的临床表现,如纳差、乏力、畏寒和水肿等。若合并垂体瘤卒中,可表现为突发性剧烈头痛、呕吐和视力下降等症状。垂体催乳素混合瘤患者还会出现相关激素高分泌的临床表现,例如肢端肥大症、继发性甲状腺功能亢进等。

(2)体格检查:有无溢乳,双侧或单侧,溢乳的量并不重要,如果涂片发现较多的脂滴,则可确定为溢乳。有无胸壁病变、肢端肥大症或 Cushing 综合征的表现,有无视野改变、有无盆腔肿块或无生殖器萎缩。

3. 实验室检查

(1)血清催乳素测定:血清催乳素测定是最主要的诊断方法,因催乳素的分泌受多种因素的影响,如睡眠、休息、挤压乳房、刺激性饮食、紧张、焦虑、抑郁、性交等,在采血时必须排除以上因素。最好在早卵泡期采血,异常者复查 2~3 次后确定诊断。

(2)性激素测定:需测定血清 FSH、LH、E_2、T、P 等水平,评估卵巢及黄体功能。

(3)甲状腺功能:包括 T_3、T_4、TSH 等。

(4)其他:必要时需测定血 HCG、其他垂体激素(包括生长激素、促肾上腺皮质激素等)、肝肾功能、盆腔 B 超、骨密度等。

4. 影像学检查　当血清催乳素>4.55nmol/L(100μg/L),应行鞍区影像学检查,以排除或明确是否存在压迫垂体柄或分泌催乳素的颅内肿瘤以及空蝶鞍综合征。鞍区 MRI 是诊断垂体催乳素瘤首选的定位检查,动态增强 MRI 能够增加垂体微腺瘤的检出率。CT 有助于判断鞍区肿瘤对周围骨性结构的破坏情况,并用于无条件进行 MRI 检查患者的定位诊断。HPRL 诊断流程见图 10-3。

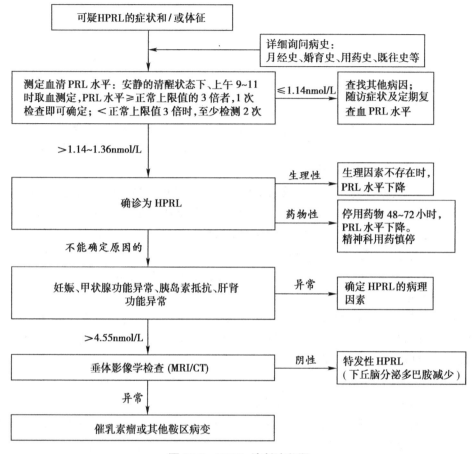

图 10-3　HPRL 诊断流程图

三、治　疗

1. 一般原则　在确定 HPRL 后,首先要根据患者的年龄、病因、生育要求及症状来决定是否需要治疗。HPRL 的治疗目标是抑制催乳素分泌、恢复女性正常月经和排卵功能、减少溢乳及改善相关其他症状。有妊娠意愿的患者孕前治疗目标是使催乳素水平恢复正常、缩小垂体肿瘤体积、恢复正常月经和排卵、减少并发症并预防复发;妊娠期的主要风险在于早期流产及已控制的垂体催乳素瘤增大,因此,妊娠期治疗的重点目标在于垂体催乳素瘤的管理和监测;产后 HPRL 复发率为 17%~37%,因此 HPRL 患者还应注意产后监测及随访。

2. 治疗方案　治疗方法包括定期随访、药物治疗、手术治疗、放疗等。

（1）定期随访:血催乳素水平轻度升高(<4.55nmol/L)的患者若无明显症状,有规律排卵及月经,考虑大分子或大大分子催乳素存在的可能,可密切随访。

生理性因素引起的 HPRL 无需治疗。临床治疗中应首先明确有无刺激催乳素升高的生理性因素,如精神因素、运动、进食、睡眠、性交、乳头刺激等可引起催乳素暂时性升高。

无症状的药物性 HPRL 无需停药及治疗。存在临床表现者应根据相关科室意见评估能否停药或换药,停药或换药后查催乳素。

(2)药物治疗:多巴胺受体激动剂(dopamine agonists,DAs)是治疗 HRPL 的首选药物。常用的药物有溴隐亭、卡麦角林(cabergoline)、喹高利特(quinagolide)、培高利特(pergolide)等。

1)溴隐亭:是第一个在临床应用的多巴胺受体激动剂,是一种半合成的麦角胺碱衍生物,能有效地抑制催乳素的合成及分泌。对于病理性 HPRL,包括垂体微腺瘤、垂体大腺瘤均可首选溴隐亭治疗。溴隐亭治疗应从小剂量开始逐渐增加,初始剂量为 1.25~2.5mg/d,睡前或餐中口服,3~7 天后逐渐加量,每天 2 次,常用剂量为 5.0mg/d,少数患者需要 7.5~10mg/d。常见的不良反应主要是胃肠道反应(恶心、呕吐、便秘)及直立性低血压(头痛、头晕、乏力)等。溴隐亭也可阴道给药,以减少不良反应。

2)卡麦角林:是继溴隐亭以后开发的新型麦角生物碱衍生物,具有长效多巴胺受体激动剂作用,对垂体催乳素细胞的多巴胺 D_2 受体有高度选择性和亲和力,抑制催乳素的作用更强大而不良反应较小,作用时间更长。对溴隐亭抵抗(15mg/d 溴隐亭效果不满意)或不耐受溴隐亭治疗的催乳素腺瘤患者,改用此新型多巴胺受体激动剂仍有 50% 以上有效。卡麦角林的半衰期约 65 小时,可 1 周服用 1~2 次,常用剂量为 0.5~2.0mg(1~4 片)。不良反应少,很少出现消化道反应,依从性较溴隐亭好。

3)喹高利特:是一种消旋新型非麦角类长效多巴胺激动剂,是选择性特异多巴胺 D_2 受体促效剂,半衰期为 22 小时,故每日服药 1 次,75~300μg。由于其与多巴胺 D_1 受体亲和力很小,故不良反应较小,可用于溴隐亭抵抗或不能耐受者。

4)培高利特:是一种新的长效麦角类多巴胺受体激动剂,作用时间长,可每日口服 3mg,达到有效治疗剂量。多用于溴隐亭不敏感患者。

5)其他辅助治疗药物:闭经溢乳不孕症患者,服用溴隐亭可使 60%~80% 的患者血催乳素降至正常水平,80%~90% 的患者恢复排卵,70% 的患者生育。如经药物治疗催乳素水平恢复正常后仍不排卵者,可与其他药物如枸橼酸氯米芬、促性腺激素合用诱发排卵,高催乳素血症患者用枸橼酸氯米芬治疗不能引起 LH 峰,因此单用枸橼酸氯米芬治疗 87% 的患者无效,降低催乳素可恢复中枢对 E_2 和枸橼酸氯米芬的敏感性;手术或放疗后导致垂体功能衰退者,应用外源性 Gn 制剂如 HMG 或 HCG 促排卵;原发性甲状腺功能减退症,如确诊甲状腺功能减退症,可用甲状腺素替代疗法,每天用左甲状腺素 50μg 起,逐渐增加剂量至 TSH 和催乳素正常范围,溢乳随之消失,月经恢复。若催乳素水平持续不降低或降低后升高者,应进一步检查除外垂体微腺瘤;低雌激素症状可用雌激素替代治疗,以预防骨质疏松和心血管疾病。

(3)手术治疗:分泌催乳素的腺瘤大多数生长缓慢,很少长成大腺瘤,部分肿瘤甚至可自然退化,因此可观察或用药物治疗。但部分患者仍需手术治疗。

手术适应证:药物治疗无效或效果欠佳;药物治疗不耐受;巨大垂体腺瘤伴视交叉压迫急需减压者;或药物治疗 2~3 个月血催乳素正常但瘤体无改变,疑为无功能瘤者;侵袭性垂体腺瘤伴有脑脊液鼻漏者;拒绝长期服用药物者;复发性垂体腺瘤。术后需行全面垂体功能评估。有全垂体功能减退的患者需给予相应的激素替代治疗。术后仍有肿瘤残留的患者须进一步药物或放射治疗。

（4）放疗：主要适用于侵袭性大腺瘤、术后肿瘤残留或复发、药物治疗无效或不耐受、有手术禁忌或拒绝手术、不愿长期服药的患者。主要并发症为全垂体功能减退、恶变、视神经损伤、放射性颞叶坏死等。因此不主张单纯放射治疗。近年来，随着立体定位放射外科（γ刀、质子射线）的发展，30%的患者血催乳素水平恢复正常，显效时间为数月~数年；但应用时间尚短，有待积累资料。

3. **治疗后的随诊** 多巴胺受体激动剂治疗 HPRL、垂体催乳素腺瘤时，无论是降低血清催乳素水平还是使肿瘤体积缩小，都是可逆性的，需长期用药才能维持疗效。给予初始治疗剂量达到血清催乳素水平正常、月经恢复后，原治疗剂量可维持不变，3~6 个月后微腺瘤患者即可开始减量；大腺瘤患者需复查 MRI，确认催乳素腺瘤已明显缩小，血清催乳素水平正常后可开始减量。每次减量幅度为在原每日剂量的基础上减少 1.25mg，以保持血清催乳素水平正常的最小维持量。每年至少随诊 2 次。根据催乳素水平随时调整用药剂量。对小剂量溴隐亭维持治疗期间，血清催乳素水平保持正常、腺瘤基本消失的患者，至少 2 年后可试行停药。停药初期每月复查血催乳素水平，3 个月后可每半年查 1 次，以后每年查 1 次；如催乳素水平升高，同时复查 MRI，并且需长期以最小有效剂量维持。HPRL 治疗流程见图 10-4。

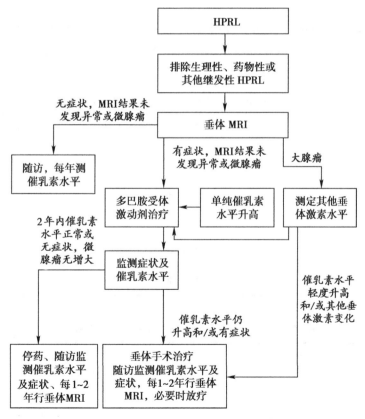

图 10-4 HPRL 治疗流程图

四、HPRL 合并妊娠的相关处理

妊娠时垂体增生肥大,垂体大腺瘤有脑卒中的风险,因此应加强垂体腺瘤患者妊娠期的监测与管理。建议垂体大腺瘤患者应先治疗,待肿瘤缩小至鞍内后再妊娠,如妊娠,建议继续服用溴隐亭并密切随访,至孕 12 周后逐渐减量停药。垂体微腺瘤妊娠后很少有危险,不到7%表现出肿瘤生长的症状,因此建议妊娠后可停止使用溴隐亭,妊娠期间 20 周、28 周、38 周仍应进行视野检查,如异常行 MRI 检查,如怀疑肿瘤增大侵犯鞍上,应加大溴隐亭剂量并维持整个孕期。如溴隐亭治疗无效,妊娠期也可考虑手术治疗。产后停用溴隐亭以利哺乳,10~12 周复查垂体情况。目前尚未发现溴隐亭治疗致畸的证据。

第七节 肥 胖

一、肥胖的定义及分类

肥胖(obesity)是指人体脂肪的过量贮存,表现为脂肪细胞增多和/或细胞体积增大,即全身脂肪组织增大,与其他组织失去正常比例的一种状态。常用体质指数、腰臀比等作为分类和诊断标准。

1. **根据体重指数分类** 临床上评价体重一般采用体重指数,即体重/身高平方(kg/m^2)。WHO 建议的体重级别临界值见表 10-5,WHO 对亚太地区肥胖及其防治的重新定义见表 10-6,中国肥胖问题工作组建议的体重级别见表 10-7。

表 10-5 WHO 建议的体重级别临界值

体重指数	解释	WHO 分类
<18.5kg/m^2	低体重	瘦
18.5~24.9kg/m^2	正常体重	健康/正常/合适
25.0~29.9kg/m^2	1 级超重	超重
30.0~39.9kg/m^2	2 级超重	肥胖
≥40.0kg/m^2	3 级超重	病态肥胖

表 10-6 WHO 对亚太地区肥胖及其防治的重新定义

体重指数	解释
18.5~22.9kg/m^2	正常
23 ~24.9kg/m^2	超重
≥25kg/m^2	肥胖

表 10-7　中国肥胖问题工作组建议的体重级别

体重指数	解释
$18.5 \sim 23.9 \text{kg/m}^2$	正常
$24 \sim 27.9 \text{kg/m}^2$	超重
$\geqslant 28.0 \text{kg/m}^2$	肥胖

2. **腰臀比**（waist-to-hip ratio，WHR）　腰臀比＝腰围/臀围。亚洲正常男性 WHR 应小于 0.9，正常女性 WHR 应该小于 0.85，超过上述指标的肥胖者，考虑为腹部型肥胖，标志着腹部脂肪堆积。用腰臀围比值能较好地反映出内脏脂肪分布的严重程度。

3. **相对体重（肥胖度）**　相对体重（肥胖度）＝［实际体重（kg）－标准体重（kg）］/标准体重（100%），正常值在标准体重的 10% 以内。超过标准体重 10% 为超重，超过 20% 为肥胖，肥胖度 20%～30% 为轻度肥胖，30%～50% 为中度肥胖，50% 以上为重度肥胖。

4. **体脂含量（F%）**　为测定体内脂肪组织重量占体重的百分比，正常男性成人脂肪组织重量占体重的 15%～18%，女性占 20%～25%。随着年龄增长，体脂所占比例相应增加。男性 F%>25%、女性 F%>30% 为肥胖。

5. **腰围**（waist circumference，WC）　腰围较腰臀比更简单可靠，WHO 建议男性腰围正常值在 94cm 之内，女性在 80cm 以内。中国肥胖问题工作组建议中国成人男性腰围>85cm、女性腰围>80cm 为腹部脂肪蓄积的界限。

二、肥胖的病因

最近几年来的研究表明，肥胖的发生与遗传基因、环境因素、膳食结构等多种因素有关，其中主要的决定因素是基因，40%～70% 的肥胖与基因遗传相关，许多患者携带肥胖易感基因，"节俭基因"（最大限度地将食物转化为脂肪储存以利于机体生存的能力）解释某些人更易肥胖的原因；女性绝经后发生的体重增加及体脂含量上升主要归因于衰老和性激素（雌激素、孕酮）的下降。

三、肥胖的分类

根据脂肪分布情况，可分为中心性肥胖和周围性肥胖，前者对代谢的影响较大。

根据患者的代谢状态将肥胖分为代谢正常性肥胖和代谢异常性肥胖，代谢异常性肥胖根据病因和表现不同又分为三个亚型：低代谢性肥胖、高代谢性肥胖和炎症代谢性肥胖。

四、肥胖对女性生殖的影响

肥胖可能对女性一生的任何时期产生影响，包括胎儿期、儿童期、青春期和育龄期。对于育龄期女性而言，肥胖可能导致排卵障碍、月经失调、高雄激素血症和胰岛素抵抗等一系列内分泌异常和代谢紊乱。

肥胖与妊娠高血压、糖尿病、感染、血栓栓塞、产时并发症（例如：难产、胎儿窘迫、剖宫产或器械分娩比例增加）等疾病密切相关，不论是自发受孕还是应用辅助生殖技术后受孕，肥胖患者早期流产和复发流产及早产的危险性都可能增高，母亲肥胖引起的死胎、死产或新生儿死亡的风险是正常情况下的两倍多。

PCOS 患者中有 38%~66% 合并肥胖,肥胖型 PCOS 患者自然受孕和辅助生殖技术助孕受孕的概率均偏低。合并高胰岛素血症的肥胖型 PCOS 是自然流产的主要原因之一,发生早产和妊娠期糖尿病的概率也明显增加。在接受 ART 治疗时取消治疗出现卵巢低反应的概率增加。

五、肥胖合并不孕症的治疗

对于肥胖和超重可进行多种方案的治疗,包括:减重(控制饮食、体育锻炼、行为改变、塞尼可治疗等)、药物治疗和手术治疗。

1. **减重** 肥胖患者体重减轻可以降低胰岛素水平,减少胰岛素抵抗,增加胰岛素敏感性,直接或间接影响卵巢功能,从而恢复排卵。患者体重下降70%~15%,即可改变胰岛素抵抗,并使糖耐量减低且好转,部分患者可恢复自发月经,甚至排卵受孕,故减肥是治疗的首选。

(1)饮食控制:低脂、适量蛋白质、高碳水化合物、高纤维素、全麦食品、水果、蔬菜等。短期控制饮食成功并不能确保体重不反弹,良好饮食习惯的确立很重要,因为体重的保持要求一生饮食习惯的确立。

(2)运动:需要有氧运动;持之以恒,并且循序渐进;运动强度、持续时间和练习频率应在减肥对象体质健康和心肺功能的安全范围内。

慢跑 30~60 分钟;跳绳保证每分钟 120~140 次的速度,1 小时就可燃烧掉 600~1 000 卡的热量;游泳一般一次不少于 1 小时,可以控制在 1~3 小时,每周运动次数不少于 3 次;拉伸运动:在保持拉伸的同时,不要忘记呼吸,此时可以用一两次深呼吸来放松。一般情况下,一个回合坚持 7 秒钟左右效果最好。健美操根据自己的实际情况选择合适的时间和操种,一般最佳时间是下午。

(3)药物

1)胰岛素增敏剂:①二甲双胍。有减轻肥胖及肥胖引起的内分泌紊乱有良好的作用,可作为肥胖尤其是年轻肥胖伴停经患者的一种治疗手段。二甲双胍可降低胰岛素和睾酮水平,逆转月经失调症状,其作用可能是通过增加胰岛素敏感性和糖的利用、减少餐后胰岛素分泌来实现,每日剂量为 1 500~1 700mg,2~6 个月,使用 8 周内能逆转几乎所有的胰岛素引起的临床生化变化,降低 LH 浓度,升高 FSH 浓度,并且在一些患者中引起排卵和妊娠。②曲格列酮。为噻唑烷二酮类降糖药的代表药物,可直接增加肌肉及脂肪组织对胰岛素的敏感性,降低代偿性高胰岛素血症,每日剂量 200~400mg,维持 3 个月。

2)作用于中枢外周组织的减肥药:①作用于中枢的食欲抑制剂:如苯丁胺、氯卡色林、纳曲酮-安非他酮。②作用于外周的脂酶抑制剂,如奥利司他(orlistat)是目前唯一经过国家市场监督管理总局批准的减肥药。通过抑制胃肠脂酶和胰脂酶而发挥作用。它抑制甘油三酯的脂解,使游离脂肪酸和胆固醇的吸收减少,未吸收的甘油三酯和胆固醇随粪便排出。奥利司他可降低总胆固醇、低密度脂蛋白和高密度脂蛋白水平,但不影响高密度脂蛋白/低密度脂蛋白的比值。不良反应主要为胃肠功能紊乱。

2. **诱导排卵** 有生育要求,内分泌及代谢指标经治疗改善、仍无排卵患者给予药物诱导排卵治疗。口服诱导排卵药物:枸橼酸氯米芬、来曲唑。注射用促排卵药物:促性腺激素。

第八节　反复流产

一、概　　述

(一) 定义

反复流产(recurrent miscarriage)目前国际上定义不统一。2011年,英国皇家妇产科医师协会的定义指与同一性伴侣发生连续3次或3次以上妊娠24周前的妊娠丢失;2013年,美国生殖医学会将其定义为2次或2次以上的临床妊娠丢失,即经超声或组织学确认的宫内妊娠丢失,不包括葡萄胎、生化妊娠和异位妊娠。2016年,我国"复发性流产诊治的专家共识"中将其定义为3次或3次以上妊娠28周以前的胎儿丢失。但多数专家认为连续发生2次流产即应重视并给予评估,因其再次出现流产的风险与3次者相近。2017年,ESHRE指南中使用了反复妊娠丢失(recurrent pregnancy loss, RPL)的概念,定义为2次及以上从受孕开始至妊娠24周的所有妊娠丢失,包括非可见的妊娠丢失(生化妊娠丢失和/或不明部位妊娠的解决)。而流产则指被确定的宫内妊娠流产,不包括异位妊娠、葡萄胎和种植失败,是否连续发生已不作为诊断的必要条件。自然受孕和经ART助孕所获得的妊娠丢失都被纳入定义。

(二) 发生率

15%~25%的妊娠女性会发生散发性临床妊娠丢失,5%的妊娠女性会出现连续2次妊娠丢失,0.4%~1%的妊娠女性会发生连续3次妊娠丢失。年龄是引起流产发生的独立危险因素。随着流产次数的增加,流产的再发风险也相应增加,经历1次、2次、3次自然流产的女性再次发生流产的概率分别为14%~21%、24%~29%和31%~33%。流产风险与孕周也存在相关性,孕6周之前流产的风险为22%~57%,孕6~10周为15%,孕10周以上为2%~3%。

(三) 原因

引起反复流产的原因可以独立存在,也可能混合存在。

1. **解剖因素**　由于先天性或后天性因素导致子宫结构改变,影响了宫腔体积、宫内环境以及着床部位血供,不利于胚胎或胎儿发育而引起早期流产或晚期流产。先天性子宫发育异常包括由于女性胎儿米勒管发育障碍或者中隔融合障碍所致的双子宫、双角子宫、纵隔子宫、鞍状子宫、单角子宫以及米勒管阶段性发育异常。获得性子宫异常包括子宫肌瘤、宫腔粘连及宫颈功能不全等。

2. **遗传因素**　指夫妇一方/双方染色体异常或胚胎染色体异常(包括染色体数目异常和结构异常)以及基因突变。

3. **内分泌因素**

(1)甲状腺功能异常:甲状腺激素是胎儿发育必不可少的。有研究显示,甲状腺功能异常和甲状腺过氧化物酶抗体(thyroid peroxidase antibodies, TPO-Ab)升高可能会干扰卵母细胞生成、精子生成、受精及胚胎发育,与不孕、流产、不良产科结局存在明显相关性。其中亚临床性甲状腺功能减退(subclinical hypothyroidism, SCH)因临床症状不明显而容易被忽视。SCH是指促甲状腺激素高于正常上限而游离甲状腺素(free thyroxine, FT_4)水平正常。未经治疗的 SCH,尤其是孕早期的 TSH 水平升高,有增加自然流产的风险。

(2)多囊卵巢综合征(PCOS):目前,PCOS 与反复流产的相关性并不确定,可能的因素包括肥胖、高胰岛素血症、雄激素过多症、高 LH 等。

(3)高催乳素血症:催乳素对维持黄体功能和孕激素分泌起到重要作用。催乳素水平升高可能抑制黄体功能,但还缺乏高催乳素水平导致反复流产的直接证据。

(4)黄体功能不足(luteal-phase defect,LPD):指排卵后黄体分泌孕酮不足或黄体过早退化,致使子宫内膜分泌反应性降低,临床以内膜发育与胚胎发育不同步为主要特征。导致 LPD 的原因与卵泡发育不良、颗粒细胞和卵泡膜细胞功能不足有关。压力、PCOS、高催乳素血症等病理情况下可能会出现 LDP。长期以来,黄体功能不足被认为是早期自然流产的内分泌因素。但目前尚无统一、准确的临床诊断标准,有学者认为将排卵后第 5 天、第 7 天、第 9 天统一时间测定孕酮水平,其平均值小于 $15\mu g/L$ 定义为黄体功能不足,但临床应用的可行性小。

(5)未控制的糖尿病:血糖控制欠满意的糖尿病女性自然流产率升高,而且,高血糖也是造成胎儿畸形的危险因素之一。

4. 感染因素 孕期感染可以导致偶发性流产。常见的病原体有弓形虫、风疹病毒、巨细胞病毒、生殖道支原体及衣原体感染以及细菌性阴道病等,但目前尚无证据证明哪种感染与反复流产相关。

5. 血栓前状态 又称为易栓症。是指妊娠期间血管内皮细胞功能、血小板数量和功能、凝血系统-抗凝系统-纤溶系统功能出现异常,导致病理性的高凝状态,引起血栓栓塞和病态妊娠。根据原因可以分为遗传性及获得性两大类。遗传性易栓症主要由于参与凝血及纤溶的相关基因突变所致,如凝血因子 V 突变,凝血酶原基因突变、蛋白 C 缺陷症、蛋白 S 缺陷症、遗传性高同型半胱氨酸血症、亚甲基四氢叶酸还原酶基因突变等。获得性易栓症主要指抗磷脂综合征(antiphospholipid syndrome,APS),也包括获得性高同型半胱氨酸血症。APS 的基本病理改变为血管内血栓形成。由于胎盘血栓形成、胎盘梗死,导致反复流产、死胎、早产、胎儿生长受限等病理妊娠发生。APS 与反复流产明确相关,经过治疗可以改善妊娠结局,而其他原因的血栓前状态与反复流产的关系尚存在争议。

6. 免疫功能异常 按照免疫反应的类型分为自身免疫型和同种免疫型。

(1)自身免疫型反复流产:患者体内可检出多种自身抗体,以抗磷脂抗体最为多见,还有抗核抗体、抗 DNA 抗体、抗甲状腺抗体等。

(2)同种免疫型复发性流产:主要指妊娠免疫耐受失衡所致的流产。在严格排除其他导致流产的原因后方可考虑,临床上又称为"不明原因反复流产"。机制主要涉及人类白细胞相容性抗原、NK 细胞的活性、CD4/CD8 细胞的比例、细胞因子的比例以及孕激素诱导封闭因子等,对于这些机制的研究尚待深入探讨。

7. 生活方式和环境因素 有害环境因素暴露(如砷、铅、苯、甲醛、氯丁二烯、氧化乙烯、放射线、噪声及高温等);精神事件刺激;抽烟、酗酒以及喝浓茶和过量的咖啡因摄入都可能与流产的发生相关。

二、反复流产因素的筛查

我国"复发性流产诊治的专家共识"建议,对早期(<12 周)和晚期(12~28 周)反复流产

的原因要分别从解剖因素、遗传因素、内分泌因素、感染因素、血栓前状态、免疫因素、环境因素等方面进行排除性筛查(见图10-5)。其中血栓前状态目前尚缺乏明确的诊断标准,同种免疫型流产要在除外其他因素以后才能做出诊断。

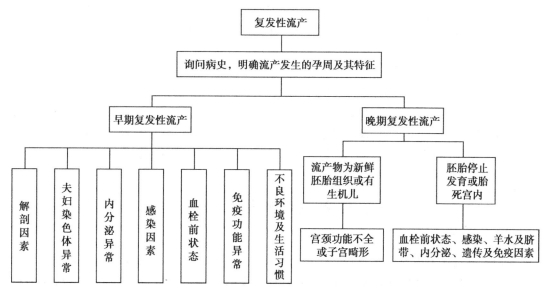

图 10-5　复发性流产诊断流程

[引自:中华医学会妇产科学分会产科学组 . 复发性流产诊治的专家共识 .
中华妇产科杂志,2016,51(1):3-9.]

1. **解剖因素**　对所有反复流产的患者都应进行解剖结构的评估。评估方法包括三维彩超、盆腔 MRI 检查、子宫输卵管碘油造影、宫腔镜、腹腔镜等。对于已确诊米勒管畸形的患者还应行进一步检查,以排除泌尿系统畸形。

2. **遗传因素**　对夫妇双方同时进行外周血染色体核型分析,注意是否存在数目和结构异常,了解染色体异常类型。应用基于降低的母体污染效应的微阵列比较基因组杂交技术(array-based comparative genomic hybridization,array-CGH)方法对流产物进行遗传学检查,可用于解释原因,但不常规推荐。

3. **内分泌检查**

(1)甲状腺功能检测:推荐对反复流产的女性进行甲状腺功能的筛查(包括 TSH、T_4 和 TPO 抗体)。孕前诊断 SCH 的界值推荐使用成人 SCH 的诊断标准,即 TSH 的高于人群实验室检测范围的上限(通常为 4~4.5mIU/L)。

(2)基础性激素(月经 2~5 天进行)测定。

(3)血糖水平检测和胰岛素释放试验:用于糖尿病的诊断和治疗,以有利于孕前和孕期控制。

4. **感染因素**　生殖道感染与晚期反复流产和早产相关,对高危患者应进行细菌性阴道病、宫颈衣原体、支原体检查等的检查。目前不推荐孕前常规筛查 TORCH。

5. **血栓前状态检查**　存在血栓前状态的女性一般没有明显的临床表现,目前也没有确定的实验室标准来进行诊断。我国"复发性流产诊治的专家共识"中推荐的指标包括:凝血相关检查[凝血酶时间(thrombin time,TT)、活化部分凝血活酶时间(activated partial thrombo-plastin time,APTT)、凝血酶原时间(prothrombin time,PT)、纤维蛋白原及 D-二聚体]、相关自身抗体[抗心磷脂抗体(anticardiolipin antibody,ACA)、抗 β_2 糖蛋白 1(anti-β_2 glycoprotein 1 antibodies,β_2GP1)抗体及狼疮抗凝物(lupus anticoagulant,LA)]及同型半胱氨酸(homocysteine,Hcy)。有条件的医疗机构还可以进行蛋白 C、蛋白 S、Ⅻ因子、抗凝血酶Ⅲ(AT-Ⅲ)等血栓前状态标志物的检测。

6. **免疫相关指标检查** 包括自身免疫性抗体测定以及与同种免疫性流产相关指标的检测。自身抗体包括抗磷脂抗体(以抗心磷脂抗体、狼疮抗凝物、抗 β_2GP1 抗体等为代表),抗核抗体、抗 DNA 抗体、甲状腺相关抗体。我国专家共识中推荐,当考虑同种免疫紊乱时,有条件者可行封闭抗体检查及外周血中 NK 细胞的数量和/或活性检查。但在 2017 年 ESHRE 指南中不推荐对反复流产的女性进行细胞因子、HLA 抗体、外周血或子宫内膜组织 NK 细胞的检测。

三、反复流产的预防及处理

1. **解剖因素**

(1)先天性子宫发育异常:目前,子宫畸形矫正手术是否可以改善反复流产患者的妊娠结局还缺乏证据,故不推荐预防性手术,只有在排除其他引起流产的原因后可考虑畸形矫正术。

(2)获得性子宫异常:对于反复流产的女性,没有足够的证据显示内膜息肉和黏膜下肌瘤摘除术可以改善结局,也没有足够证据表明子宫肌瘤切除术(无论肌瘤的位置、是否引起宫腔变形、术式选择开腹/腹腔镜/宫腔镜手术)可以降低流产率。宫腔粘连需行宫腔镜下粘连分离术,术后防止再次粘连的发生。

(3)宫颈功能不全:ACOG 发布的子宫颈环扎术诊治指南指出:1 次以上无痛性子宫颈扩张、没有进入产程和无胎盘早剥的孕中期流产史,前次妊娠因无痛性子宫颈扩张行环扎术的单胎孕妇,可在孕 13~14 周实施子宫颈环扎术。但宫颈环扎术是否能改善妊娠结局,目前尚存在争议。手术前要充分权衡风险与获益,并做好知情同意。

2. **染色体异常** 建议染色体异常或生育过染色体异常患儿的夫妇进行遗传咨询。对于平衡易位患者可以采用移植前遗传学诊断来选择染色体正常胚胎进行移植。不适合生育的类型如同源染色体罗伯逊易位患者应该建议其避孕,避免反复流产及染色体异常儿出生,同时建议其采用赠卵或供精进行受孕,也可以考虑领养孩子。

3. **内分泌因素**

(1)甲状腺功能异常:诊断与治疗应与内分泌科联合进行。甲状腺功能减退或甲状腺功能亢进,需分别应用甲状腺素替代治疗或抗甲状腺药物治疗。有甲亢病史的 RSA 患者在控制病情后方可受孕,甲减患者需在甲状腺功能恢复正常 3 个月后再考虑妊娠,孕期坚持服用甲状腺激素。对 SCH 女性治疗可降低流产风险。推荐使用左甲状腺素进行治疗。

(2)孕激素补充:孕激素补充的基本原理是纠正假定的黄体酮产生不足。具体用药方法见下。

(3)多囊卵巢综合征:目前,PCOS 导致反复流产发生的证据不足,也没有足够证据支持二甲双胍治疗可预防反复流产患者的再次流产。

（4）高催乳素血症：溴隐亭可以提高高催乳素血症患者的活产率。由于溴隐亭可通过胎盘，虽然尚未发现其有明显的致畸作用，但也不推荐整个妊娠期服药。只有存在大腺瘤且伴有视交叉压迫症状的患者可以考虑整个妊娠期用药。

（5）糖尿病：我国专家共识建议，"已经确诊的糖尿病患者在血糖未控制之前采取避孕措施，于计划妊娠前3个月尽可能将血糖控制在正常范围，并于计划妊娠前3个月停用降糖药，改为胰岛素治疗"。

4. 感染因素　对于已经存在生殖道感染的患者在孕前进行治疗。既往有晚期流产病史的孕妇，孕期定期检测生殖道感染的相关指标。妊娠期间用药不当可能对胚胎产生不良影响。

5. 血栓前状态　目前尚无统一的治疗规范，治疗主要以抗凝为主。可以单独应用低分子肝素或联合应用小剂量阿司匹林，高同型半胱氨酸血症者还可以补充叶酸、维生素 B_{12} 等。具体用法：低分子肝素 5 000IU 皮下注射，每天 1~2 次，用药时间可从确诊怀孕开始。目前尚无足够的证据表明存在血栓前状态且合并早期反复流产的女性常规应用低分子肝素可以改善其妊娠结局。在治疗过程中监测胎儿生长发育情况及血栓前状态相关的指标，以决定是否继续用药。同时要关注低分子肝素的不良反应，例如过敏反应、出血、血小板计数减少及发生骨质疏松等。阿司匹林推荐剂量为 50~75mg/d，在治疗过程中要注意监测血小板计数、凝血功能及纤溶指标。

6. 免疫型流产　应通过全面检查了解免疫紊乱类型，予以针对性治疗。

（1）自身免疫型流产：原发 APS 的治疗主要以抗凝治疗为主，不建议给予激素或者免疫抑制剂治疗。对于既往无流产史、或妊娠 10 周之内发生的单次流产可以不治疗或给予小剂量阿司匹林治疗；反复流产或有妊娠 10 周以后的流产病史可使用低分子肝素 5 000IU，每日两次，治疗至分娩前停药；既往有血栓史的反复流产患者，在妊娠前就应开始抗凝治疗至分娩前，产后继续抗凝治疗 6~12 周。继发性 APS 要根据原发病进行针对性治疗，对于合并系统性红斑狼疮等自身免疫性疾病的患者需要在风湿免疫科及产科医师的共同指导下，在病情缓解后方可选择适当时机受孕，孕期严密监测病情变化，要根据具体情况选择合适药物治疗，并适时终止妊娠。

（2）同种免疫型流产的治疗：目前报道的治疗方法包括淋巴细胞免疫治疗、免疫球蛋白、免疫抑制剂（如糖皮质激素）等，但没有证据显示哪种方法有确切的效果，尚处于观察性研究阶段或属经验性治疗。

7. 其他治疗　解释和适当的心理支持很重要。强烈推荐健康的生活方式，避免饮用咖啡因、酒精，戒烟。肥胖者进行体重控制可以降低流产的风险。推荐计划妊娠女性服用叶酸，但并不能预防流产。

8. 妊娠后的监测与管理

（1）实验室检查：HCG 检测可以判断妊娠绒毛活性。不需要定期监测孕激素水平，也不推荐在孕期根据孕酮水平进行用药剂量调整。

（2）超声检查：了解胎儿的发育情况。

（3）孕激素的应用：目前国内孕激素的用药途径分为口服、肌内注射及阴道用药等。①口服用药：地屈孕酮，每日 20~40mg，分 2~3 次给药；微粒化黄体酮制剂，200~300mg，分 1 次或者 2 次服用。②肌内注射黄体酮：每日 10~20mg，使用时应注意患者局部皮肤、肌肉的不良反应。③阴道用黄体酮:微粒化黄体酮制剂,每日 200~300mg(分 2~3 次给药),或黄体酮阴道缓释凝胶,每日 90mg。

停药时机:早期先兆流产用药后临床症状改善直至消失,B 超检查示胚胎存活后继续应用 1~2 周;或者持续用药至孕 8~10 周。若治疗过程中临床症状加重,考虑流产不可避免时应停药并终止妊娠。晚期先兆流产使用方法同早期先兆流产,需待体征消失后 1~2 周方可停药,有晚期反复流产病史的孕妇可应用至孕 28 周。

(4)注射用绒促性素、宫缩抑制剂等也可应用于先兆流产的治疗,但是目前缺乏高质量的临床研究来支持这些药物的应用。

第九节　原因不明性不孕

一、概　　述

世界卫生组织将不孕症定义为夫妇同居有正常规律性生活满 1 年、未避孕而未怀孕者,有统计数据显示,大约 85% 的夫妇可在 1 年内获得妊娠,而 15% 的夫妇可能患有不孕症,需要进行不孕因素的评估。经过基本的不孕评估检查(包括输卵管通畅度检查、排卵功能评估和精液分析等)后仍无法确定明显不孕因素的不孕状态,称为原因不明性不孕(unexplained infertility,UI)。在临床实际工作中,对 UI 的定义和标准一直存有争议,因此各研究报道的发病率也有很大差异,占不孕症的 8%~37%。鉴于目前医学技术的局限性,仍有许多不孕因素无法查明,如隐性盆腔输卵管因素、潜在的卵母细胞或精子质量异常、受精及着床障碍、免疫因素及未知的基因缺陷等均可能是 UI 的病因。

二、诊　　断

【病史、临床表现、体格检查】

原因不明性不孕是诊断性术语,通过临床检查方能作出诊断,其诊断依赖于各种检查的范围和精确度。基于目前达成的共识,UI 的诊断应该同时满足以下四个标准:男女同居有正常规律性生活超过一年而未怀孕,排卵监测有排卵的证据,输卵管通畅度检查(输卵管造影或腹腔镜)无盆腔输卵管异常的证据,男方精液分析的指标在正常范围。男女体格检查和专科检查没有发现与不孕有关的阳性体征。

【辅助检查】

1. **男性不育评估**　通过病史采集、体格检查以及精液分析来评估男性生育能力。病史主要包括婚育史,是否有隐睾症,是否有性功能障碍、内外科病史,是否使用任何药物、烟草、酒精或毒品等。体检时重点检查外生殖器,注意发育情况,是否存在炎症、畸形或瘢痕、精索静脉曲张或输精管缺如等。精液检查一般需进行 ≥2 次,以确保检测结果的可靠性,结果评价参考《世界卫生组织人类精液检查与处理实验室手册》(第 5 版)标准:精液量 ≥1.5ml,精子总数 ≥39×10^6,精子密度 ≥15×10^6/ml,精子总活力 ≥40%,快速向前运动 ≥32%,存活率 ≥58%,正常形态 ≥4%。

2. **女方排卵检查**　月经规则的女性大多有自然排卵,临床常用的评估排卵的方法包括尿黄体生成素检测、黄体中期血清孕酮水平测定、B 超监测排卵等。首选经阴道超声监测卵泡的发育以及排卵的发生,可同时了解子宫形态大小、内膜厚度及分型、卵巢体积、窦卵泡数计数以及是否有输卵管积水等情况。

3. **子宫输卵管通液术** 输卵管通液术简便廉价,但检查过程不能直视输卵管情况,不能确定是一侧或是双侧输卵管阻塞,也不能准确判定病变的具体部位及是否有粘连,准确性较差,只能作为临床初步评估输卵管通畅度的筛选方法。

4. **子宫输卵管造影(hysterosalpingography,HSG)** HSG 通过宫颈管注射显影介质对子宫腔和输卵管进行影像学评价,目前仍是检查输卵管通畅度的首选方法,与腹腔镜相比具有更微创、更廉价和并发症少的特点。HSG 可较准确地评估输卵管通畅情况,且延迟片对判断通畅程度具有重要的参考价值。虽然 HSG 对输卵管梗阻的诊断具有较高的可信度,但仍有一定的假阳性率,尤其是在诊断病因多样化的输卵管近端阻塞。因此,HSG 在临床广泛应用的同时,应不断提高其诊断的准确性,降低假阳性率。

5. **超声子宫输卵管造影(hysterosalpingo-contrast sonography,HyCoSy)** HyCoSy 是在经阴道超声引导下向子宫腔内注入造影剂,通过观察造影剂在子宫腔、输卵管内的流动以及进入盆腔后弥散的情况来判断输卵管的通畅程度。HyCoSy 简单有效、安全廉价,不仅可以显示宫腔、输卵管、盆腔的情况,而且还可以发现子宫肌层和卵巢疾病。对 HyCoSy 诊断输卵管通畅度的准确性目前还有争议,但随着特异性超声成像技术的发展和新型造影剂的出现,HyCoSy 的准确性也在不断提高。

6. **宫腔镜** 宫腔镜检查可了解宫腔情况,诊断和治疗宫腔粘连、黏膜下肌瘤、息肉、子宫畸形等,可用于 HSG 和超声异常的进一步评估和治疗。但宫腔镜毕竟会给患者带来一定的经济负担和痛苦,在 UI 患者的基本评估检查中,是否需要宫腔镜作为常规检查手段还有争议。

7. **腹腔镜下输卵管通液术** 腹腔镜是判断输卵管通畅度的金标准,可在直视下检查盆腔情况,发现输卵管结构异常如输卵管周围及伞端粘连等。对于既往合并盆腔炎性疾病、异位妊娠、子宫内膜异位症等病史的女性,可进行诊断性腹腔镜评估检查。对于不孕年限长(>3 年)以及影像学检查未提示明显异常者,也可以考虑行腹腔镜评估检查。由于腹腔镜的有创性和昂贵性,其临床应用也一直有争议,如为了明确 UI 的可能病因,对所有的 UI 女性进行腹腔镜检查,就有可能导致过度检查,给患者带来不必要的身心创伤和经济负担,而且是否能够增加患者的生育机会仍有争议。

三、治 疗

对于 UI 的诊治应当遵循个体化原则,治疗策略需考虑患者个体特征,根据 UI 夫妇年龄、不孕年限、治疗史、治疗效果、生育需求的迫切性以及治疗成本等各方面因素制订恰当的治疗方案。UI 的治疗方法主要包括期待治疗、药物治疗(促排卵)、手术治疗(宫腔镜、腹腔镜手术)以及宫腔内人工授精和体外受精胚胎移植术等辅助生殖技术治疗。

1. **期待治疗** 鼓励 UI 患者试孕。对于年龄<35 岁,不孕年限≤2 年的 UI 患者(无卵巢功能减退),可先选择期待治疗 6~12 个月;如在期待治疗后仍未孕,可考虑行积极治疗(药物治疗、手术治疗、IUI 及 IVF)。不推荐年龄>35 岁、不孕年限>3 年的 UI 夫妇进行期待治疗,因为这样可能会延误患者的受孕时机。

2. **药物治疗** UI 患者可单独口服卵巢刺激药物(如 CC、阿那曲唑、来曲唑等)治疗,但与期待治疗相比并不能提高活产率,不推荐 UI 患者单独口服促排卵药物治疗,单独使用 CC 并不能提高活产率。口服促排卵药物联合 Gn 或单独使用 Gn 促排卵治疗可提高 UI 患者活产率。

3. **手术治疗** 不推荐 UI 患者常规进行腹腔镜检查或治疗,如怀疑 I~II 期子宫内膜异位症,或有盆腔粘连危险因素的 UI 患者可考虑行腹腔镜检查或治疗,有可能增加患者怀孕机会。

4. **宫腔内人工授精** 年龄<35 岁且不孕年限>2 年,或年龄 35~39 岁 UI 患者可行 OI+IUI 治疗 3~6 个周期;对于>40 岁 UI 患者,是否进行 IUI 治疗还有争议,进行 IUI 成功率低(抱婴回家率小于 5%),还有可能延误受孕时机。

5. **体外受精胚胎移植术** IVF 是多数 UI 患者的最终治疗手段,但需注意多胎妊娠、卵巢过度刺激综合征等并发症。年龄<35 岁 UI 患者经期待治疗 6~12 个月以及 OI+IUI 治疗 3~6 个周期仍未受孕可考虑进行 IVF 助孕;对于 35~39 岁不孕年限较长(>3 年)的 UI 患者也可以考虑直接行 IVF 助孕;对于>40 岁或者卵巢储备功能下降的 UI 患者,有作者建议直接尝试 IVF 助孕,帮助患者尽快怀孕。

第十一章　辅助生殖技术的护理常规

第一节　人工授精术护理常规

一、术前护理

1. AIH、AID 治疗前的准备。审验夫妇双方的身份证、结婚证,建立治疗病案,签署符合国家生育条例的承诺书及相关知情同意书;完善术前检查,包括男女双方需进行体格检查,以确认人工授精的适应证、是否适合妊娠,排除禁忌证。拟行 AID 治疗者,男方需行精液常规检查,必要时行性激素检查及睾丸穿刺手术。

2. 对拟行 AID 治疗的夫妇,要与他们进行严肃认真的谈话,让其了解整个治疗程序及方法所伴随的心理、社会及情绪的影响,将来可能产生的家庭伦理问题等,以便明确夫妇双方是否真正同意,不得诱劝勉强,在双方完全同意的情况下,签署供精人工授精知情同意书,确定授精时间后,通知精子库负责人,根据男方血型,共同与患者夫妇进行精液选择,登记供精编号。严格遵循《人类精子库伦理原则》,一份供精者的精子只能使 5 名女性受孕的规定。

3. 在治疗期间,鼓励患者注意饮食结构调整、保障较为健康的身体状态;向患者讲解各项检查及治疗的时间。如内分泌检查需在月经的第 2~5 天进行,而输卵管通液或造影在月经干净后 3~7 天进行。自然周期监测排卵一般在月经周期第 10~12 天开始,而药物促排卵则在月经周期第 5 天开始用药。夫精人工授精者嘱患者丈夫在女方月经第 10 天排精一次。

4. 自然周期监测排卵或药物促排卵,待卵泡发育成熟(直径 18mm 左右),注射 HCG。

5. 注射 HCG 后 24 小时或 36 小时分别行宫腔内人工授精,AIH 在术前安排丈夫取精;胚胎实验室进行 AIH、AID 的精液处理。

二、术中护理

1. IUI 手术室每日按常规进行清洁消毒。

2. 准备用物,打开人工授精包(弯盘、小药杯、阴道扩张器、布巾钳、海绵钳、大镊子各一、棉球 4~5 个、纱布块 2 个),人工授精管 1 个,1ml 注射器 1 个。

3. 嘱咐患者排空膀胱,协助患者取膀胱截石位,胚胎室实验员、护士、医师与患者共同核对精液标本的姓名或供精编号,注入精液后,让患者放松静躺 30 分钟后离开。前位子宫者可取臀高俯卧位 1 小时。

4. 嘱咐患者每日遵医嘱注射黄体酮,14~16 天来中心查尿妊娠试验,确定妊娠后继续用药并按要求复诊至妊娠 3 个月。

三、术后护理

1. 心理护理。治疗后患者若妊娠，不孕时的不良心理状态消失，但很快出现孕妇的一些特殊心理表现：一方面非常喜悦，另一方面又担心发生流产，胎儿是否发育正常（尤其是通过多次的 B 超检查）等。应耐心向患者解释上述情况发生的可能性及预防措施，保持平静的心态。治疗后若未妊娠，患者则会感到沮丧、失望、抱怨或自责。此时要给患者充分的关心和体贴，讲明一个周期的人工授精只相当于一个月经周期的一次自然性生活，受孕率只有 15%~25%，一次人工授精不成功，不能说明以后不能成功，消除患者的不良情绪，提高自信心，为下一次治疗做准备。

2. AID 确定妊娠后，为患者建立随访病案，转入随访监护，向精子库反馈相关信息，及时记录各种资料。新生儿出生后转入新生儿随访监护，到婚育年龄为其提供婚姻咨询服务。

3. 嘱咐患者按医嘱用保胎药，早孕期间注意营养，避免劳累，禁止性生活，预防感冒、便秘、腹泻等。4 个月时做 B 超了解有无宫颈的异常。

4. 告之患者妊娠后可能的并发症，如多胎妊娠、宫外孕、流产等，如有阴道流血、腹痛等随时与主管医师联系，以免发生意外。

5. 与患者约定下次就诊的时间，阴道 B 超检查时让患者倾听胎心音，观察 B 超下胎儿图像，以此鼓励患者坚持用药。如为双胎及以上妊娠，安排早期进行选择性的胚胎减灭术。

第二节　体外受精胚胎移植及其衍生技术护理常规

在即将进入治疗周期时再次检查完善夫妇双方身份证、结婚证；相关知情同意书、符合国家生育条例的承诺书；各类诊断依据，术前筛查如各项检验报告单，异常结果复查单、放射报告单等。

一、降调节后的护理

1. 遵医嘱准确进行药物注射。

2. 约定来医院复诊日期、时间及检查项目，相关注意事项。在此期间注意营养、休息、增强体质、预防疾病、慎用药物。男方不用太热的水洗澡，禁洗桑拿；女方不使用化妆品，如香水、口红，不烫发，染发，不使用发胶。

二、促排卵期间的护理

1. 心理护理

(1)加强与患者的沟通与交流，向患者讲解相关的医学知识。随时了解患者需求，给予恰当的帮助。

(2)向患者讲解治疗程序，让他们了解下一步将要进行的诊疗。充分发挥患者的主观能动性，积极主动地参与、配合治疗，变被动服从为主动参与。

(3)让患者了解手术的全过程，细心询问患者担心的问题，给予耐心的解答，并向患者提供正确的医疗信息，以消除其对手术的误解。

2. 用药护理

(1)在治疗时严格执行医嘱,与患者约定用药时间,做到准时足量。护士在抽取药液时要做到剂量准确,安瓿内无药液残留,稀释后立即注射,不可久放,以免影响药物效价;用药时严格执行无菌操作。

(2)选择适合的注射部位,在同一区域根据患者的痛阈选择不同的注射点,避开前次注射针眼及局部硬结,减少患者痛苦,避免影响药物吸收。注射部位两侧臂(臀)部交替,并于注射30分钟后局部湿热敷,促进药物弥散和吸收,避免局部形成硬结,影响疗效。

3. 睡眠、饮食指导

(1)帮助外地患者熟悉周边环境,选择安静的住宿地点,安排合理的作息时间。

(2)指导睡眠较差的患者睡前禁饮兴奋性饮料,可饮用热牛奶、热水泡脚、环境安静、按时就寝等,提高睡眠质量,保证每晚8小时的良好睡眠。告之患者勿擅自应用镇静药物。

(3)指导患者科学的饮食结构,注意荤素搭配;注意食补、冬季多食用羊肉;甲鱼汤、乌鸡汤中加入适量大枣、当归、党参等补气、活血,促进盆腔血液循环,改善卵巢微循环及卵巢组织的营养供应,促进卵泡的生长发育。

(4)对卵泡数目较多、激素水平较高的患者,要指导和督促患者多摄入高蛋白的食物,增加蛋白储备;适量饮用淡盐水、果汁,增加离子摄入,促进新陈代谢,预防卵巢过度刺激综合征。

(5)个别患者因胃部不适或腹胀不愿意进食,要鼓励患者少食多餐,避免过于油腻及辛辣刺激性食物,摄入低糖、清淡易消化、易吸收的食物。

4. 健康指导

(1)超排卵过程中,可能会出现一些轻微的症状,如口干、潮热、乳房胀痛、胃部不适、腹胀等,均因激素波动而引起,不需处理。超排卵后期,卵巢增大,避免剧烈活动、重体力劳动及腹部受压,以免引起卵巢扭转、破裂或其他危险。

(2)注意饮食清洁卫生,避免辛辣刺激的食物,以免引起腹泻和便秘。便秘的患者,指导合理膳食,增加饮水量,多摄入富含纤维素的食物如白菜、芹菜等;晨起饮用蜂蜜水或淡盐水,适度活动,促进肠蠕动,改善症状。

(3)用药后阴道分泌物增加,指导患者注意个人卫生,勤换内裤,内衣用纯棉织品,衣着宽松、舒适,每天用温开水清洗外阴,保持外阴清洁干燥避免引起感染。

(4)注意休息、合理饮食、预防疾病。不合理的饮食,病毒或细菌感染均会造成精子质量下降,过度劳累也会影响精子质量。接受治疗的夫妇应注意休息,增强体质,预防疾病,慎用药物。

(5)男方注意调整情绪,减轻精神压力,防止因情绪变化而影响精子质量。

(6)吸烟可显著降低精子密度及正常精子形态百分率;此外,饮酒可抑制生精功能。应告知有吸烟及饮酒习惯的男性忌烟酒。并尽量避免与高温环境接触。

5. 丈夫排精的护理

(1)男方有取精困难者,安排男科医师提前进行心理疏导,必要时冻精备用。

(2)女方在注射FSH或HMG 7~10天后安排男方手淫排精1次,嘱咐此后不得再排精直至取精日,于当天开始口服诺氟沙星0.2g/d,每日3次,连服3天停药;泼尼松5mg/d,每日1次,用至取精日。

6. 停药日的护理

(1)安排患者进行血常规、出凝血时间检查。备好灭菌生理盐水、遵医嘱准备哌替啶或麻醉药品。

(2)安排夫妇双方留院前洗澡。患者丈夫洗澡时注意水温勿太高,注意剪手指甲,仔细清洗双手、外生殖器、阴茎、包皮、龟头。

(3)安排患者即日起留院观察。叮嘱患者提前取好药物。护士准确填送夜针注射通知单、取卵手术通知单。

(4)住院部护士停药日晚及次日中午用温浴后生理盐水冲洗阴道各1次。

(5)安排患者夫妇与麻醉师进行麻醉前谈话,签署相关知情同意书。

7. 取卵术前的准备及术中护理

(1)手术前备好必要的无菌器械包、无菌手术衣、取卵针、穿刺架、恒温试管架及试管(预热)、B超仪、手术灯、吸引器(调整负压)等。

(2)护士安排患者排空膀胱,更衣后进入手术室,铺好一次性治疗巾,协助患者取膀胱截石位,全麻患者做好头部及肢体的约束固定。手术全程监测患者生命体征。局麻患者手术前30分钟遵医嘱注射哌替啶50~100mg,嘱咐患者注射后如有轻微的头晕、恶心,可用鼻子轻轻地、长长地吸气,慢慢地呼气,症状很快就会缓解。

(3)护士用无菌生理盐水冲洗患者的外阴、阴道,以及手术医师、护士的手套和阴道探头套、穿刺架。

(4)协助医师导尿,接吸引器管及穿刺针,培养液冲洗穿刺针,传递卵泡液时注意保暖、轻且稳,更换试管时注意负压及手的位置。术毕观察30分钟如无异常,将患者送入观察室。

(5)心理护理:手术护士进行术前访视,听取患者意见和要求,了解患者的心理状态,从中找出最关心和最担心的问题,有针对性地向患者介绍取卵过程、术前的准备、取卵术的技术保证和取出卵母细胞的成功率。利用患者的兴趣转移患者的注意力,调节和控制紧张情绪,同时播放轻松愉快的音乐。使患者心理上得到放松,保障手术得以顺利进行。

8. 取精护理

(1)护士根据胚胎室的要求时间安排患者丈夫取精。

(2)安排患者丈夫排空大小便后进入准备间,手术室护士核实身份后,安排更衣、更鞋。

(3)夫妇双方在精液采集记录单、精液储存卡签名,按指印。护士采集夫妇正面免冠照片,留存于精液采集记录单背面指定位置。

(4)安排患者丈夫进入取精室,通过传递窗与胚胎室医师核对取精杯批号,以及外包装完整性。胚胎室医师在取精杯杯身标记夫妇双方姓名。

(5)护士与患者交待取精注意事项,嘱咐完毕,在外面挂好请勿打扰的标牌,并在外监督至取精后离开。

(6)取精流程及注意事项:①患者锁门,脱去衣裤,打开电视。②调整好水温,用洗手液清洗双手后清洗外生殖器,注意彻底清洗阴茎、包皮、龟头。③用酒精纱布消毒双手,用消毒毛巾擦干外生殖器后手淫取精。④手淫过程中双手勿触及龟头,排精时打开取精杯盖,杯盖内面朝上,放在传递窗上,排精过程中双手及阴茎勿触及取精杯杯口边缘及取精杯内面,注意精液勿漏洒在外面,如有漏洒时不得再放入取精杯。⑤精液留好后,迅速盖好杯盖放入传递窗内,穿好衣服,按呼叫铃,通知胚胎室医师,递精液卡,签名按手印,填写采精记录单黑体字部分,关电视,打开取精室门,进入准备间,更衣后离开。

9. 经阴道超声监测下取卵术的护理

(1)术前护理:①检查仪器性能。手术前1天仔细检查B超机、负压吸引器、恒温加热试管架、恒温水浴锅、无影手术灯、心电监护仪,使其处于良好工作状态。②药品准备。遵医嘱准确准备哌替啶或麻醉药品。③物品准备。准备消毒镊子罐、纱布罐、外阴冲洗包、会阴消毒包、取卵包、手术衣、穿刺架、一次性穿刺取卵针、连接管、探头套、超声耦合剂、14ml灭菌试管、灭菌无粉手套、5ml注射器1个、20ml注射器4个、静脉留置针、输液器、贴膜、生理盐水,哌替啶及急救药品等放置手术间备用。④术前半小时环境仪器准备。护士穿洗手衣、戴口罩、帽子,常规洗手消毒后进入手术室,打开手术间净化系统,预热试管架及试管,保持恒温加热试管架的温度在38℃;调整负压吸引器,使负压保持在90~120mmHg;打开B超机,启动穿刺引导线;打开心电监护仪,预热4~5瓶生理盐水。⑤患者的准备。a. 患者手术日早晨用温开水清洗外阴,按照约定的时间空腹来医院采血后准备手术,术前禁食、禁水。术前半小时护士核对患者姓名、身份证,嘱咐排空大小便后更换灭菌病员服进入手术室,铺好一次性治疗巾协助患者仰卧于手术床上。给患者测量血压、脉搏,正常者拟行局麻下手术给予肌内注射哌替啶50mg进行镇静、镇痛处理;如有高血压者,给予地西泮10mg肌内注射;拟行全麻手术者建立静脉通道。调整手术床及腿架于合适的高度,协助患者取截石位,使患者舒适卧位,充分暴露外阴部。b. 术前冲洗外阴:用预热至37℃左右的生理盐水500ml冲洗外阴,顺序为阴阜、大腿内侧上1/3、大小阴唇、会阴及肛门周围。c. 术前阴道消毒:戴一次性手套,再次消毒外阴、大小阴唇、大腿内侧上1/3、会阴及肛门周围,然后打开窥阴器,用生理盐水棉球依次消毒擦洗阴道各壁1~2次,尤其注意阴道后穹窿穿刺点的消毒,动作要轻柔,防止损伤阴道或宫颈黏膜。

(2)术中配合:手术医师、护士穿洗手衣,戴口罩、帽子,常规洗手消毒后进入手术室。①巡回护士协助术者穿无菌手术衣,戴一次性无菌、无粉手套,用无菌生理盐水仔细冲洗双手,无菌纱布擦干双手。然后打开手术包,给患者穿无菌腿套,铺无菌巾。②器械护士在阴道探头上涂耦合剂,套上无菌、无粉、无油的取卵专用B超探头套,在阴道B超探头外套上无菌保护套,用无菌生理盐水冲洗干净,术者固定阴道探头穿刺架后巡回护士再次用无菌生理盐水冲洗双手、探头套、穿刺架,防止探头套、手套表面的粉尘对卵母细胞产生影响,将负压吸引器脚踏板放置在术者脚下。③器械护士穿手术衣,戴无菌、无粉手套,用无菌生理盐水冲洗双手,擦干,紧密连接负压吸引器、穿刺针及吸取卵泡液用的无菌试管,用预热好的冲洗液冲洗穿刺针,同时与医师一起检查穿刺系统是否通畅,负压是否稳定,再次核对患者姓名后关闭手术灯,与胚胎室捡卵研究员再次核对患者姓名后开始手术。注意密切观察患者的面色及生命体征变化,发现异常及时处理。④术者在阴道B超监测下进行卵巢各个平面的穿刺取卵,护士左手呈半握拳状,垂直握住预热好的试管下1/2,并注意保暖。⑤手术过程中严密观察试管内液体量、颜色、流速,及时更换试管,防止卵母细胞丢失。当一个卵泡吸完,卵泡液不再滴时,停止负压后将已充满卵泡液的试管迅速传递给培养室人员,以便于及时在显微镜下找卵,尽可能地缩短传递时间和距离,以减少卵母细胞在体外环境中的暴露时间。⑥注意换管时机,提前评估卵泡大小、卵泡液多少,尽量避免在一个卵泡抽吸过程中换管,以免卵泡壁塌陷将卵母细胞包裹在皱褶中无法吸出;同时卵泡液既不能装的太少浪费试管,也不能装的太多吸入连接管内造成卵母细胞丢失;严格无菌技术,活塞不能触及试管外侧,卵泡液不能滴在管壁及试管外,护士传递卵泡液时注意动作轻、稳。随时注意保温、避光。⑦一侧卵巢穿刺完毕,及时提醒医师进行管腔冲洗后再进行另一侧卵巢穿刺,并通知胚胎室。依次把两侧卵巢所有大小的卵泡吸净,尤其是卵泡过多的患者,以减少卵巢过度刺激综合征的发生。⑧卵母细胞娇嫩,对光、冷和 pH 的改变很敏感,因此,取卵应在较暗的环境中进行。每次进针前和出针后均应用磷酸盐培养液冲洗针管,以冲洗出可能黏附在针管或抽吸管中的卵母细胞。⑨如有输卵管积水、卵巢巧克力囊肿、腹腔积液等应最后穿刺,并与卵泡液分开放置,并告知培养室人员。⑩术毕,如有纱布给予压迫止血,遵医嘱及时取出。

(3)术后护理:①局麻患者术后送病房平卧休息、全麻患者于苏醒室内观察 30 分钟后送入病房,病房护士检测生命体征,观察有无腹痛、腹胀、恶心、呕吐、冷汗等症状;注意小便时有无血尿等症状,并做好记录。②用药护理:取卵后即遵医嘱进行黄体支持治疗。特别注意:黄体酮为油剂,不宜吸收易形成硬结,加上注射时间长,需做好以下预防措施:两侧交替、8 号针头深部肌内注射,注射后 30 分钟进行按摩、促进药物弥散及吸收。每晚局部湿热敷 30 分钟,热敷时注意毛巾煮沸消毒,水温勿过高,避免局部感染、烫伤。热敷时用手按摩,以促进药物吸收,若有硬结形成,及时提醒护士更换注射部位。③饮食护理:术后进食高热量、高蛋白、高维生素易消化饮食以补充患者术中能量的损耗,并鼓励患者进食西瓜、橙汁、牛奶等利尿食品,以维持足够的尿量,防止卵巢过度刺激的发生。④健康指导:嘱咐患者术后休息 1~2 天,日常活动如翻身、解手等动作轻慢、平稳。禁止剧烈活动、盆浴及阴道冲洗,禁房事。当日多饮水、多排尿,预防尿道感染。告知患者取卵术后常有少量腹腔出血,可有轻微腹痛、腰部酸痛等不适症状, 般可很快止血并吸收。如突发剧烈腹痛、发热,尽快与主管医师电话联系;注意个人卫生,勤换内裤,保持外阴清洁干燥,一周内禁止盆浴,禁止性交。预防泌尿生殖系统感染。⑤为胚胎移植做准备。取卵术后 72 小时行胚胎移植术,与患者约定手术日期,安排患者胚胎移植日早晨空腹抽血、阴道超声检查后安排手术时间。同时对其家属进行宣教,让他们理解支持患者,使患者能以最佳的心理状态接受 2~3 天后的胚胎移植手术,以提高辅助生殖技术的成功率。

10. 胚胎移植术护理

(1)胚胎移植术前护理:①心理支持。患者经历了超促排卵治疗、取卵手术,对最后的胚胎移植充满期待。患者在医师确认可以进行胚胎移植后既高兴,又担心即将进行的移植手术有无疼痛及是否顺利。因此,护士应告知患者胚胎移植手术需要的时间很短,操作时无痛苦和不适,以消除患者恐惧心理,避免情绪紧张。②胚胎情况的沟通。患者在等待胚胎移植过程中,迫切想知道自己胚胎的情况。临床医师或者胚胎实验室人员应在胚胎移植前与患者沟通,让患者充分了解卵母细胞受精、胚胎发育情况、植入胚胎的数目及冷冻胚胎的数目等。手术室护士也应了解患者的胚胎情况,便于术后进行宣教指导。③宣教指导超声引导下进行胚胎移植的患者,嘱咐患者饮水充盈膀胱,自觉腹胀即可。非超声引导下移植则需要嘱咐患者在术前排空膀胱。④物品准备。B 超仪、耦合剂、灭菌移植手术包、灭菌无粉手套、移植管、与移植管配套的移植内芯、生理盐水、冲洗用培养液(移植前一天下午放入 37℃ 孵箱预热)、Aliss 钳、宫腔探针、宫颈钳、卵圆钳,1ml 注射器。⑤环境准备。开启层流设施及净化装置,调节室内温度及湿度,使其温度保持在 20~25℃,湿度保持在 40%~60% 之间为宜。⑥身份核查。核查患者身份的途径有多种,包括姓名、指纹、身份证、结婚证等。患者进入手术室前需要通过两种以上的方式查对身份。

(2)胚胎移植术中护理:①协助患者取膀胱截石位,通知培养室准备移植。准备移植患者的病历,与医师及胚胎室人员共同查对患者信息,包括患者姓名、年龄、丈夫姓名以及患者得到的关于胚胎情况的信息等与病历记录是否相符。②按无菌操作技术打开无菌移植包,在弯盘中倒入温热生理盐水,小量杯中倒入少许冲洗用培养液。待医师戴好手套后,用生理盐水冲洗双手。③调节灯光,减弱光照强度,便于医师操作。④协助医师进行手术。医师铺好无菌巾,将窥阴器轻柔置入阴道,充分暴露宫颈。用棉签或棉球擦去阴道、宫颈分泌物,如分泌物稠厚,以湿润的生理盐水棉球擦净,宫颈口及宫颈内管的分泌物则以细棉签蘸取生理盐水或冲洗用培养液擦净,避免黏液栓堵塞移植管。⑤腹部 B 超引导下进行移植,将 B 超探头轻轻置于下腹部,移动探头调整位置,直至子宫位置、宫体与宫颈管角度、子宫内膜显示清楚,此时,把外导管交给医师进行宫腔置入,把内导管递交培养室装载胚胎,在递交内导管时再次与患者及培养室工作人员确认患者姓名。医师根据 B 超显示的宫颈内口及宫腔的走向及其弯曲程度调整外导管的弯曲度,向宫腔送入胚胎移植导管的外套管。直至能清晰可见外套管在宫腔内的走向、进入的深度,固定好移植外导管位置后,护士或培养室人员将装载胚胎的内导管插入外导管内。在内导管进入前,需再次核对患者夫妇姓名、移植胚胎个数。确认无误后,把胚胎注入宫腔内。⑥在 B 超引导下移植,如果患者膀胱尿液少或无尿液,B超扫描未见子宫时,可以请患者饮水等待膀胱充盈后再进行移植或直接进行盲移;如果膀胱过度充盈将子宫压迫变形,则需指导患者适当排尿。⑦在移植过程中,如置管不顺利,可加用移植管内芯,使移植导管变硬并可调节弯曲度,使导管容易插入。移植管反复多次不能进入时,医师会选择其他不同类型的移植管,特别困难时可能需要使用探针来确定宫颈管的走向及位置后再置管,需要护士要及时提供帮助。⑧移植胚胎时患者多会情绪紧张,可以播放轻音乐,使其放松情绪。当移植不顺利,反复置管困难会引起患者焦虑、紧张程度增加,从而引起盆腔肌肉收缩,进一步加重移植管进入的难度。这时候要对患者进行耐心的疏导,态度和蔼、亲切,言语轻柔,鼓励患者尽量放松,同时要注意观察患者反应,可以适时轻握患者的手或触摸患者的肢体,以示安慰和鼓励,转移其注意力,并让患者能感觉到身体的安抚,增加其安全感,松弛紧张情绪,配合医师完成移植手术。⑨当胚胎移植完成后,需要等待培养室人员检查移植管,无胚胎残留后才能结束移植过程,如有胚胎残留,需再次移植。

(3)胚胎移植术后护理:①胚胎移植后继续黄体支持治疗,嘱咐患者遵医嘱用药,药物使用不得间断、以防流产。②注意休息,保持心情愉快,良好的情绪是一种最有助于健康的力量。当人精神愉快时,中枢神经系统兴奋,指挥作用加强,人体内进行正常的消化、吸收、分泌和排泄的调整,保持着旺盛的新陈代谢,会有利胚胎着床。③嘱咐患者避免精神紧张及情绪波动,告知患者胚胎移植后宫颈有黏液栓,胚胎只能在子宫内游动,不可能流出子宫,不要有这样的担心,无需 24 小时完全卧床,生活规律有序,否则会加重思想顾虑,反而会引起精神紧张,刺激子宫引起收缩。④胚胎移植后轻微活动不受限制、避免腹部机械性刺激。移植后限制剧烈活动、剧烈咳嗽、呕吐、劳累、腹部受压或撞击,避免一种体位保持过久、提重物等。⑤胚胎移植后 1 周左右出现腹胀、小便减少、食欲减退需及时与主管医师联系。个别情况如在移植后 7~10 天有阴道流血,嘱咐患者及时电话咨询主管医师,勿擅自停药。⑥饮食注意清淡,合理膳食,避免便秘及腹泻。⑦移植后禁止性刺激、性生活及盆浴,直至验尿。⑧胚胎移植后第 15 天晚上少饮水,次日清晨留取晨尿送医院检查,并空腹准备验血。

第三篇 辅助生殖技术实验室

第十二章 辅助生殖技术相关实验室建设

第一节 男性学实验室设置及要求

一、男性学实验室的任务

为男科疾病的临床诊断、治疗、预后判断和科学研究,为预防疾病提供实验室数据,为辅助生殖技术的选择提供依据,为服务对象提供解释和咨询。是男性专科实验室的教学与培训的重要场所。

二、男性学实验室设置及要求

(一) 男性学实验室设置的基本要求

男性学实验室的总体面积应根据实验室的级别、面积、业务量、开展的技术、检测项目及工作需要而定;必须为实验室安全运行、清洁和维护提供足够的空间。在实验室的工作区外还应当提供另外的可长期使用的储存间,应当有存放外衣和私人物品的设施,以及饮水和休息的场所。

实验室的环境条件,应有利于检验活动的正常运行。包括温度、湿度、震动、供电、阳光、电磁辐射、生物消毒等因素。

符合洁净要求,具备空气消毒设施,建筑和装修材料要求无毒无害,注意实验室周围环境条件。

实验室布局必须合理,严格按功能分区。应合理设置清洁区、半污染区(缓冲区)和污染区;培养室、性传播疾病检查等实验场所、试剂储存等应相对独立,防止环境污染,杜绝安全隐患。

可靠和充足的电力供应和应急照明,以保证人员安全离开实验室。必要时备用发电机以保证重要设备的正常运转(如培养箱、生物安全柜、冰柜等)。

(二) 男性学实验室的生物安全防护的基本要求

男性学实验室为二级生物安全防护实验室。实验室结构和设施、安全操作规程、安全设备适用于对人或环境具有中等潜在危害的微生物。

1. 安全设备和个体防护 可能产生致病微生物气溶胶或出现溅出的操作均应在生物安全柜(Ⅱ级生物安全柜为宜)中进行,并使用个体防护设备。如不可能在生物安全柜内进行而必须采取外部操作时,为防止感染性材料溅出或雾化危害,必须使用面部保护装置(护目镜、面罩、个体呼吸保护用品或其他防溅出保护设备)。

在实验室中应穿着工作服等防护服,并戴手套。不得穿、戴防护服和手套外出。用过的工作服应先在实验室中消毒,然后统一洗涤或丢弃。一次性手套不得清洗和再次使用。

2. 实验室设计和建造的特殊要求

(1)按照生物安全防护二级实验室要求设置,如洗手池、实验室围护结构内表面、地面、实验台表面、实验室器具,有足够的空间摆放生物废弃物容器,设备之间及其下面要保证有足够的空间以便进行清洁。

(2)应配备高压灭菌器或其他清除污染的工具。

(3)应设置洗眼装置、急救药箱。

(4)实验室门宜带锁,可自动关闭。

(5)实验室出口应有发光指示标志。

(6)实验室应可通风换气。应设置通风橱,用于操作有毒试剂、化学药品或染料。

三、仪 器 设 备

主要仪器设备精子计数板:改良 Neubauer 血细胞计数板,池深 100μm,厚盖玻片(厚度 4 号,为 0.44mm);大容量计数板(可选;用于评价低精子浓度样本);其他专用精子计数板等。

显微镜:生物显微镜、相差显微镜、倒置显微镜、荧光显微镜。

移液器:实验室可根据需要配置不同原理、不同量程的移液器。《世界卫生组织人类精液检查与处理实验室手册》(第 5 版)要求吸取精液要使用正向置换型移液器。

培养箱:恒温箱/CO_2 培养箱。

离心机:男性学实验室常用的有台式离心机,用于常规的精液和尿液处理(离心力 300~500g),精液标志物测定(离心力 1 000g)和处理黏稠的标本(离心力 2 000g);高速离心机用于处理疑似无精子标本(离心力 3 000g)或 16 000g 的微量离心机用于获得无精子的精浆。

生物安全柜:根据生物安全级别,男性学实验室应选择二级生物安全柜。

计算机辅助精子分析仪(可选):带有质量控制功能。

此外,还应有通风橱、超净工作台、高压灭菌器、液氮罐、台式保温板、标本混匀器、恒温水浴箱、酶标仪冷藏及低温冰箱、电子天平、pH 计、生化分析仪等及其他专用仪器设备。

实验室应建立仪器设备的购买、使用、维护和校准的标准操作规程,建立仪器设备档案,以及关键仪器设备的上岗培训记录。

四、实验室人员要求

要根据医疗机构的实际情况配备实验室人员,保证实验室工作的有序进行。

1. 业务技术人员必须具有从事本专业的业务技术水平和资质。此外,需经过《世界卫生组织人类精液检查与处理实验室手册》(第 5 版)标准化操作培训或原卫生部相关培训基地培训合格,并经过一段时间的实习后,方可开始独立从事男性精液检测工作。

2. 实验室人员应掌握男性生殖医学基本理论与技术,了解辅助生殖技术的相关适应证。

3. 实验室的工作人员必须被告知实验室工作的潜在危险并接受实验室安全教育,自愿从事实验室工作。

五、开展的相关技术和项目

1. 精液常规分析。包括精液标本的采集与转运;评估观察精液液化、外观、体积、黏稠度、精子凝集、pH、非细胞成分;评估精子活力、存活率、精子计数活率、精液白细胞检测及精液脱落细胞检测等。

2. 精子形态学染色及评估。改良巴氏、diff-quick、shorr 等精子形态学染色方法及形态学分析技术。

3. 精子功能检查。精子包被抗体试验、精浆活性氧检查、人卵透明带结合试验、精子去透明带仓鼠卵穿透试验、精子顶体反应、精子低渗膨胀试验、精子与宫颈黏液的相互作用、精子 DNA 损伤检测、顶体反应、顶体酶活性的测定、活性氧检测、精子核成熟度检测、线粒体膜电位检测等。

4. 精浆生化检查。如精浆 α-糖苷酶、精浆果糖、精浆酸性磷酸酶、精浆锌、精浆弹性蛋白酶及精浆肉碱等项目的检测。

5. 精液病原微生物检查。如精液常规细菌培养、衣原体、支原体、淋球菌、白念珠菌、滴虫、人乳头瘤病毒检测等。

6. 人类精子制备技术。

7. 人类精子冷冻、复苏技术。

8. 生殖内分泌激素检测。

9. 生殖遗传学检测。如染色体核型分析、Y 染色体微缺失检测、囊性纤维化穿膜传导调节蛋白(cystic fibrosis transmembrane conductance regulator,CFTR)检测等。

10. 耗材的质量控制。试管、离心管、吸管、取精杯等。用于精液分析的容器、试管、玻片等实验器皿应无尘、无污、无毒。可做精液容器的相容性试验或精子存活率实验验证各种器具的毒性。

11. 男性学实验室应建立内部质量控制体系,并参加本省或全国的外部质量控制项目。

六、实验室管理

建立男性学实验室内部质量控制体系,定期参加本省/自治区/直辖市或全国的外部质量控制。建立健全各项规章制度并严格执行。

第二节　人工授精实验室设置及要求

人工授精的场所包含候诊室、诊室、检查室、B 超室、人工授精实验室、授精室和其他辅助区域,总使用面积不得少于 $100m^2$,其中人工授精实验室的专用面积不少于 $20m^2$,授精室的专用面积不少于 $15m^2$;同时开展人工授精和体外受精胚胎移植术的机构,候诊室、诊室、检查室和 B 超室可不必单设,但人工授精室和人工授精实验室必须专用,且使用面积各不少于 $20m^2$;另外,技术服务机构须具备妇科内分泌测定、影像学检查、遗传学检查等相关检查条件。

1. 取精室位置应有利于保护患者隐私,占地面积在 $3m^2$ 以上,应邻近男科学实验室,有窗口连接,设置舒适的沙发或取精用床,安装洗手池,安装电视或视频显示器,以及放置杂志等。

2. 精液处理实验室的墙壁与屋顶间的缝隙要尽可能小。室内装修应遵循简单、实用、无有害气体释放的原则,避免实用挥发性装饰材料,如涂板、地板胶等。不建议在实验室内使用任何油漆,不管哪种油漆,都会显著影响空气质量。必要的油漆类建筑材料应该在使用前处理好,并放置足够的时间,保证漆类不含甲醛、乙醛、活性胺、酚类以及其他水溶性挥发有机物。建筑使用的黏合剂、密封剂建议使用硅胶类制品代替。实验室的设计要考虑工作者连续工作数小时,工作台的高度应适度而令人感到舒适。工作台表面要耐热,并能抵抗酸碱等溶剂。实验室要有应急电源,所有设备应考虑避雷和电涌。实验室必须邻近 IUI 操作间,两者应有交通窗口。实验室地面可清洗,不可用地毯。进入实验室之前应有更衣间和洗手池,方便更换衣服。

精液处理室面积不少于 $20m^2$,尽可能邻近手术操作间,有层流设置,保证实验室内恒温恒湿,有足够的空间来调整必要的设备。在房间内要配备百级净化区、相差显微镜、水平转子离心机、CO_2 培养箱、冰箱、水浴箱、精子计数板或血细胞计数板、移液泵、计算机辅助精液分析系统等设备,以及移液管,无菌锥形试管,吸管等耗材。若开展供精人工授精,应配备液氮罐。精液操作应在百级超净区内进行。超净区一般采用超净工作台,为避免潜在风险,也可应用 II 级生物安全柜。在实验室内放置空气净化器可以有助于提高实验室的空气质量。

3. 人工授精室面积不少于 $15m^2$,用于人工授精手术,应配备 B 超仪(配置阴道探头)、妇科检查床、治疗车、检查灯等。具备基本的抢救条件。

取精室、精液处理室和人工授精之间应有传递窗直接相连。

第三节 体外受精实验室设置与要求

体外受精胚胎移植是指将夫妇双方的精子和卵子取出体外,在体外完成受精并发育成胚胎后移植入患者宫腔内,让其种植并达到妊娠的目的。主要包括夫妻夫妇双方生育力的评估、临床超促排卵、卵泡监测、经阴道超声下取卵和胚胎移植、体外受精、卵胞质内单精子显微注射、胚胎体外培养与评估、配子和胚胎冻融以及胚胎植入前遗传学检测等技术,目前 IVF-ET 已经成为治疗不孕不育症的常规手段。体外受精胚胎移植又分为临床技术和实验室技术,因此,在进行场所和人员设置时要分别对临床和实验室两个部分进行设置。尤其是体外受精-胚胎移植实验室作为配子/胚胎的体外操作和发育的环境载体,会直接影响治疗的成功率以及出生婴儿的安全风险。故在人员资质、场所设置以及仪器设备配置等方面更需要严格要求。

目前关于体外受精胚胎移植场所设置及人员要求,可参照 2003 年卫生部颁布的《卫生部关于修订人类辅助生殖技术与人类精子库相关技术规范、基本标准和伦理原则的通知》(卫科教发〔2003〕176 号)、《医院洁净手术部建筑技术规范 GB 50333-2013》,以及 2019 年国家卫生健康委员会颁布的《关于加强辅助生殖技术服务机构和人员管理的若干规定》(国卫办妇幼发〔2019〕20 号)等文件要求。

本节针对体外受精胚胎移植场所、各功能区所需仪器设备的基本配置和人员要求进行阐述。

一、场　　所

按照 2003 年卫生部《关于修订人类辅助生殖技术与人类精子库相关技术规范、基本标准和伦理原则的通知》(卫科教发〔2003〕176 号) 文件要求,体外受精胚胎移植主要由候诊区、诊疗室、检查室、B 超监测室、取精室、精液处理室、资料档案室、清洗室、取卵及胚胎移植手术室、体外受精和胚胎培养实验室、缓冲区(含更衣室)及其他辅助场所等,总使用面积不少于 260m²,注意这仅是对不超过 1 000 个取卵周期/年的场地面积要求。

此外,候诊室、诊室、检查室以及 B 超监测室在位置设置上,布局须合理,符合洁净需求,建筑和装修材料要求无毒,同时要避开可能会影响治疗结果的化学污染源和放射源。符合医院建筑安全和消防要求,保障水电供应,各工作间还应配备空气消毒设施。还需方便患者就诊和治疗,要考虑尽可能地将患者进行分区管理,尽可能地减少门诊患者、进入治疗周期患者以及胚胎移植后随访患者之间的交叉。取精室的位置除了要保证安静和私密性外,还需要考虑安全性。

IVF 实验室设置在较高楼层,院内远离手术室、病理科、放射科、传染科、检验科、洗涤室、消毒室等。若治疗周期数增加,还需要对各功能室进行改建或扩展,以适应相对应的周期数。下面对各个区域进行单独阐述。

(一) 诊室

诊室的主要功能是医师对患者进行问诊以及初步检查的场所,患者病例的记录也是在诊室由医师完成,各个诊室应独立设置,面积大小可以视工作量来确定。

(二) B 超监测室

B 超监测室的主要功能是对进入体外受精胚胎移植治疗周期的患者进行卵泡生长监测,也是体外受精胚胎移植治疗的核心功能单位。一般配置有 B 超、妇科检查床、门诊常用器械用品台、办公桌椅、档案柜等设施。使用面积应不少于 15m²,环境需要符合国家卫健委医疗场所Ⅲ类标准。

(三) 取精室

取精室分为临床用于常规精液分析和检查的取精室,以及用于精液采集赠卵子体外受精用的取精室。使用面积不小于 5m²,环境需要符合国家卫健委医疗场所Ⅱ类标准。常规设置坐凳、洗手池和小物品台。在位置上注意隐私设计,取精室需邻近精液处理室,通过传递窗口,精液标本能直接进入实验室,以保障生物安全与管理安全。

(四) 取卵室

取卵室的主要功能是采集患者的卵子。使用面积不少于 25m²,环境符合国家卫健委医疗场所Ⅱ类标准。应配备 B 超仪、恒温试管架、手术床、治疗车、储物柜等。储物柜采用不锈钢制品,工作台应采用医疗或实验专用台面。

(五) 胚胎移植室

胚胎移植室的功能是将体外培养的胚胎移植入患者宫腔内。使用面积不少于 15m²,其他设置同取卵室。

(六) 体外受精实验室

体外受精实验室的主要功能是用于卵子的筛选、体外受精、胚胎培养胚胎冷冻及解冻等。面积不少于 30m²,并设置缓冲区,环境符合国家卫健委Ⅰ类医疗场所标准,设置 1 000

级空气净化层流室,用于配子及胚胎操作的区域环境必须达到百级洁净标准。主要设备配置超净工作台、CO_2培养箱、恒温热板和热台、倒置显微镜、体视显微镜、显微注射操作系统等。

为了优化流程以及方便管理,可以将体外受精实验室进行分区设置,分别设置为显微操作室、胚胎培养室、胚胎冻融及保存室3个相对独立的区域。显微操作室的主要功能是实施卵细胞质内单精子注射技术,以及开展胚胎植入前遗传学诊断技术的机构进行配子及胚胎活检操作。胚胎培养室主要进行常规体外受精、胚胎体外培养和评估等操作。胚胎冻融及保存室主要进行配子和胚胎的冷冻保存和复苏,以及液氮罐的存放等。

根据2019年国家卫生健康委员会《关于加强辅助生殖技术服务机构和人员管理的若干规定》(国卫办妇幼发〔2019〕20号)文件对胚胎实验室等关键区域实时监控,监控录像至少保存30天的要求,体外受精胚胎移植场所在设置时应在相应区域安装监控系统,并配套相关图像、视频储存系统。

(七)精液处理室

精液处理室主要进行精液的分析和纯化、睾丸组织内精子的分离,精液和睾丸组织的冷冻保存及复苏。为了方便精液标本的获取以及体外受精,精液处理室设置应与胚胎培养室相邻,并通过门或传递窗直接相通。环境需要符合国家卫健委医疗场所Ⅰ类或Ⅱ类标准。使用面积不小于$20m^2$。

此外,针对开展胚胎植入前遗传学诊断技术的机构,还需要根据2003年卫生部颁发的《临床基因扩增检验实验室管理暂行办法》(卫医发〔2002〕10号)、《医疗机构临床基因扩增检验实验室管理办法》(卫办医疗政发〔2010〕194号)及其附件《医疗机构临床基因扩增检验实验室工作导则》,以及《临床基因扩增检验实验室工作规范》(卫检字〔2002〕8号)等文件要求,设置独立的胚胎植入前遗传学诊断实验室。

二、设 备

体外受精胚胎移植所需的仪器设备主要包括:妇科检查床、B超仪、体视显微镜、倒置显微镜、培养箱、超净工作台、显微操作仪、冷冻仪、液氮罐、冰箱、热板、CO_2浓度测定仪等。各功能分区所需的仪器以及注意事项如下:

(一)临床治疗设备

临床设备主要是B超仪和相匹配的图像工作站。监测卵泡用B超仪应配备5.0~7.5MHz阴道探头。图像质量与分辨率应能满足对卵泡发育判断的要求,探头扇角应在90度以上。配置2台。

(二)实验室设备

1. **超净工作台** 主要是为实验操作提供洁净环境的设备。按照2003年卫生部《关于修订人类辅助生殖技术与人类精子库相关技术规范、基本标准和伦理原则的通知》(卫科教发〔2003〕176号)文件要求,超净工作台内的环境级别要达到百级,配置3台。

2. **体视显微镜** 主要用于卵子的捡出,常规IVF、ICSI前准备,卵子和胚胎的转移操作、移植前胚胎装入移植管操作以及配子/胚胎的冷冻与复苏等,由于上述操作都需要在百级洁净区进行,因此一般都是将体视显微镜放置于超净工作台内。

3. **生物显微镜** 建议使用相差显微镜用于精液处理前后对精子的分析,一般放置于精液处理室。

4. **倒置显微镜** 主要用于配子和胚胎的形态学观察,也可与显微操作系统配套使用进行卵细胞质内单精子注射操作以及配子或胚胎的活检。一般也是放置于超净工作台内。开展卵细胞质内单精子注射技术的机构,必须具备显微操作仪 1 台。

5. **恒温平台和恒温试管架** 用于配子/胚胎体外操作过程中,短时间的温度和氧气浓度等的维持。

6. **二氧化碳培养箱** 用于各种操作液以及配子和胚胎培养液等的预热平衡操作,以及配子/胚胎的体外培养等,基本配置 3 台。

7. **离心机** 实验室使用的离心机为常规速度离心机,要求水平转子,离心管适配器应与精子分离所使用的试管相适应。建议使用离心力≤1 500~2 000g 以内的离心机。

8. **液氮罐** 液氮罐主要用于配子和胚胎以及睾丸组织等的冷冻保存与储存,在实际工作过程中,还需要配置液氮储存罐以及液氮运输罐,以满足冷冻配子和胚胎等在实验室内部的转移和液氮添加。

9. **医用冰箱** 用于实验室各种试剂的低温保存。

10. **其他设备** 实验室一般还需要配置二氧化碳浓度测定仪、温度测量仪、pH 计、渗透压测定仪、精密天平以及电热干燥箱等辅助设备,以满足 IVF 实验室常规的操作。

此外,IVF 实验室应远离院内手术室、病理科、放射科、传染科、检验科、洗涤室、消毒室等,避开所有可能产生有害的化学、物理以及生物污染的场所。各功能室布局以方便操作和行走路线最短的原则来设置。常采用以取卵室、胚胎移植室和胚胎培养室三者之间构成"T"字形为基础构型,其他各功能室分布靠近培养室。取精室邻近精液处理室,精液处理室和胚胎冷冻室邻近胚胎培养室。建议配置双路供电系统以及不间断电源系统。

第四节 胚胎植入前遗传学诊断实验室设置及要求

胚胎植入前遗传学诊断是指在体外受精胚胎移植术过程中,对具有遗传风险患者的胚胎或配子进行植入前遗传学检测和分析,以选择未受累胚胎植入宫腔,从而获得健康胎儿的方法,是辅助生殖技术的一个重要组成部分,是从源头阻断遗传性出生缺陷子代传递的重要技术手段;目前国际上又统称为胚胎植入前遗传学检测,依据不同的适用人群又进行了细分:针对染色体结构异常的患者、单基因遗传病患者以及反复流产、反复种植失败及高龄患者进行染色体非整倍体检测。

植入前遗传学诊断实验室针对的遗传物质是微量的,甚至低至几个细胞,因此建立一个规范的植入前遗传学诊断实验室为胚胎活检材料的遗传学诊断提供一个稳定和安全的环境,对于植入前遗传学诊断技术的高效平稳运行十分重要。

一、实验室设置基本条件

根据中华医学会生殖医学分会制定的《高通量基因测序植入前胚胎遗传学诊断和筛查技术规范(试行)》,实验室设置条件为:

(1)实验室必须设置在医疗机构内。

(2)该医疗机构必须是经省级医疗行政管理部门批准正式并规范运行体外受精胚胎移植术、卵细胞质内单精子注射技术和植入前遗传学诊断技术且是实施本项技术的试点或正式运行单位。

(3)实验室必须具有省级临床检验行政管理部门审批核发的临床基因扩增检验实验室资质,相关工作的开展符合《临床基因扩增检验实验室工作规范》要求。

二、实验室人员要求

根据中华医学会生殖医学分会规范《高通量基因测序植入前胚胎遗传学诊断和筛查技术规范(试行)》人员条件要求,实施胚胎植入前遗传学诊断技术的医疗机构必须建立与检测工作相适应的专业技术人员,具体如下:

(1)实验室工作人员包括与本项检测工作相适应的专业技术人员团队。其中:具备从事产前诊断技术资质的副高职称以上的临床医师2名以上(含2名,下同);具备临床检验资质的中级职称以上的实验室技术人员1名以上;具备医学、生物学或遗传学本科及以上学历的专业技术人员3名以上。

(2)实施本项检测工作的专业技术人员必须具有临床基因扩增检验实验室技术人员上岗培训合格证。

(3)实施本项技术的专业技术人员中2名以上,至少1名必须具备专业的生物信息学、检测结果分析与判读的知识和能力。

三、实验室设计、布局及设备条件

根据中华医学会生殖医学分会制定的《高通量基因测序植入前胚胎遗传学诊断和筛查技术规范(试行)》,实验室必须具备细胞遗传学实验诊断的设备和临床基因扩增检验实验室所要求的相应设备。同时应具备专业的高通量测序技术相应的核心设备,该设备由经卫生行政管理部门批准试点或正式开展高通量测序技术临床应用的单位生产。各种设备的种类、数量须与实际开展的项目及工作规模相匹配。

(一)临床基因扩增检验实验室区域设计原则及工作基本原则

临床基因扩增检验实验室可以参考PCR实验室规范,须进行明确的分区设置,原则上应当设置以下区域:试剂储存和准备区、标本制备区、基因扩增区、扩增产物分析区,有条件的实验室应单独设置单细胞扩增区域。这些区域在物理空间上必须是完全相互独立的,各区域无论是在空间上还是在使用中,应当始终处于完全的分隔状态,不能有空气的直接相通。实验室的空气流向可按照试剂储存和准备区→标本制备区→扩增区(单细胞扩增区)→扩增产物分析区进行,防止扩增产物顺空气气流进入扩增前的区域。可按照从试剂储存和准备区→标本制备区→扩增区→扩增产物分析区方向空气压力递减的方式进行。可通过安装排风扇、负压排风装置或其他可行的方式实现。

(二)临床基因扩增检验实验室分区功能、设备及注意事项

临床基因扩增检验实验室须进行明确的分区设置,各个区域功能如下:

(1)试剂储存和准备区

功能:贮存试剂的制备、试剂的分装和扩增反应混合液的准备,以及离心管、吸头等消耗品的储存和准备。

设备:2~8℃冰箱、-20℃冰箱、混匀器、微量加样器(0.2~1 000μl)、可移动紫外灯(近工作台面)等设备,同时具有一次性手套、耐高压处理的离心管和加样器吸头(带滤芯)等消耗品及专用工作服和工作鞋(套),操作台原则上建议采用超净台或者生物安全柜。

注意事项:储存试剂和用于标本制备的消耗品等材料应当直接运送至试剂储存和准备区,不能经过扩增检测区,试剂盒中的阳性对照品及质量控制品不应当保存在该区,应当保存在标本处理区。

(2)标本制备区

功能:核酸提取、贮存及其加入至扩增反应管。对于涉及临床样本的操作,应符合生物安全二级实验室防护设备、个人防护和操作规范的要求。

设备:2~8℃冰箱、-20℃冰箱,胚胎活检标本长期保存需配置-80℃冰箱。高速离心机、混匀器、水浴箱或加热模块、微量加样器(覆盖0.2~1 000μl)、可移动紫外灯(近工作台面)、生物安全柜等设备,同时具有一次性手套、耐高压处理的离心管和加样器吸头(带滤芯)等消耗品及专用工作服和工作鞋(套)。

注意事项:由于在样本混合、核酸纯化过程中可能会发生气溶胶所致的污染,可通过在本区内设立正压条件,避免从邻近区进入本区的气溶胶污染。为避免样本间的交叉污染,加入待测核酸后,必须盖好含反应混合液的反应管。对具有潜在传染危险性的材料,必须在生物安全柜内开盖,并有明确的样本处理和灭活程序。

(3)扩增区

功能:微量DNA扩增、文库构建及后续扩增检测。

设备:核酸扩增仪、混匀器、微量加样器(覆盖0.2~1 000μl)、可移动紫外灯(近工作台面)、生物安全柜等设备,同时具有一次性手套、耐高压处理的离心管和加样器吸头(带滤芯)等消耗品及专用工作服和工作鞋(套)。

注意事项:为避免气溶胶所致的污染,应当尽量减少在本区内的走动。必须注意的是,所有经过检测的反应管不得在此区域打开,可以加装抽气装置,将已经产生潜在气溶胶及早抽吸。

(4)单细胞扩增区

功能:单细胞或微量细胞扩增。

设备:所需设备与上述的扩增区相同。

注意事项:也应尽量减少在本区内的走动,以免气溶胶污染。有条件的中心可以加装抽气装置,抽吸潜在的气溶胶。

(5)扩增产物分析区

功能:扩增产物的进一步分析测定,如芯片杂交、电泳、测序等。

设备:微量加样器(覆盖0.2~1 000μl)、可移动紫外灯(近工作台面)等设备,同时具有一次性手套、耐高压处理的离心管和加样器吸头(带滤芯)等消耗品及专用工作服和工作鞋(套)。

注意事项:核酸扩增后产物的分析方法多种多样,如芯片上探针杂交方法、核酸测序方法等。本区是最主要的扩增产物污染来源,因此必须注意避免通过本区的物品及工作服将扩增产物带出,同时应当注意实验人员的安全防护。

(三) 高通量测序实验室及数据分析室的要求及设备

实验室:需根据实验室检测平台配置相应的大型设备,如荧光原位杂交技术平台需配备杂交仪和荧光显微镜等相关设备,芯片平台需配置 aCGH 平台或 SNP array 平台,二代测序平台需配置相应文库构建设备和二代测序仪。

实验室需配备温度及湿度控制系统,维持实验室温度在 19~25℃(22℃±3℃)。在仪器运行过程中,周围温度的改变不超±2℃,空气湿度维持 20%~80% 的不凝结的相对湿度,测试实验室依据设备要求维持温度和干湿度,有条件的实验室可以加装层流设备,同时实验室远离振动源。

数据分析室:由于 SNP array 平台及二代测序平台产生的原始数据量庞大,芯片数据需要配置相应数据分析工作站,二代测虚数据需要配置数据分析服务器,以保证数据分析高效顺畅运行,并定期备份数据。

(四) 细胞遗传学实验室各区域功能、设备及注意事项

细胞遗传学实验室场地按功能需求分别设置培养室、试剂准备室、细胞学处理室、暗室、阅片室及档案室。

(1)培养室:包括缓冲间和操作间,主要承担细胞培养及无菌操作任务。缓冲间供实验人员穿戴的无菌服、口罩、鞋、帽等;操作间布局装修符合无菌要求,安装紫外线消毒及空气净化系统,配备超净工作台、二氧化碳培养箱、普通低速离心机、恒温水浴锅、冰箱等设备。

(2)试剂准备室:用于储存试剂耗材、配制试剂等,需配备称量天平、纯水仪或水净化系统、4℃及-20℃冰箱、危险品防爆柜、量筒、容量瓶、试剂瓶等设备器械。

(3)细胞学处理室:用于收获、滴片、显带等操作,需配备普通低速离心机、恒温水浴锅、通风橱、恒温鼓风干燥箱、自来水及水槽,有条件的实验室可配备自动收获仪、滴片柜或制片机、自动染片机等设备。为控制室内温湿度以稳定优化实验条件,建议细胞学处理室内安装空调,配备加湿及除湿装置。

(4)暗室:主要用于荧光原位杂交结果的观察和分析,需要配备荧光显微镜和拍摄分析系统。

(5)阅片室:主要用于细胞遗传图像的获取和分析,需要配备普通显微镜,一般要求每名分析技术人员配备一台。有条件的实验室可配备细胞遗传图像分析工作站,包含染色体自动扫描系统及智能化图像分析系统。

(6)档案室:用于储存染色体玻片样本及核型图像数据,需保持通风干燥,配备玻片专用储存柜或玻片盒、数据存储器等。

四、其　　他

(一) 备用电源

因核酸扩增仪、杂交仪、数据分析工作站、数据分析服务器、芯片扫描仪器和二代测序仪不间断运行时间较长,应配置不间断电源,以防止意外断电对检测进程的影响,并且数据分析工作站、数据分析服务器、芯片扫描仪器和二代测序仪功率较大,电路设计时应充分考虑仪器供电负荷并且配备断路器和漏电保护器。

（二）仪器设备定期保养与校准

因核酸扩增仪、杂交仪、二代测序仪运行时对设备运行反应温度要求严格,应每半年到一年对仪器设备进行维护保养,并校准仪器运行反应温度。每次实验操作前,应对水浴箱、温度孵育器、杂交炉等温控设备进行温度监测,以防温控故障影响检测进程。

（三）实验室环境评价

实验室各区的温度、湿度都要求严格控制,各区冰箱温度、室内清洁、加样器校准、温度计校准、仪器校准情况均需做好记录。以经过国家质量技术监督局校准过的温度、湿度计对其他温度计进行校准,每年校准一次。对实验室所有检定后的仪器、设备贴有不同颜色的标签,明确标识其工作状态。实验室每 3 个月做一次环境评估标准,用棉签擦拭采样点以获取DNA,并对采集的样本建库,直接进行浓度检测,以评价实验室环境污染情况,以保证检测质量。

第五节　辅助生殖激素检测实验室的设置及要求

辅助生殖技术中排卵监测、控制性超促排卵都需要进行快速、准确的血清激素检测。血清激素检测实验室的设置需要满足《医疗机构临床实验室管理办法》的要求,必须要有相应的人、财、物资保证。

（一）检验前质量保证

检验前的质量保证是保证检验结果真实反映患者状况的基础,辅助生殖激素检测的标本是血液,实验室应当制定患者准备、标本采集、标本储存、标本运输、标本接收等标准操作程序。

（二）设备

实验室必须具有与开展的辅助生殖激素检测项目相适应的设备,包括与开展此项目相适应的仪器、试剂、校准品、质量控制物及其他必需的耗材。

检测仪器通常包括分析仪器和辅助分析仪器。辅助分析仪器包括纯水机、离心机、量杯、加样器等。对检验结果可能有影响的检测设备必须定期进行校准。例如分析设备的加样系统、检测系统和温控系统。国家规定检定的仪器必须有当年合格证书。根据不同仪器的具体情况应规定校准日期间隔、校准单位。如果是本实验室内部校准,还应规定使用的校准品、校准方法、验收标准等。内部校准程序应符合 CNAS-CL 31《内部校准要求》。应进行外部校准的设备,如果符合检测目的和要求,可按制造商校准程序进行。实验室必须保存校准数据的完整记录。必要时,可设置不间断电源和/或双路电源以保证关键设备(如需要控制温度和连续监测的分析仪、冰箱等)的正常工作。设备如果出现故障,修复后应首先分析故障原因,如果设备故障影响了分析性能,应通过以下合适的方式进行相关的检测、验证:①可校准的项目实施校准或校准验证。②质量控制品检测结果在允许范围内。③与其他仪器的检测结果进行比较。④使用留样再测结果进行判断。实验室应对试剂和耗材检查、接收或拒收、储存和使用情况进行记录。商品试剂使用记录还应包括使用效期和启用日期。自配试剂记录包括:试剂名称或成分、规格、储存要求、制备或复溶的日期、有效期和配制人。

（三）人员

辅助生殖激素检测实验室负责人应至少具备以下资格:中级技术职称,医学检验专业背景,或相关专业背景经过医学检验培训,2年以上激素检测工作经验。授权签字人应至少具有中级技术职称,从事相应授权签字领域工作2年以上。应对实验室人员实施安全培训和应急预案的演练,并记录。应制定员工能力评估的内容、方法、频率和评估标准。评估间隔时间以不超过1年为宜。新进员工在最初的6个月内应至少接受2次能力评估,并记录结果。当职责变更时,或离岗超过6个月再上岗时,或政策、程序、技术有变更时,员工应接受再培训和再评估,合格后方可继续上岗并记录。

(四) 环境条件

由于环境和设施条件对检验结果可能产生影响,所以必须予以足够的重视,使之符合所开展的检验工作的要求。实验室应有充分的工作空间,包括:实验台和设备的放置;试剂、样品和记录的储存;危险物品储存与处理;废弃物的处理;实验操作。应依据所用分析设备和实验过程对环境温湿度的要求,制定温、湿度控制要求,并每天记录。应有足够的、温度适宜的储存空间(如冰箱),用以保存临床样品和试剂,设置目标温度和允许范围,并记录。同时制定温度失控时的处理措施,并记录失控情况及处理方法。应有指定的内务管理人员,定期对地面、台面进行维护、清洁和消毒,并记录。

(五) 检验后质量保证

在保证临床检验报告准确以及信息及时、完整和保护患者隐私的同时,提供临床检验结果的解释和咨询服务。应对所开展的检验项目回报时限进行鉴定,建立检验报告能否发放的标准、检验报告的签发审核制度。

(六) 标准操作程序

标准操作程序是实验室的重要工作依据。标准操作程序的制定应符合实际工作情况,并为操作人员所熟悉和遵守,必须以中文形式书写,不能用简单操作卡代替。标准操作程序的编制应依据国际上或我国已发布的标准化文件,也可依据厂家说明书编制。如果在编写的过程中要对已发布的标准化文件或厂家说明书进行修改,实验室必须有充足的理由和实验依据。

(七) 文件记录

质量管理记录反映临床实验室执行、落实质量保证要素以及持续改进的情况,记录包括标本接收、标本储存、标本处理仪器和试剂及耗材使用情况、校准室内质量控制、室间质量评价、检验结果,报告发放等内容。保存期限至少2年。

第十三章 实验室质量控制

第一节 男性学实验室的质量控制

男性学实验室检测项目具有分析高度复杂、操作难以标准化等特点,临床开展实验室检查,需要保证结果准确与可重复性。这些离不开完整的质量管理体系,该体系包括质量控制、质量保证与质量改进。采用全面质量管理(total quality management,TQM)体系,对环境、仪器设备、试剂耗材、人员及实验操作等各方面进行质量控制,有利于保证和提高男性学实验室的工作质量。

一、环境质量控制

实验室环境与布局会对操作人员安全及检测结果的准确性产生影响,一般应达到生物安全实验室Ⅱ级要求。推荐温度尽量保持在18~27℃,相对湿度在30%~70%,噪声≤60dB(A),最低照度200lx。保持实验台面及物体表面的清洁与消毒,每日监测实验室内部温、湿度,定期监测照明、通风、水暖及电气系统的运行状态并进行维护。

二、仪器设备质量控制

实验室设备的质量控制包括安装验收、档案登记、故障维修、日常监测与维护、计量校准、报废停用等一系列环节。所有设备均需建立管理档案、标准化操作规程,维修记录及日常监测记录应妥善保存,及时更换高频故障设备。对所有设备进行风险评估,高风险设备重点监控。设备 SOP 应涵盖说明书及正常操作步骤、验证方案、校准、维护说明以及应急预案。每日应监测仪器设备运行状态,发生异常或故障及时停用并处理。每日测量冰箱、恒温培养箱、水浴箱、恒温平台温度,二氧化碳培养箱温度及二氧化碳浓度等。计量仪器如移液器、分析天平以及温、湿度计应定期校准。显微镜应于使用后清洁并定期维护。实验室关键设备应有备份,如显微镜、培养箱等,防止出现故障影响及时发报告。

三、试剂耗材质量控制

试剂耗材应获得国家市场监督管理总局的批准,按说明书妥善存储和使用。专人管理,从订货、验收、入库、出库、保存、使用进行全流程监管,所有环节需详细记录,便于追溯。订货清单应妥善保存,到货验收与清单匹配,检查外包装是否完整。冷链运输试剂应检测包装内温度是否达标,若有异常应拒收退货。接收人员登记好名称、批号、有效期、接收日期等信息并签字。按说明书储存条件进行存储,并注意有效日期,按先入先出的原则进行入库及使

179

用。使用包装完整,在保质期内产品,过期试剂耗材应及时处理,不得用于临床。pH 试纸更换批号以及新配染液应提前做好质量控制,合格后方可使用。自配染液应贴好标签,并标记清楚配制日期,必要时应分装保存避免反复开关而导致染液污染。取精杯应通过精子毒性试验,确定对精子无毒性,达到精液采集的要求。

四、人员质量控制

1. **资质要求** 实验室人员应为检验或相关专业毕业,且经国家卫生健康委员会相关培训基地或男科学检验培训合格。

2. **人员档案** 应详细记录学历、专业、入职时间、取得资质证书、培训、继续教育等基本信息,建立完整、清晰的人员档案。

3. **人员培训**

(1)岗前培训包括实验室规章制度、相关法律法规、感染防控、生物安全、个人防护等实验室基本要求。

(2)技能培训:①制订培训计划与培训方案,选择经验丰富、技能熟练的工作人员作为带教老师。②以实验室 SOP 与操作手册作为培训教材,由带教老师讲解理论知识。③观摩实际操作过程,以废弃样本进行操作练习。④在带教老师指导下操作。⑤考核通过后,独立上岗。

(3)继续教育:培训实验室人员应不断学习相关理论和技能的新知识,学习实验室新技术,SOP 更新后要重新学习并考核。

4. **人员质量控制** 操作人员的技术稳定性是检测结果准确的关键因素之一,因此应定期对实验室操作人员进行人员间质量控制,避免因人员间差异导致检测结果出现偏倚。评估检测人员之间变异的主要质量控制程序是使用 S 图,也可在每测量 5 或 10 个质量控制样本后用双因素方差分析来评估人员间系统变异。另外利用 Bland-Altman、Youden 图、配对分析等方法也可对两个或多个检测人员之间的结果做比对。当人员间操作结果有显著差异时,要及时分析原因,采取措施来改进一致性。

五、实验操作质量控制

1. **建立 SOP** 详细描述每一项操作的目的、内容、试剂耗材准备、设备使用、操作步骤、注意事项等。可参考国内外指南共识、最新文献,以及试剂耗材、设备说明书,并结合本实验室实际情况进行编写,内容应实际可操作。通常由实验室有经验的操作人员起草并编写,经实验室负责人审核批准后生效。SOP 应根据质量改进进行定期修订,修订后组织全员学习,旧版本停用存档备查。SOP 生效及颁布日期、修订日期、改版日期应明确标注,并放置于工作区域,方便操作人员使用。

2. **分析前质量控制** 对患者进行宣教,留取完整合格的标本;收集精液用一次性无菌取精杯,标注清楚患者姓名、年龄、禁欲时间等基本信息;院外采集标本应注意运输过程的温度控制,特殊情况要做好登记;检查仪器设备运行是否正常,提前做好日质量控制监测;试剂耗材检查有效期,质量控制合格。

3. **分析中质量控制** 严格按照实验室 SOP 执行操作;质量控制品检测保证在正常范围内;用于微生物学分析的标本应注意无菌操作,避免污染;分析取样时精液应充分混匀;精子活力检测最好在 30 分钟内完成,不应超过射精后 1 小时;精子形态分析应重复计数 200 个精子,两次读数的差异必须在可接受范围,否则应重新读片;利用计算机辅助精子分析(computer-aided sperm analysis,CASA)高浓度精子标本(即>$50×10^6$/ml)应使用该标本精浆进行稀释;精子包被抗体的检测应设置抗精子抗体阳性精子和抗精子抗体阴性精子作为对照。

4. **分析后质量控制**　所有操作过程及操作结果均应有翔实的纸质和电子记录,且至少保存 2 年以上,便于数据的统计和日后的查验;报告单应核对患者信息与检测结果,确保书写正确;报告单经审核后及时发放;结果显著差异或与临床不符时,应重复实验并与临床医师联系;每月对所有检测结果进行总结分析,进行月均值的监控,可利用质量控制图监测分析结果的时间趋势,快速检测及纠正任何相对于均值的系统性偏离。

六、外部质量控制

外部质量控制是 WHO 推荐的一种评价实验室工作质量的方法,是监测分析结果的完整质量控制程序的一部分。内部质量控制和外部质量控制是互补的过程,内部质量控制反映检测精确度的问题,而外部质量控制可反映检测准确性问题。外部质量控制可作为实验室质量保证的外部监督工具,对实验室技术水平进行综合评价。目前,我国已开展一些男性学检验外部质量控制项目,应推荐参加。参加外部质量控制应注意避免质量控制品被特殊对待,应尽可能使其与常规样本用同样的方式检测。

第二节　人工授精实验室质量控制

人工授精实验室是辅助生殖技术实验室的重要组成部分,其工作质量关系到人工授精治疗的成败。完善的质量控制体系是保证人工授精工作质量的关键所在。在人工授精实验室采用全面质量管理工具,对环境、仪器设备、耗材试剂、人员和体外操作等方面进行质量管理,有利于保证和提高人工授精实验室的工作质量。

一、实验室环境的质量控制

人工授精实验室是专门处理精液的场所,实验室内的温度、湿度、光照、有毒物质或气体以及可挥发性有机物(volatile organic compound,VOC)等环境条件对精子均可造成不同程度的影响。虽然精子对其所暴露的环境条件具有很高的适应性,但是任何"适应"都是生理应激的来源,而细胞应激则可能导致精子活动力下降或精子 DNA 碎片率增高,最终影响临床妊娠结局。因此,实验室环境的质量控制是提高实验室工作质量的保证。实验室环境的质量控制主要包括外部和内部环境的质量控制两个方面。

1. **实验室外部环境**　即实验室所处的自然环境,建立实验室的时候应充分考虑到自然环境因素的影响,实验室选址时应注意的内容请参照《体外受精-胚胎移植实验室技术》一书中实验室选址部分。每天上班时第一时间对实验室外部环境进行巡视检查并记录,如有异常情况发生需详细记录异常情况和处理措施,如注意有无异味、装修、大范围消毒、漏水、严重雾霾等事件。如果异常情况的发生直接影响到实验室内部环境,则应立即并快速进行处理,待实验室内部环境稳定后方可进行操作。

2. **实验室内部环境**　主要是指实验室内温度、湿度、卫生和空气质量,实验室空气质量主要从洁净度和挥发性有机化合物(volatile organic compound,VOC)两方面来衡量。实验室内部环境的质量控制包括5个方面:①每天记录实验室内部温度、湿度及其变化。②保持工作区台面和地面卫生,每天工作结束后清洁工作台面和地面。同时注意擦拭实验室内的各个平台、各种仪器设备、回风口等。③墙壁、棚顶、灯管灯架、净化器滤网和空调滤网等应定期清洗或更换。④定期对人工授精实验室进行空气培养以及空气悬浮粒子和VOC检测。⑤每年对实验室层流系统和各种仪器设备至少检修1次。

二、仪器设备的质量控制

人工授精实验室的正常运行离不开必备的仪器设备,仪器设备的质量控制主要包括仪器设备的登记、维护及日常维护和测量。每个人工授精实验室应建立仪器设备的管理档案,保存维修保养记录,对于频繁出现故障的仪器设备及时维修或更换。人工授精实验室必不可少的仪器设备包括恒温培养箱、相差显微镜、离心机、恒温热板、恒温水浴箱、精子计数板、液氮罐、超净工作台、冰箱和电脑等。如恒温培养箱、恒温热板、恒温水浴箱和液氮罐等关键设备,还应准备备用设备,以免关键设备临时出现故障时影响实验室正常工作。对于需要连续供电的设备建议配备不间断电源,保证设备在临时断电的情况下仍能正常运行。人工授精实验室关键仪器设备常规质量控制内容及方法如下:

1. **恒温培养箱** 首次使用前温度应设置为37~40℃,开机状态下持续10~15天后方可使用。培养箱正式使用时将温度设置为37℃,每天工作前半个小时检测培养箱温度并记录;培养箱换水使用无菌蒸馏水,每10~14天更换1次;至少每3个月对培养箱进行清洁消毒1次,培养箱内壁建议采用IVF专用的培养箱消毒剂擦拭消毒,培养箱内钢架需拆下采用培养箱消毒剂擦拭后使用无菌蒸馏水擦拭,高压灭菌消毒,消毒后的培养箱开机2~3天温度监测合格后方可使用。

2. **恒温热板** 温度设置为37℃,每天打开恒温热板,待其温度稳定半个小时后,检测恒温热板温度并记录。

3. **恒温水浴箱** 温度设置为37℃,每次使用前半个小时打开水浴箱,温度稳定后检测水浴温度后使用。水浴箱使用无菌蒸馏水,水量不应超过水浴箱容积的2/3,每2周更换一次蒸馏水。至少每个月清洁水浴箱一次。

4. **液氮罐** 首次使用前清洁罐体内壁,然后注入少量液氮预冷后再灌满液氮,至少放置2~3天监测液氮面高度,确认液氮罐无异常后再用于保存样本。每天工作前半个小时检查液氮罐是否正常,每天监测液氮面高度,每周添加液氮2~3次并做好记录。

三、耗材和试剂的质量控制

人工授精实验室所使用的耗材和试剂直接与精液/精子接触,其质量控制尤为重要。耗材和试剂的订货、接收、入库登记、保存和使用情况均应详细记录,便于追溯。耗材和试剂的管理应有专人负责,在正式使用之前完成精子体外存活实验(human sperm survival assay,HSSA)。实验室的耗材和试剂均是一次性使用,必须使用包装完整且在保质期内的产品。

1. **订货** 负责订购的实验室人员应对耗材和试剂的使用情况有全面的掌控,对未来1个月内人工授精周期数有预估,以确保耗材和试剂的订购满足实际需求。

2. **接收耗材和试剂** 应仔细检查内、外包装有无破损,检查耗材、试剂瓶有无损坏,检查试剂有无颜色变化、有无结冰等异常情况,试剂采用冷链运输,接收时应检测运输的包装内温度是否达标,不合格时禁用并及时联系供应商退换货。检查合格后入库。

3. **入库登记**　耗材和试剂入库时应记录到货时间、耗材和试剂的名称、编号、批号、数量、单价、发票号码、收货人等,并注明接收时检查核对结果。

4. **保存耗材**　开箱后清洁包装表面,放置在耗材柜中室温保存。试剂在 2~8℃条件下保存。对于操作前所有试剂(如梯度离心培养液、精子冷冻液),为防止精子冷休克,每次使用前,应提前半个小时从冰箱中取出,放置在超净工作台上复温至室温后使用。在使用频率较低时,为避免污染或反复复温,可提前将试剂分装,在分装瓶或试管上做好标记,标明试剂名称、有效期、分装时间和体积,并用封口膜密封瓶口或试管口。

5. **精子体外存活实验**　该实验是目前在 ART 实验室广泛应用的耗材和试剂质量控制的最为简捷和有效的方法。实验对照组为已证明无细胞毒性的耗材或试剂,质量控制组为待测的耗材或试剂,两组各加入等量精子浓度为 $5×10^6/ml$ 处理后精子,室温下(22~26℃)培养,24 小时和 48 小时后各观察 1 次,如果对照组精子存活率≥70%,质量控制组精子存活率达到对照组的 80%或以上,则通过测试。实验完成后及时记录质量控制耗材或试剂名称、批号、有效期、质量控制日期、质量控制结果、质量控制者和核对者等。同一批号的耗材或试剂需要通过精子存活实验测试后使用。

6. **使用情况耗材或试剂**　在第一次启用时应在外包装上标明启用日期。在有效期内使用。耗材和试剂管理负责人应每月对其使用情况进行统计,记录用量和时间,以指导提交下次订购需求。

四、人员的质量控制

人工授精实验室工作人员必须符合《人类辅助生殖技术规范》的要求。实验室工作人员操作水平是精液处理质量的关键因素之一,做好人员的质量控制对于维持和提高成功率将起到至关重要的作用。实验室应根据实验室的实际工作量配备相应数量的工作人员,实验室必须建立实验室工作人员的培训/考核制度和培训档案,记录其岗位培训的过程和考核结果。培训档案中应详细记录工作人员的入职时间、学历、培训内容、培训时间、操作例数、考核结果、考核老师等内容。

人员培训和考核以实验室标准化操作程序为蓝本,其主要步骤可分为:①熟悉实验室环境、人员和工作流程,自学有关人工授精实验室相关的理论知识。②观摩,在观摩期间,带教老师要细致地讲解每一项操作的内容、注意事项及原因、特殊情况及处理方式等。③在带教老师指导下,阶段性实践操作流程。④在带教老师监督下独立操作。⑤阶段性考核,分为理论知识考核和独立操作考核。⑥定期进行人员间的数据质量控制,如精子回收率、妊娠率等。

五、精子体外操作的质量控制

精子体外操作的质量控制需要建立完善的标准化操作程序,目的在于指导和规范日常工作,保证精子体外操作质量的一致性、安全性和稳定性。

1. **建立实验室岗位责任制度**　明确和规范实验室各个岗位人员的工作内容和工作职责。

2. 建立完善的标准化操作程序文件 标准化操作程序是将实验室各项操作标准化,包括操作内容、操作步骤、操作要求及注意事项等,并以统一的格式进行描述。在标准化操作程序文件的指导下,可减少不同操作之间的差异,减少人员间的差异,降低安全性风险。标准化操作程序文件应由有经验的实验室人员编写,经实验室负责人审批其可行性,注明生效及颁布日期。在以后的工作中,根据工作内容或操作程序的变更及时进行修订,需注明修订人和修订日期。

3. 无菌化操作 精子的体外操作应严格遵循无菌操作原则,操作区域洁净度应为百级,应使用一次性无菌耗材。

4. 实行双人核对制度 精子在体外操作的过程中,严格执行双人核对制度,防止精子样本的差错。避免在同一操作区域内同时操作 2 位或多位患者的精子样本。

六、数据关键指标与质量控制

人工授精实验室的各项操作均应有翔实的纸质版和电子版登记,各项数据及时准确地录入电子表格或电子病历数据库中,可方便对数据进行关键指标的统计与分析,反馈人工授精实验室与临床工作,全面监控和分析人工授精治疗结局及人工授精体系中存在的问题,从而防止危及临床治疗的结局。

1. 数据关键指标 建立并准确定义人工授精实验室临床与实验室数据分析关键指标,包括周期数、精子回收率、临床妊娠率、多胎妊娠率、流产率等。①精子回收率公式为:精液处理后的前向运动精子总数/精液处理前的前向运动精子总数×100%;②临床妊娠率公式为:临床妊娠周期数/人工授精周期数×100%;③多胎妊娠率公式为:多胎(≥2)妊娠周期数/临床妊娠周期数×100%;④流产率公式为:流产周期数/临床妊娠周期数×100%。

2. 数据关键指标质量控制预警方案 根据特定时间段(如上一年)的各项数据,制定关键数据指标的预警质量控制线。以该时间段内的统计周期(如每月)数据计算平均值($\bar{X}$)及标准差(SD),以($\bar{X}±2SD$)作为预警线,以($\bar{X}±3SD$)作为控制线。

3. 定期的数据统计分析 定期(周、月、季度、年等)进行数据的统计分析,及时发现问题并分析原因,及时纠正。

七、人工授精实验室的生物安全管理

1. 工作人员的自我防护 由于人工授精实验室工作人员操作患者精液,患者精液标本被视为"生物危险品",存在职业暴露风险。因此,工作人员需要做好自我防护。进入实验室,应更换洗手衣,戴帽子、口罩等防护用品,对于感染性样本,戴一次性手套操作。

2. 对患者精子的隔离防护 对于人工授精实验室冻存的精液标本,为避免交叉感染,对有乙肝、丙肝、梅毒感染史的患者,应设置单独的液氮罐保存其精液标本。

八、人工授精实验室突发事件的应急预案管理

人工授精实验室除了做好以上各方面的质量控制工作外,还应具备突发事件的应急处理方案。如仪器设备故障的应急预案、自然灾害(如火灾、地震、漏水等)的应急预案。做好

实验室的四防安全工作,保障实验室工作的顺利进行。

第三节　体外受精实验室质量控制

体外受精实验室质量控制目的是通过持续改进配子/胚胎体外操作和培养的条件,维持配子/胚胎自身发育潜能,培养并选择发育潜能较高的胚胎,优化临床治疗结局。

一、实验室内环境质量控制

在体内,配子/胚胎在受到母体自身保护的环境下生长发育,处于无光、恒温、恒湿、低氧的环境;但在体外,配子/胚胎失去了这些屏障和保护,面临着有害气体、温度、渗透压、pH 等变化的应激,其发育潜力可能受损。因此对 IVF 实验室内环境的质量控制,有利于配子/胚胎的体外生长发育和管理。

①实验室层流系统应加装挥发性有机化合物去除装置。②实验室内部尤其是胚胎培养室等使用室内净化设备,局部改善室内的空气质量,包括挥发性有机化合物的降低。③定期更换层流、及室内净化设备的滤膜;维持 IVF 实验室与其他相邻功能室间正压状态。④控制进入 IVF 实验室的人员数,进入实验室需更换消毒后的手术衣,戴一次性口罩、帽子。⑤定期或实时监测室内空气质量,如果突然异常升高,及时查找原因并采取相应措施予以处理。⑥实验室内控制恒定的温度(23℃±2℃);湿度(40%~60%)。

二、仪器设备质量控制

仪器设备的质量控制,能够确保仪器设备的准确运行,并满足有关标准和技术规范的要求。质量控制内容包括仪器设备安装、标识(正常使用、停用、报废)、校准与维护、规范使用等。

1. 建立仪器设备使用档案,包括仪器的名称、编号、厂家、安装日期、使用说明、维修保养记录以及仪器的建议使用寿命。

2. 重要仪器设备由专人负责管理。

3. 对所有的仪器设备制作简易的操作流程和使用注意事项,并对使用人员进行培训。

4. 关键设备,如培养箱、液氮罐等建议安装远程报警系统。

5. 每日检查仪器设备运行情况,并做好记录。

6. 每日监测二氧化碳培养箱的温度、气体浓度;恒温热板、恒温试管架温度。

定期对检测设备进行校准,如二氧化碳测试仪、温度检测仪、pH 仪、电子天平等。

定期进行数据统计分析关键仪器设备的使用效果,尤其是二氧化碳培养箱等仪器设备,建议各实验室设置临床妊娠率、胚胎种植率等阈值,对设备进行考核和质量控制。

三、培养液、耗材的质量控制

1. **培养液的运输和储存**　为控制运输过程中存在的风险,建议全程冷链运输,并可追溯温度的波动。试剂到货后立即清点核对,记录货物及票据相关信息,并检查包装完整性。对于培养液储存,要求储存条件不改变培养液的性质,无细菌污染风险,存放次序合理,取用方便。因为培养液内的铵离子浓度会随着时间的延长而增加,所以不建议一次性储存很多试剂。开瓶使用培养液要标识开瓶日期,不建议同一瓶培养液反复复温使用,不建议分装培养液,这会增加污染的风险。

每一批培养液在使用前需要通过质量控制试验。

2. 耗材的储存 耗材到货后,立即清点核对,记录到货时间、耗材名称、批号、数量、发票号等;使用前确认产品包装的完整以及确认是否在效期内。尽管产品有质检证明,为避免批次间的差异以及长时间存放可能带来的影响,建议在使用前要做质量控制试验。

3. 试剂、耗材的质量控制试验 指对 IVF 过程中使用的培养液、培养油以及各类接触性耗材所做的质量控制试验。常用的试验方法有人类精子存活试验和体外鼠胚试验,这两个试验作为人类体外辅助生殖技术用医疗器械生物评价方法,已经由国家食品药品管理总局发布相关操作标准。

4. 人精子存活试验 指利用人类精子与供品或其浸提液共孵育后精子活力的变化来间接判断受试物对精子、卵子或胚胎的潜在的毒性。由于其取材方便,被广泛地应用于 IVF 实验室的质量控制试验。具体操作方法可参见由国家食品药品管理总局发布的《人类体外辅助生殖技术用医疗器械生物学评价——人精子存活试验》(YY/T 1535-2017)。

5. 体外鼠胚试验 指采用小鼠胚胎体外常规培养体系,在从受精卵到囊胚的培养过程中,根据待检产品的功能和特性,在相应培养环节使用待检液体类产品或者器具类产品的浸提液,通过观察早期胚胎从受精卵到囊胚的发育情况来评价待检产品对胚胎发育的潜在毒性。该试验在许多耗材、培养液毒性风险评价中具有临床意义。目前大多商品化培养液以及耗材给出的质量指标都是鼠胚试验结果。具体操作方法,可参见由国家食品药品管理总局发布的《人类体外辅助生殖技术用医疗器械生物学评价——体外鼠胚试验》(YY/T 1434-2016)。

6. 其他检测方法 在进行人精子存活试验和体外鼠胚试验时,有条件可同时检测 pH、内毒素、渗透压等指标。

7. 警戒检测 建立实验室关键技术参数(key performance index,KPI),通过 IVF 实验室的几个关键数据进行分析,实现对 IVF 实验室进行质量控制的目的,如 IVF/ICSI 受精率、卵裂率、囊胚形成率、优质胚胎率、临床妊娠率、种植率等。胚胎发育警戒检测,需要实验室依据自身情况建立各项指标的质量控制范围值,如果某一指标超出可控范围,需要及时组织相关人员参与分析总结,查找原因。

现有的体外培养环境尚无法完全模拟人体内的条件,尽可能维持实验室各个环节的稳定,有利于维持配子/胚胎自身固有的发育潜能,因此 IVF 实验室的严格质量控制体系就显得尤为重要。通过执行复杂的有组织的质量控制体系,才有可能保证实验室整体水平的稳定,把各项检测值控制在可控范围内以维持 IVF 实验室高质量标准。

第四节 胚胎植入前遗传学诊断实验室质量控制

PGD 是辅助生殖技术与分子遗传学诊断技术的有机结合体。该项技术通过在配子或胚胎阶段对遗传病进行分子遗传学的诊断,选择没有疾病表型的胚胎移植入子宫,从而避免遗传病胎儿的妊娠。目前大部分实验室选择在囊胚期进行滋养外胚层细胞的活检。鉴于此,本节将主要纳入以囊胚期活检的 PGD 实验室质量控制方面的要点。

一、PGD 实验室的日常质量控制

PGD 实验室的检测过程中,一般涉及 PCR 扩增及核酸纯化文库富集等过程,任何样本源性污染、扩增产物污染或气溶胶污染都可能导致假阳性或假阴性结果出现。因此,合理规划设计、严格执行物理分区以及实验室通风的要求,强化技术员的风险防范意识,以及定期质量控制、自查自纠和整改,对保障实验室的正常运行至关重要。

日常质量控制主要包括以下内容:

1. 实验室环境条件需定期进行监测,包括温度、湿度、气压、防尘等。当实验室环境条件不满足实验要求应当停止实验并进行整改。

2. 定期进行室内质量控制,有条件可以开展室间质量评估。

3. 实验室人员均需进行岗前培训,评估合格后方可进入实验室进行实验。每次实验都必须按照实验室规章制度进行。若实验室人员违反实验室规章制度应当重新培训。

4. 仪器设备都需要专人专管。仪器设备需要定期进行维护、校准以及清洁保养。每次使用都进行记录,出现问题立即上报。

5. 试剂耗材使用前按要求进行质量控制,质量控制过关后方可使用。每次实验都要对试剂耗材的批次进行登记。若实验出现问题应当对使用的同一批次的试剂耗材重新进行质量控制。

6. 样本的采集、运输、保存、检测都应严格按照相关操作常规进行。若实验失败应当检查是否哪个环节有纰漏。

7. 实验过程、实验结果的报告和解释需双人核对,若是存在争议,尽快咨询实验室主管。

8. 定期对实验室数据进行统计分析,如活检周期数、活检胚胎数、扩增成功率、扩增失败率、未检出率、无法判断率、污染率、正常率、异常率、杂合子率、整倍体率、可移植胚胎率和染色体嵌合率等。同时,还应对每个操作者的每个步骤进行质量控制。应设立关键操作参数用于质量控制,如当正常率、异常率、杂合子率、可移植胚胎率偏离理论值时,应当对其实验进行重新验证。

二、PGD 实验室内部质量控制

尽管囊胚期活检较卵裂期活检提供了更多的可供检测的细胞,但 PGD 仍然面临极低细胞带来的挑战。每个 PGD 实验室均需要做好内部质量控制以提高诊断的准确率,降低误诊的风险。

1. **胚胎活检、活检样本装管、活检样本标记号码和玻璃化冷冻**　目前几乎所有的 PGD 均需要进行胚胎的有创活检。活检和样本装管是 PGD 最起始的步骤,也是最关键的步骤之一。如果活检失败,胚胎被破坏则降低了胚胎的发育潜能,甚至浪费了患者的胚胎。装管失败则直接导致无诊断结果。必须记录每个胚胎的活检者和活检情况,用于追溯是否在活检阶段发生污染。必须采用唯一编码对活检胚胎进行编号。活检的 KPI 包括:活检后囊胚存活率>90%;活检后单个囊胚的植入率>45%;活检后胚胎的诊断率>90%。PGD 的安全性指标还应包括:活检胚胎解冻后复苏率、流产率,以及新生儿随访等多项指标。

2. **全基因组扩增**　全基因组扩增技术是多种高通量技术的基础。通过全基因组扩增技术,临床可以实现在少量细胞中同时进行单基因病和染色体核型分析,从而提高了诊断的准确率。如果全基因组扩增失败或者扩增效果不好,将直接影响下游的检测分析。因此,全基因组扩增的质量控制至关重要。

目前,临床上一般使用商业化供应的全基因组扩增试剂盒。试剂包装和标签应齐全完整,试剂名称正确,液体无渗漏,无破损,生产批号、生产日期及有效期打印清晰无误,字体端正,无重叠、污迹、模糊、缺印等现象。试剂液体应澄清透明、无沉淀,无悬浊物。因试剂经过冷链运输,同一批到货的试剂要进行试剂盒质量控制。若同一批到货试剂有不同生产批次的试剂,应对每一生产批次都进行质量控制,以检验是否能用于活检细胞的全基因组扩增。用于检验的细胞可选用已知染色体核型的细胞系,或发育停滞的废囊胚,与活检细胞样本数量近似。由于不同的扩增试剂盒的扩增原理和优缺点各异,建议主要从三方面对扩增产物进行质量控制:产物浓度、产物片段大小范围以及产物覆盖度。由操作人员根据试剂盒特点设计评估方法,对扩增产物的质量进行评估。在多种全基因组扩增方法中,有些扩增的产物可以通过微量分光光度计或荧光定量仪测定浓度区分阳性和阴性样本;但有的扩增方法,阴性或空白对照可能测出和阳性样本相近的浓度值,只能通过下游实验,如琼脂糖凝胶电泳、多重 PCR 或实时荧光定量 PCR 等方法进行试剂盒质量控制。扩增产物直接进行琼脂糖凝胶电泳应出现拖尾条带,证实有扩增后 DNA 的存在。不同扩增方法条带大小范围不同,可参照试剂盒说明。也可取扩增产物,通过涉及不同染色体的多重 PCR 并进行凝胶电泳或 qPCR 检测,观察条带数目或 qPCR 反应 CT 值。由于全基因组扩增可能带来扩增偏移,其覆盖率和保真度都不可能达到百分之百,因此在进行 PGD 前也必须对选取的全基因组扩增技术进行验证,明确其扩增产物中检测出目标靶基因的有效性。通过对全基因组扩增产物进行二代测序和 SNP 芯片检测胚胎的核型,还可以评估扩增的保真度。PGD 过程中,扩增成功率是全基因组扩增技术最重要的 KPI。当扩增成功率低于 95% 时应当排查以下问题:是否是胚胎质量差且活检的细胞少,装管、样本运输是否存在问题,实验试剂有没有问题,以及实验人员操作是否正确。未检出率加上无法判断率一般低于 5%,若是高于 5% 需考虑重新进行实验,或者对胚胎进行二次活检。

3. PCR 技术　对某些具有明确致病基因携带的病例,可选用 PCR 方法进行 PGD。

进行基因扩增的区域必须是独立的实验室区域,保证层流系统正常运行,严格实施单向工作流程。由于 PGD 检测的 DNA 为痕量 DNA,操作人员必须注意避免引入外源 DNA 污染。污染可来源于卵丘细胞、精子以及不慎操作等。针对 PCR 的 PGD 应尽可能去除颗粒细胞,以减少母源污染。同时,PGD 必须使用浆内单精子显微注射以防止父源性污染。在对某种疾病建立基于 PCR 技术的 PGD 时,需针对每个突变位点优化扩增体系。早年的单细胞 PCR 技术是直接对活检的胚胎样本进行扩增。由于扩增的模板仅单个细胞,需要采用敏感性高的荧光 PCR 技术,但单个等位基因脱扣率仍达 15%~20%。目前一般采用 PCR 技术对经全基因组扩增后的样本进行诊断分析。推荐首先利用已知单细胞(如口腔黏膜细胞、外周血淋巴细胞等)进行 PCR 实验验证有效扩增率,要求不低于 85%,等位基因脱扣率低于 10%;对已知细胞的扩增还可检测假阳性率和假阴性率;还应同时扩增目标基因及目标基因邻近(1cM/1Mb 以内)的连锁多态性标记物,可最大限度地降低因任何一个位点的 ADO、污染或重组而导致误诊的风险。PCR 实验设计应包括阳性和阴性对照。同时,PCR 结果需要双人审核。当阴性对照出现污染时应当检查实验室环境,加强防污染意识,并对出现污染的样本重新进行实验,找出污染的源头。若是同样的污染重复出现,则可能是活检、装管或全基因组扩增出现了污染;若是重新实验没有发现污染,则应当是全基因组扩增后的实验存在污染。

4. SNP 芯片技术

(1)适用于染色体非整倍体筛查的 SNP 芯片:每张 SNP 芯片设置空白对照及 gDNA 阳性对照。若空白对照出现阳性结果,需另取全基因组扩增产物重新实验。芯片扫描后获得的原始数据,经软件加载后,对每个样本的 Call Rate 值进行审核。Call Rate 值在 0.90 以上,则样本扩增质量达到要求,可以进行结果判断;Call Rate 值低于 0.90 的样本 DNA 质量不高,如果发现了明确的染色体拷贝数异常则进行结果判断,如未见明显异常依据具体情况告知患者移植风险,再次强调产前诊断的必要性或重活检后再检测。整个实验操作过程需两人完成,一人操作,一人核对并记录。结果报告由两人完成,一人输出结果报告并对特殊结果进行必要的备注、解释,一人在报告发出前进行审核、核对。若两人对某样本结果判定存在分歧,则请示实验室主管。

(2)适用于单基因疾病的核型定位芯片技术:正式的 PGD 周期治疗前,需采集家系成员(夫妇双方及先证者)的外周血进行预实验。目的基因上、下游 2Mb 内有效 SNPs 应各不少于 4个。使用分析软件加载原始数据前,仔细核对、检查所需原始数据的芯片编号及样本位置编号;加载后,仔细核对家系成员血缘关系是否相符,致病基因以及遗传方式等信息。整个实验操作过程需两人完成,一人操作,一人核对并记录。原始数据录入软件后,需重点关注样本 DNA 质量。最重要的三个参数分别是 Call Rate、ADO 和 Miss-Call Rate。具体见表 13-1。

表 13-1 样本 DNA 质量的参数阈值表

样本类型	Call Rate	AB Rate	ADO[a]	Miss-Call Rate
外周血	95%~99%	25%~29%	~0	~0
卵裂球活检	75%~95%	~15%[b]	0~80%	<5%
滋养外胚层活检	85%~99%	20%~30%	0~80%	<5%

注:[a]:ADO 值很高并不能中断数据的分析;[b]:如果先证者 DNA 的质量很高,胚胎的该值可适当降低

如果胚胎的目的基因所在的染色体异常,需特别注意是否会对单基因疾病的检测结果造成影响。结果报告由两人完成,一人输出结果报告并对特殊结果进行必要的备注、解释,一人在报告发出前进行审核、核对。若两人对某样本结果判定存在分歧,则请示实验室主管。

5. **高通量测序技术** 高通量基因测序技术的迅猛发展极大地拓宽了 PGD 的适用范畴,提高了检测的准确性。中华医学会生殖医学分会制定了相关规范,明确开展本项技术的基本条件、组织管理、临床流程与质量控制等方面的基本要求。根据测序平台的不同,可采用不同的测序文库制备试剂,构建测序文库。使用荧光定量,2100 生物分析仪等对测序文库进行检测。制备文库时,同一个反应池的每个样本需建立唯一且独特的分子标签,避免干扰。

(1)测序过程的质量控制:测序过程也需要根据不同测序仪器建立合适的质量控制方法,主要评估指标包括:①碱基质量值(如 Q30 等)。②原始 reads 数。③全基因组比对率。④比对到目标区域的序列占原始序列百分比。⑤GC 含量。⑥重复 reads 百分比。⑦目标区域覆盖率。⑧目标区域的平均测序深度。结合多个指标对测序数据进行综合评估,建立合适的质量控制标准。

(2)数据分析与评估

1)染色体拷贝数变异检测:生物信息学分析拷贝数变异,应当详细记录所使用软件以及胚胎的全基因组低覆盖度测序技术分析拷贝数变异的检测流程。同时满足以下条件时,可证明检测体系有效:①阴性质量控制品结果为阴性。②正常人细胞参考品不得检出染色体异常。③阳性参考品检出达到相应要求(异常片段≥4Mb 的阳性参考品需全部检出)。在进行染色体拷贝数变异分析时,需先去除低质量数据和接头,将处理后的数据按照染色体进行窗口划分,统计各个窗口的平均深度,经过 GC 校正及归一化处理后再行分析。分析后的结果与人类全基因组参考数据库进行比对和注释。

2)单基因病检测:在单基因病中,阴性样本未检出有效数据,阳性样本正常检出,可证明检测体系有效。分析过程中须详细记录所使用的软件及版本信息。由于单细胞扩增及后续检测过程中容易带来扩增偏倚,建议目标区域测序深度应在100×以上。在单体型分析的有效 SNP 位点足够,且经过一代测序或其他方法检测突变位点结果与单体型分析结果一致的情况下,再发出报告。如果胚胎检测结果的 SNP 有效位点不足,须在报告中进行说明。

(3)所有关键步骤的操作至少由 2 人完成,一人操作,一人核对并记录。

(4)必须采取保障措施对所有相关数据进行长期存储。

(5)基因性疾病和染色体病胚胎诊断的检出率不低于96%。

三、PGD 误诊原因分析

PGD 的瓶颈是活检细胞数极少,直接用于 PCR 扩增可能由于污染或 ADO 而误诊,而全基因组扩增技术并不可能保证百分百的覆盖率和均匀性。误诊或漏诊的另一个重要因素是人类早期胚胎存在一定比例的染色体嵌合现象。活检细胞中染色体嵌合可能导致可移植胚胎数的下降,而滋养外胚层和内细胞团的嵌合可能直接导致误诊。另外,PGD 操作步骤多,包括胚胎活检、冷冻和解冻、活检细胞装管、全基因组扩增,以及下游的各种检测技术等,存在操作中混淆胚胎号码导致误诊的可能。

每个 PGD 实验室均应建立应对误诊的标准流程,如强调各个环节的核对;定期使用患者捐赠的异常胚胎进行各个检测环节的质量控制;强调产前诊断的随访;保留全部的全基因组扩增样本,当出现误诊时,应对流产或产前诊断样本进行胚胎的溯源,明确是否存在胚胎混淆的可能,以及应用多个平台验证以排除检测的失误;对于唯一考虑可能移植的样本诊断存疑时,也应进行其他平台的验证,降低误诊的风险。

虽然 PGD 是最早的产前诊断形式,但 PGD 实验室却需要更严格的检测环境、更高的风险意识,以及更严谨的质量控制。不断强调风险意识,完善质量控制环节,发现安全隐患,以及持续质量改进,才能为 PGD 实验室的安全运行保驾护航。

第五节 激素检测实验室质量控制

一、室内质量控制

可参照 GB/T20468-2006《临床实验室定量测定室内质量控制指南》制定激素检测项目

的室内质量控制程序。

（一）质量控制图的选择和绘制

绘制室内质量控制图,可使用 Levey-Jennings 质量控制图或 Z 分数图。质量控制图应包括质量控制结果、质量控制品名称、浓度、批号和有效期、质量控制图的中心线和质量控制限、分析仪器名称和唯一标识、方法学名称、检验项目名称、试剂和校准品批号、每个数据点的日期和时间、干预行为的记录、质量控制人员及审核人员的签字。质量控制图的中心线和质量控制限必须由实验室使用现行的测定方法进行确定,定值质量控制物的标定值只能作为参考。当使用新批号质量控制物时,常按下列步骤进行。

1. 建立暂定的中心线和质量控制限 应在"旧"批号质量控制物使用结束前,将新批号质量控制物与"旧"批号质量控制物同时进行测定。新旧质量控制物同时测定一段时间,获得至少 20 个新质量控制物的测定结果,对数据进行离群值检验,剔除超过 3s 外的数据后计算出平均值和标准差,平均值作为暂定的中心线,标准差的倍数作为质量控制限;以此作为下一个月新质量控制物室内质量控制图的中心线和质量控制限。待此 1 个月结束后,将该月的在控结果与前 20 个质量控制测定结果汇集在一起,计算累计平均值和标准差,以此累计的平均值和标准差作为再下 1 个月质量控制图的中心线和质量控制限。重复上述操作过程,连续累计 3~5 个月。

2. 常规中心线和标准差的建立 将累计的 3~5 个月的在控数据汇集,计算的累计平均值和标准差作为该质量控制物在有效期内的常规中心线和质量控制限,未经过权威人员的批准,一般不能轻易改变。

将质量控制物结果记录在质量控制图表上,该原始质量控制记录至少保留两年。

（二）失控处理及原因分析

操作者如发现质量控制物测定结果违背了质量控制规则,应记录失控情况或填写失控报告单,上交专业组组长,由组长做出是否发出与失控相关的那批患者标本检验报告的决定。对失控的最佳处理是确认问题的原因,发现问题并提出妥善解决办法,消除失控的原因,并防止以后再次发生。多种因素可导致出现失控,这些因素包括:操作失误、试剂、校准物、质量控制物失效、仪器维护不良以及采用不当的质量控制规则和太小的质量控制限范围、一个分析批测定的质量控制物数量不当等。寻找失控原因和处理的步骤如下:①重新测定同一质量控制物。②新开一瓶质量控制物,重测失控项目。③进行仪器维护或更换试剂,重测失控项目。④重新校准,重测失控项目。⑤请专家帮助。查明导致失控的原因,如是假失控,经授权人员批准后,可发出原来的标本检测结果。如是真失控,在查出原因并得到纠正后,应重新检测患者标本后并发出新的检测报告。

（三）室内质量控制数据的管理

每个月的月初应对上个月的所有质量控制数据进行汇总和统计处理,并存档保存。实验室授权人员至少应审核上个月所有测定项目质量控制数据汇总表,如果发现有显著性的差异,要考虑是否对质量控制图的平均值标准差或质量控制限进行修改。

二、室间质量评价

室间质量评价(external quality assessment,EQA)是多家实验室分析同一标本并由外部独立机构收集和反馈实验室的上报结果以评价实验室的操作过程,评价实验室结果的可比性,识别实验室间的差异,评价实验室的检测能力,并采取相应的改进措施。激素检测实验室应按照 GB/T 20470-2006《临床实验室室间质量评价要求》参加相应的室间质评。

（一）EQA 检测程序

收到室间质量评价样品以后,应使用实验室的常规检测方法,由从事常规检验工作的人员进行室间质评样品的检测,检测室间质量评价样品的次数应与常规检测患者标本的次数一致,并如实地记录检测结果,在规定时间内上报结果,不与其他实验室核对结果。实验室负责人或指定负责人应监控室间质量评价活动的结果,并在结果报告上签字。

（二）不满意结果的分析

对于激素检测项目采用偏移或 Z 分数作为评价指标。如果实验室上报的检测结果与靶值或公议值的偏移或 Z 分数在可接受的范围内,则检测结果合格,反之则不合格。如果自身检测结果与靶值或公议值的差异超过了可接受范围,往往可以揭示出实验室在标本处理、分析和报告过程中的不当,需认真分析每一实验过程,找出存在的问题并采取相应的改进措施,并预防将来再出现类似的问题。以下是导致室间质量评价失败的几个主要原因:①检测仪器未经校准并有效维护。②未做室内质量控制或室内质量控制失控。③试剂质量不稳定。④实验室人员的能力不能满足实验要求。⑤上报的检测结果计算或抄写错误。⑥室间质量评价的样品处理不当。⑦室间质量评价样品本质存在质量问题。

即使室间质量评价结果是可接受的,实验室也应监测结果的趋势,以发现可能出现的质量问题。例如当分析物的所有结果在平均值的一侧时,或是结果的不精密度增加,这种情况下应及时采取措施,以预防将来的结果不及格或患者标本的检测不准确。

第十四章　辅助生殖实验室技术

第一节　精液分析和体外处理

一、精液分析

精液分析是评估男性生育力的重要方法,也是诊断男科疾病、评价疗效的实验依据。

精液分析需要遵循标准化程序进行。本书将主要参照《世界卫生组织人类精液检查与处理实验室手册》(第5版),结合国内发表文献对精液分析相关的伦理、管理、临床、实验室及质量控制内容予以说明。

(一)精液标本收集和管理

精液的分析结果易受射精情况、实验室条件、检验人员操作等诸多因素影响,其结果易发生偏差,因此精液采集与分析必须严格按照适宜的标准化程序进行。

1. 精液采集与实验室接收　精液采集前务必要详细告知受检者有关精液采集和运送的方法及注意事项。

(1)精液采集流程:①初检者应做2次精液分析,2次精液采集的间隔应大于7天,但不宜超过3周。如果2次的结果有明显的差异,应再取标本进行第3次分析。②标本采集前应禁欲至少2天,但不超过7天。为减少精液分析结果的波动,禁欲的天数应尽可能一致。③标本的采集宜在实验室附近的取精室内单独进行。否则,应在采集后1小时内保温送到实验室。从精液标本取出到开始在微生物学实验室进行检测的时间不宜超过3小时。④推荐采用手淫的方法收集精液。如果需做微生物学方面的检查,患者应先排尿并洗净双手和阴茎,用无菌容器收集。⑤如手淫取精困难,可用特制避孕套进行精液采集。日常用乳胶避孕套会影响精子的存活,故不适用于采集精液。不宜采用性交中断法采集精液,因为射精最初部分可能丢失,而这部分精子浓度通常是最高的。而且标本会受到女性生殖道内细菌和微生物的污染,同时酸性的阴道分泌物对精子活力也会产生不利的影响。⑥精液采集一定要完整,不完整的精液不宜进行分析。在精液收集的过程中如有任何部分的丢失,受检者都应报告。⑦采集的精液样本在运送到实验室的过程中,温度应保持在20℃以上,但不能超过37℃,以避免降低精子活力。⑧必须在收集精液的容器上标明受检者姓名(和/或身份识别码)以及标本采集的日期和时间。⑨受检者姓名、年龄、身份识别码、禁欲时间、标本采集日期和时间、标本收集是否完整、获取标本遇到的任何困难以及标本从采集到分析的时间间隔等,都应明确记录在检测报告中。

(2)精液采集的容器:精液的采集应使用清洁宽口的玻璃或塑料容器,并证实对精子无毒性。容器要预先称重,并保持在20~37℃温度环境中,以避免精子射入容器后,由于温度骤变对精子产生不良影响。容器上必须标记受检者姓名、身份识别码、采集日期和时间等。诊断或研究目的的精液采集,对容器等不做无菌要求;用于微生物学分析及辅助生殖的无菌采集精液,标本容器、移液器吸头和混匀用的吸管必须无菌。

(3)精液采集的方法:①手淫法采集:常规在专用取精室手淫法采集精液,取出精液后立即送入实验室。②使用避孕套采集精液:手淫方法取精失败的特殊情况下,可以使用为采集精液设计的专用无毒性避孕套来采集标本。应告知受检者如何使用、封闭避孕套,以及如何将装有精液的避孕套送至实验室等事项。

应记录获取精液的时间,并在采集后的 1 小时之内将标本送至实验室。在运送至实验室期间,标本应该保持在 20~37℃ 。检测报告应该记录标本的采集地点,如在家或者在实验室以外的其他场所采集,性交时使用专用的避孕套采集等信息。

2. 精液的安全处理 精液标本可能含有致病菌和病毒(如 HIV 病毒、肝炎病毒、单纯疱疹病毒等),因此应视为生物危险品。实验室技术人员应注意防护,要使用一次性手套和各种器皿。禁止用嘴吹吸移液管。用过的器皿要消毒处理。应防止那些被精液污染的尖锐器械造成的意外伤害,避免精液接触到裸露的皮肤、破口、擦伤或病变部位。

(二)精液常规分析

精液常规分析的内容包括液化、黏稠度、精液外观、精液体积、精液 pH、精子凝集、精子活力评估、精子存活率、精子浓度评估、精子形态分析等。

1. 精液的理化性状 最好在射精后 30 分钟~1 小时内对精液开始简单的检查。

(1)液化:由于精囊腺分泌的凝固蛋白的凝固作用,精液射出体外后,很快凝固呈胶冻状。通常在 15 分钟内精液标本完全液化。对于液化延迟(60 分钟仍未完全液化)的精液样本,则应机械混匀或用菠萝蛋白酶处理。

(2)黏稠度:精液液化后,将精液吸入移液管或将玻璃棒插入精液样本,精液借助重力形成不连续的小滴滴下。如果液滴滴下或提起玻璃棒拉丝长度超过 2cm,则黏稠度异常。

(3)精液外观:正常精液呈现均匀、灰白色。禁欲时间长者精液可呈淡黄色;精液为红褐色时,提示精液中可能有红细胞;而黄疸患者或服用维生素或药物,或生殖道严重感染时,精液可呈黄色。

(4)精液体积:以往常使用将精液从取精杯中吸到移液管和注射器,或将精液倒进量筒中等测量精液体积的方法,但会因精液残留或损失而低估精液体积(0.3~0.9ml)。《世界卫生组织人类精液检查与处理实验室手册》(第 5 版)首推称重法,也可用直接测量法来测量精液体积。称重法是在收集精液前将空取精瓶称重,精液收集后再次称量盛有精液的取精瓶的重量,减去空取精瓶的重量,再除以精液的比重,精液的比重可按照 1g/ml(1.043~1.102g/ml)计算。直接测量则是将精液直接采集到一个宽口带刻度的玻璃量杯中。精液体积参考值下限是 1.5ml [第 5 百分位数,95% *CI*(1.4,1.7)]。

(5)精液 pH:精液的 pH 应在精液液化的同时测量,最长不能超过射精后 1 小时。测定精液的 pH 一般用测量范围在 6.0~10.0 的 pH 试纸测试,即在 pH 试纸上均匀地涂上 1 滴经充分混匀的精液标本,待浸渍区的颜色变得均匀,与标准色带进行颜色对比,得出精液的 pH。正常精液的 pH 范围应为 7.2~8.0。精液 pH<7.0,并伴随精液量少和少精子症时,提示可能存在射精管阻塞或先天性双侧输精管缺如以及精囊腺发育不良。精液 pH>8.0,提示可能伴有急性附属性腺炎或附睾炎。因放置时间延长而使精液 pH 升高,则无临床意义。

2. 精液显微镜检

(1)精子聚集与凝集:不活动精子之间、活动精子与黏液丝、非精子细胞或细胞碎片之间黏附在一起,为非特异性聚集。活动精子以头对头、尾对尾或混合型相互黏附在一起的现象为凝集。凝集部位分为 5 个种类,即:A. 头与头;B. 尾与尾;C. 尾尖与尾尖;D. 混合;E. 头尾缠结。凝集程度分 4 级:

1 级:散在,每个凝集少于 10 个精子,自由活动精子很多。

2 级:中等,每个凝集有 10~50 个精子,存在自由活动的精子。

3 级:大量,每个凝集多于 50 个精子,一些精子尚能自由活动。

4 级:全部,所有精子均凝集,数个凝集又粘连在一起。

(2)精子活力评估:将精子按运动特性分级,运动精子占所计数精子总数的百分率即为精子活动率。

1)精子运动分级:《世界卫生组织人类精液检查与处理实验室手册》(第 5 版)对精子运动的分级改为 3 级,即,前向运动、非前向运动和不活动的精子。

前向运动:精子主动地呈直线或沿一大圆周运动,不管其速度如何。

非前向运动:所有其他非前向运动的形式,如以小圆周泳动,尾部动力几乎不能驱使头部移动,或者只能观察到尾部摆动。

不活动:没有运动。

2)湿片的制备:充分混匀并立即取精液样本,制备约 20μm 厚度的湿片,以便精子可以在湿片内自由泳动。

精液液化后,最好在 30 分钟内检测精子活力,最长不能超过射精后 1 小时。

3)精子活力评估:制备约 20μm 厚度的湿片,待湿片内精液样本停止移动(在 60 秒内),用×200 或×400 相差显微镜,并在室温或带有加热 37℃ 载物台的显微镜下观察湿片。观察距盖玻片边缘 5mm 以上的区域;按一定顺序,以避免重复观察相同的区域;快速计数区域内所有活动精子,且不要等精子游入观察区域中才开始评估;首先评估前向运动的精子,接下来在相同区域计数非前向运动精子,最后计数不活动的精子。也可以一次计数 3 类运动的精子;记录每种活力级别的精子数目;每份重复样本至少观察 5 个视野、至少计数 200 个精子。重复整个过程。比较两个重复样本的可接受性,如果可以接受,计算不同运动级别精子平均百分率及平均精子活动率,以最接近的整数(百分率不能调整至 100%)作为最后结果;如果差异不可以接受,则重新制备两份样本再作检测。

4)精子活力的参考值下限:精子总活力(前向运动+非前向运动)的参考值下限是 40% [(第 5 百分位数,95%CI(38,42)]。前向运动精子的参考值下限是 32%[(第 5 百分位数, 95%CI(31,34)]。

(3)精子存活率评估:精子膜功能是否完整是区分精子死活的一个重要特征。目前临床上检测精子膜完整性的常用方法为精子活体染色技术,包括伊红染色、伊红-苯胺黑染色、精子低渗膨胀试验。临床上可应用伊红 Y 染色、低渗膨胀试验检测精子膜功能并作为预测受精成功与否的一种检测手段。近年来,荧光染色技术也作为一种精子检测手段正日益受到重视,在科研工作中得到广泛应用。

1)伊红-苯胺黑的精子存活率试验:死亡精子的细胞膜即损伤的细胞膜允许非透过膜性染料进入膜内染色,计数着色精子与未着色精子数,从而计算出精子的存活率。苯胺黑的应用,提高了背景与精子头之间的对比度,使精子头更易辨别。此方法还有可以延时评估及用于质量控制的优点。

2)低渗膨胀试验评估精子存活率:作为染料拒染法的替代试验,当必须避免精子染色的时候,低渗膨胀试验可以用来评估精子的存活率。膜完整的精子在低渗溶液中5分钟内发生膨胀,在30分钟之内所有尾部的形状是稳定的。

3)伊红染色精子存活率试验:该方法简单快速,但湿片需立即观察,不能延迟观察及保存。染色只限于颈部区域,头部的其余区域未染色的精子应被评估为活精子。

(4)精子计数和精子浓度:精子浓度指单位体积精液中的精子数目。精子浓度是通过精子计数和精液体积计算得来的。Markler 计数池、Cell-VU 计数池及 Microcell 计数池等可用于人工精子计数,它们的特点是计数时可使用未稀释的样本,但国内外对它们检验结果的重复性和准确性报道不一。《世界卫生组织人类精液检查与处理实验室手册》(第 5 版)推荐使用改良 Neubauer 血细胞计数板来进行精子计数,国内可使用国产血细胞计数板替代。重复稀释两次精液样本,每份重复样本计数至少 200 个精子。比较两份重复样本的数值,如果这种差异在可以接受范围内,计算每毫升精液中平均精子浓度;如果不能接受,制备两个新的稀释样本,并重新计数。参考值:精子浓度的参考值下限为 $15 \times 10^6/ml$ [第 5 百分位数,95% CI(12,16)]。

(5)精子形态学分析:精子包括头、颈、中段、主段和末段。精子头外形上应该是光滑、轮廓规则,大体上呈椭圆形。顶体区可清晰分辨,占头部的 40%~70%。顶体区没有大空泡,并且不超过 2 个小空泡,空泡大小不超过头部的 20%。顶体后区不含任何空泡。中段应该细长且规则,大约与头部长度相等。中段主轴应与头部长轴呈一条直线。残留细胞质只有在过量时才被认为是异常的,即细胞质超过了精子头大小的 1/3 时被认为过量残留细胞质。主段应该比中段细,均一,其长约 $45\mu m$(约为头部长度的 10 倍)。尾部应没有显示鞭毛折断的锐利折角。主段可以自身卷曲成环状。计算机系统测量经巴氏染色的精子,头部长度的中位数 $4.1\mu m$,95%CI(3.7,4.7);宽度的中位数 $2.8\mu m$,95% CI(2.5,3.2);长宽比的中位数 1.5,95% CI(1.3,1.8)。中段长度的中位数 $4.0\mu m$,95% CI(3.3,5.2);宽度的中位数 $0.6\mu m$,95% CI(0.5,0.7)。人精子染色中最明显的是不成熟或畸形的精子多于正常的精子。形态缺陷常伴有 DNA 碎片的增加、染色体结构异常、不成熟染色质和非整倍体。虽然也考虑精子尾(中段和主段),但是头部的形状更为重要。

精子缺陷的类型主要有:①头部缺陷:如大头、小头、锥形头、梨形头、圆头、不定形头、有空泡的头(超过两个空泡,或者未染色的空泡区域占头部的 20%以上)、顶体后区有空泡、顶体区过小或过大(小于头部的 40%,或大于头部的 70%)、双头,或上述缺陷的任何组合。②颈部和中段的缺陷:中段非对称地接在头部、粗的或不规则、锐角弯曲、异常细的中段,或上述缺陷的任何组合。③主段缺陷:如短尾、多尾、断尾、发卡形平滑弯曲、锐角弯曲、宽度不规则、卷曲,或上述缺陷的任何组合。精子异常发生过程产生的异常精子所伴有的过量残留细胞质,其特征是含有大量不规则的已染色的大小超过精子头部 1/3 的细胞质,通常同时有中段缺陷。

精子形态学评估程序包括:精液涂片的制备;涂片的空气干燥、固定和染色;×1 000 油镜亮视野下检查玻片;确定正常形态精子百分率或正常与异常形态精子百分率。参考值下限:正常形态精子的参考值下限为 4%[第 5 百分位数,95% CI(3.0,4.0)]。

（三）精子功能分析

1. 精浆生化检测　附性腺的分泌物可以用来检验腺体功能。柠檬酸、锌、γ-谷氨酰转移酶和酸性磷酸酶能反映前列腺功能；果糖和前列腺素能反映精囊腺功能；游离左旋肉毒碱、甘油磷酸胆碱、中性 α-葡糖苷酶能反映附睾功能。

2. 顶体及顶体反应检测　顶体完整性检测常用方法为荧光标记的豌豆凝集素（pisum sativum agglutinin，PSA）法。PSA 与顶体内容物结合，在荧光显微镜下，正常完整的顶体占精子头部的 1/2~3/4，呈现很强的荧光。荧光显微镜下检测 200 个精子，计算顶体完整百分率。诱发顶体反应试验使用钙离子载体 A23187 和孕酮可诱导精子体外顶体反应。

3. 人精子-卵母细胞相互作用试验　精子与卵透明带的结合启动顶体反应，释放游离的溶解性顶体成分并暴露出结合的溶解性顶体成分，在经超激活而增强的鞭毛运动的驱动下使精子穿透卵透明带基质，人精子-卵母细胞相互作用试验检测的是该环节，可使用来源于卵巢切除术或体外受精失败的没有活性和未受精的人卵母细胞。

4. 精子与透明带结合试验　透明带主要来源于 IVF/ICSI 失败的卵母细胞。待检测人精子与透明带共培养，并计算结合百分率。应使用与透明带竞争结合率的方法。

5. 去透明带仓鼠卵穿透试验　1976 年，Yanagimachi 等利用去透明带仓鼠卵，建立了精子穿透试验，用于测试精子获能、精子与卵膜融合并穿透的能力以及精子头部的初始解凝步骤。该试验的步骤包括：诱发仓鼠排卵收集卵巢、收集卵丘细胞团、回收和处理卵母细胞、配子共培养、卵母细胞的分析，在相差显微镜×200 下检查制备情况。计数卵母细胞内带有尾或靠近尾部的解凝聚精子头的数量。记录至少有 1 个精子穿透的卵母细胞百分率。但因其方法复杂，难以进行质量控制而没有得到广泛应用。

6. 精子 DNA 损伤检测　精子染色质是父方遗传信息的载体，染色质结构完好是正常受精和胚胎发育的前提条件。研究发现，精子染色质结构异常可能与男性不育、复发性流产以及 ART 治疗失败有关，初步显示了精子染色质结构检测在生殖医学研究中的潜在价值。检测 DNA 损伤的试验包括：吖啶橙染色试验、精子染色质结构分析、末端脱氧核苷酸转移酶介导的缺口末端标记和彗星试验等。

7. 活性氧的评估　活性氧（reactive oxygen spies，ROS）是包括氧离子、自由基和过氧化物的一组反应性氧化物，产生于细胞内或细胞外的各种环境因素，是人类生殖道中的低浓度中间产物。联合应用鲁米诺和辣根过氧化物酶来检测过氧化氢产生，应用光度计检测人精子所产生的微弱光信号。通过观察人精子悬液的化学发光图形可间接分析精液中是否存在白细胞污染。

（四）精液分析质量控制

无论规模大小，实验室都应该在标准化操作的基础上进行质量控制，以保证报告结果的准确性。精子浓度、活力和形态等基本参数应该有内部质量控制监控，可能的情况下应该引入外部质量控制。推荐常规每周由不同技术员分析同样的样本；每月/季度分析月均值；每季度/6 个月参加外部质量控制；每年 6 个月校准加样器、记数板和其他设备。常规精液分析中质量控制的目的是监测并尽可能降低随机误差和系统误差的程度，确保结果可信并被临床医师和研究人员使用。

1. 内部质量控制　内部质量控制监控精确度可以在分析过程出现错误时以超出控制限的结果给予提示。实施内部质量控制的使用方法包括将内部质量控制品与实验室常规工作内容共同检测,并使用质量控制图监测这些质量控制品的结果。内部质量控制出现失控,一定要从源头分析查找失控的原因,包括样本混匀不充分、检测人员紧张、技术粗糙、培训不充分、仪器的问题、质量控制样本变质、设备,尤其是加样器或计数池的更换、操作程序或实验室环境改变等。

2. **外部质量控制和质量保证**　外部质量控制是由实验室外的某一机构执行的客观地评价各实验室对发放质量控制标本的检测结果,从而对各实验室的检验质量进行监测和评价。目的在于评价检验的准确性,加强各实验室间结果的一致性,建立室间可比性。通过外部质量评价发现系统误差,得以纠正后便可明显提高准确度。

3. **培训**　实验室应建立新技术人员培训考核制度。精液分析的培训过程包括前期准备阶段、培训实施阶段及考核与评估阶段。只有新技术人员精液分析结果达到较好的精确度,与熟练技术人员比较检测结果有较好的一致性,且差异不显著时,才能认为培训达到预期目标。

二、精 子 处 理

(一) 精子参数与辅助生殖技术的选用原则

辅助生殖技术是不孕症治疗的重要手段。从一般原则上来说,应首先考虑侵入性低的方法,如 IUI 和 IVF-ET,其次才选择 ICSI、PGD 等风险大、费用高的技术。

当前,评估男性生育能力最主要的方法是精液常规分析,根据得到的精子浓度、前向运动精子百分率、形态学等参数,结合女方因素进行综合分析制订预案,最终还要依据精液处理后回收的前向运动精子总数来确定最合适的治疗方案。

对于轻中度的少精子症、弱精子症、畸形精子症,通常可考虑采用 IUI 或 IVF-ET 治疗;重度少精子症、弱精子症、畸形精子症则需要考虑 IVF 或 ICSI 治疗;极度少精子症、弱精子症或畸形精子症(精子浓度$<1\times10^6/ml$,前向运动百分率$<1\%$,或正常形态率$<1\%$),往往只能采用 ICSI 治疗。

(二) 精液处理的方法与选择

常用的精液处理方法包括密度梯度离心法(density-gradient centrifugation,DGC)、上游法(swim-up)和简单洗涤法(simple washing)等,处理方法的选择主要取决于精液标本的质量。对于精子浓度和活动率大致正常的精液通常建议采用直接上游法,而在严重少精子症、弱精子症或畸形精子症情况下,采用密度梯度离心法可以回收到更多的活动精子。

1. **密度梯度离心**　借助活动精子的运动能力和各类细胞的密度差异来分离精子,使精子在试管底部形成松软的沉淀,可得到质量良好的精子,没有白细胞、不成熟生殖细胞等污染。与上游法相比,操作更容易标准化,精子回收率也较高,常用于 IVF/ICSI 精液标本的制备。最常用的是由 40% 的上层和 80% 的下层组成的两层密度梯度离心方法。

2. **直接上游法**　利用精子自身的运动能力将活动精子从精液中分离出来,可以获得活动力良好的精子,比较适用于活动精子百分率较低的精液标本,常用于 IVF 或 ICSI 的精液标本处理。

3. **简单洗涤法**　简单洗涤法是 WHO 推荐的精液处理技术之一,可获得尽可能多的精子,适用于质量良好的精液,常用于 IUI 的精液准备。

除了密度梯度离心、上游法和简单洗涤法之外,文献中也有关于玻璃纤维过滤法、改良上游法、下游法等精液处理技术的报道,应用相对较少。

（三）特殊来源精子的处理

1. **逆行射精标本的处理**　逆行射精主要表现为患者性交过程中有射精感但没有精液射出,如果在性交后尿液中发现精子就可确诊。常规治疗失败的逆行射精患者可收集尿液中的精子用于 ART。

2. **冷冻精液的处理**　生殖医学临床工作中常有患者因为各种原因使用冷冻保存的供精或自体精液。从液氮中取出冷冻精液的麦管或冻存管,放在支架上复温到室温,并检测精子浓度和活动率,用培养基洗涤精子去除冷冻保护剂以备用。

3. **严重少精子症或睾丸/附睾手术取精的处理方法**　对于严重少精子症患者,为了避免因取卵日精液中找不到可用精子而取消周期,建议提前冷冻保存精液备用。另外,对于手术采集的精子,无论是在梗阻性无精子症复通手术中采集的附睾精子,还是 ART 过程中通过 PESA、MESA 或睾丸活检等方法采集的精子,均应积极考虑予以冷冻保存,以减少将来可能的不必要的取精手术。对于精子数目极少的标本,近年来有研究报道采用废弃卵母细胞透明带或冷冻环等作为载体行玻璃化冷冻可取得满意效果,各中心可根据本单位实际情况积极探索合适的冷冻保存方法。

4. **辅助射精精液的处理**　射精功能紊乱或无射精的患者,如脊髓损伤患者或 2 型糖尿病,可能需要通过阴茎震动刺激或经直肠电刺激方法获取精液,这样得到的精液常常表现为精子浓度很高、活力减低并有多量白细胞污染,建议采用密度梯度离心技术处理。

第二节　卵母细胞收集及评估

一、卵母细胞收集

（一）**概述**

卵母细胞的收集是辅助生殖技术治疗过程中,临床治疗与实验室技术衔接的关键步骤,也是后期体外受精、胚胎培养和移植等的基础。卵母细胞对外界环境的变化十分敏感,收集过程中要尽量维持温度在37℃,尽可能缩短体外操作时间。

（二）**一般原则**

取卵前实验室首先要核对患者信息,并准备好与患者相对应的卵泡冲洗液及培养皿等。将卵泡液抽吸至预热37℃的无菌试管中,并迅速传递至 IVF 实验室,实验室技术员在体视显微镜下快速识别出卵母细胞-卵冠丘复合体(oocytes corona cumulus complex,OCCCS),应采取轻柔吹打和反复洗涤的方法,去除周围的血液、血凝块和卵泡液成分,将其转移至含有卵母细胞培养液的培养皿中,然后放置于二氧化碳培养箱内。

（三）**注意事项**

卵母细胞收集过程中,温度、pH 等的变化均可能损伤卵母细胞发育潜能,如低温环境将会导致卵母细胞受精能力下降,胚胎染色体非整倍体比率增加,因此应尽快完成卵母细胞的采集,并转移至培养箱中。

在进行下一位患者的取卵操作前,一定要清理上一位患者卵泡液以及用到的所有耗材和培养液等物品,以免发生标本混淆。

二、卵母细胞评估

(一)概述

在授精前对卵母细胞进行评估,通过观察卵冠丘复合体的形态以及周围细胞的扩散状态等,可以初步判断卵母细胞的成熟度,为后期的授精时间提供参考。

(二)一般原则

女性的生殖细胞在 IVF 治疗结局中起着至关重要的作用,卵母细胞的质量不仅受细胞核和线粒体基因组的影响,还与卵泡发展的微环境密切相关,由卵巢和排卵前卵泡提供的微环境,影响转录和翻译,因此可能会影响卵母细胞的成熟度。1992 年,Van Blerkom 和 Henry 首次提出卵母细胞细胞质异常和缺陷可能会影响胚胎发育潜能,然后卵母细胞的质量评估开始应用于 IVF-ET 治疗中。目前关于卵冠丘复合体的评估,一般是根据卵丘细胞、生殖泡、第一极体等进行成熟度分期,一般分成 Ⅰ ~ Ⅴ期。

Ⅰ期:卵母细胞非常不成熟,卵母细胞外周被细胞紧密包围,部分卵母细胞在倒置显微镜下可观察到生殖泡。

Ⅱ期:卵母细胞不成熟,卵母细胞周围被放射冠细胞紧密包绕,整个复合体的直径大约在 600μm,不能清晰地观察到透明带,卵周隙内无第一极体排出。

Ⅲ期:卵周隙内可观察到第一极体,放射冠细胞呈放射状排列,卵丘细胞呈松散状,透明带清晰可见。

Ⅳ期:第一极体清晰可见,放射冠细胞聚堆或者不完整,卵丘细胞大量分散,易脱落,但仍然有细胞结构,透明带清楚可见。

Ⅴ期:卵母细胞色泽暗淡,不太容易寻找,卵丘细胞已完全分散,这种卵母细胞通常难以受精成功。

COS 周期中,由于卵母细胞的成熟度与卵丘细胞扩展程度的平行关系,会因外源激素的注射而受到干扰,因此,卵丘复合物形态评估只能作为卵母细胞成熟度判断的参考。目前的研究表明,人类 MⅡ期卵母细胞的直径存在较大的差异,这些差异不会影响其受精以及后续的胚胎发育。Rosenbusch 等的研究表明,若卵母细胞的直径大于正常卵母细胞的 2 倍,这类卵母细胞可能出于减数分裂前的 4 倍体状态,受精后可能会发育成三倍体胚胎,因此不能应用于移植。

此外,卵母细胞质量的评估还会受到受精方式的影响,如常规体外受精由于不需要进行卵丘细胞的拆除,评估卵母细胞质量只能是通过观察卵丘复合物的形态,以及卵丘细胞的扩散程度等对卵母细胞的质量和成熟度进行初步判断;相对于常规体外受精,卵细胞质内单精子注射受精可以在进行卵胞浆内单精子显微注射操作时通过卵母细胞形态大小、细胞质形态,以及纺锤体形态等评估卵母细胞的质量。

第三节 受 精

人类体外受精是指在体外将精子和卵母细胞在人工控制的环境中相互作用并结合成受精卵的过程。根据受精方式的不同,可分为常规体外受精和受精。

一、常规体外受精

常规体外受精是指在体外按照一定比例将精子和卵母细胞共培养,让精子和卵母细胞在体外自然结合完成受精过程,并发育至胚胎的方式。目前常规体外受精主要应用于:女方因各种因素导致的配子运输障碍;排卵障碍;子宫内膜异位症;男方少精子症、弱精子症;不明原因的不育以及免疫性不孕等导致的不孕不育。

【一般原则】

由于卵母细胞受精涉及很多步骤,如精子获能、顶体反应、精子穿过颗粒细胞、与透明带结合,穿过透明带、与卵胞质融合,最后精子核解聚等。此过程中任何一个环节出现问题,都可能导致受精失败。因此,常规体外受精的时机、精子密度以及精卵共孵育的时间等都会影响受精的效果。

常规体外受精的时机主要取决于卵母细胞的成熟时间,卵母细胞的成熟主要包括核成熟和细胞质成熟,卵母细胞的核成熟是根据卵母细胞减数分裂的进程确定的,主要是指处于减数分裂Ⅱ中期排出第一极体的卵母细胞。卵母细胞的细胞质成熟主要是为排卵后卵母细胞的受精、胚胎早期发育所依赖的物质进行储备,细胞质成熟对卵母细胞的功能乃至胚胎发育至关重要。目前的研究表明,卵母细胞的细胞质成熟一般晚于核成熟。根据卵母细胞的成熟机制,中华医学会生殖医学分会 2016 年的专家共识建议常规体外受精的受精时机为 HCG 注射后 38~40 小时。

人类自然受精过程中,精卵相互作用和受精发生在性交后 20 分钟左右。此时将会完成精卵结合、精子穿过透明带、开始受精、皮质反应以及透明带硬化等一系列生理事件。在自然受精过程中,虽然一次性交会射出大量精子,但仅有极少数精子可以抵达卵母细胞,只有一个精子进入卵母细胞完成受精。常规体外受精过程中精子密度对受精具有较大影响,精子密度过低会影响受精效果甚至导致卵母细胞不能受精,过高的精子密度会影响受精微环境,且容易导致多精受精。中华医学会生殖医学分会 2016 年的专家共识建议常规体外受精的加精密度为 30~50μl 受精微滴加精 5 000~10 000 条,或者 1ml 受精培养液 150 000~300 000 条。

哺乳动物自然受精是一个严格有序的生理过程,主要包括:精卵识别、精子发生顶体反应并穿过透明带、精子与卵母细胞质膜融合、卵母细胞皮质反应与多精入卵的阻止以及雌雄原核的形成融合并最终启动卵裂。根据这一生理过程,早期人类辅助生殖技术中一般采用精卵共培养 16~18 小时后,然后拆除颗粒细胞观察是否受精,又称为常规受精。常规受精作为一种传统的受精方式,由于操作简便一直为大多数生殖中心采用。但 Gianaroli 等的研究表明,长时间的精卵共孵育可能会产生高的活性氧影响胚胎质量。同时,胚胎暴露于 ROS 环境中可能会导致透明带的硬化,而损伤胚胎的种植潜能。与精卵共孵育 15 分钟相比,精卵共孵育 4 小时后穿过颗粒细胞层抵达卵母细胞周围的精子数量并无显著增加。这些结果表明,受精过程中长时间的精卵共孵育可能是没必要的,同时还会影响胚胎质量。目前的研究表明,常规体外受精中将精卵共孵育的时间缩短至 1~6 小时,可以改善临床妊娠率,提高可移植胚胎率及优质胚胎率。

二、卵细胞质内单精子注射受精

卵细胞质内单精子注射受精是借助于显微注射技术将精子直接注射到卵母细胞质内形成受精卵的技术。1988 年,Lanzendorf 等首次报道了采用显微注射受精技术将人类精子直接注射到卵细胞质内并完成受精。1992 年世界首例 ICSI 试管婴儿诞生。至此,ICSI 技术实现了从生殖基础医学研究转为临床常规治疗方法的跨越。ICSI 技术目前主要应用于精子过少,或者不具备运动和受精能力、精子穿透障碍以及其他原因等患者的治疗,是男性不育症治疗的重要手段。

(一) 一般原则

目前的数据显示,由于显微注射受精导致的卵母细胞结构破坏致卵母细胞凋亡的发生率为 7%~14%。造成卵母细胞凋亡的原因除了卵母细胞自身质量外,一个重要的原因就是 IVF 实验室技术人员的操作熟练程度。因此,要求技术人员应具备熟练的显微操作技术,尽量缩短操作过程以降低对卵母细胞的损伤。

不同注射部位进行显微注射受精操作也会影响胚胎的发育潜能。由于大部分成熟卵母细胞的纺锤体都是处于第一极体附近,因此,显微注射时应将第一极体置于 6 点或者 12 点的位置,在 3 点位进行单精子显微注射,以减少对纺锤体的损伤。

卵母细胞脱颗粒细胞操作也可能影响受精以及胚胎发育潜能。目前一般采用透明质酸酶和机械吹吸的方法去除颗粒细胞,在此操作过程中,应尽量减少透明质酸酶的作用时间,并选择合适口径的机械吹吸管,从而减少脱颗粒细胞操作导致的卵母细胞应激。

在进行卵细胞质内单精子注射受精操作时,应选择活动精子制动后再进行注射,精子制动过程中一定要划破精子尾部的细胞膜,以释放精子内部储存的活性因子,从而提高卵母细胞的激活率。如患者的精子均为不动精子,可以考虑使用睾丸精子,或者对精子进行低渗或精子激动剂处理,以方便选择活动精子。

虽然欧洲人类生殖与胚胎协会的数据显示,卵胞浆内单精子显微注射受精技术后代的出生缺陷发生率与自然妊娠人群无显著差异。但是卵胞浆内单精子显微注射受精技术人为地进行精子选择,以及采用抽吸细胞质影响细胞内钙离子振荡而促进卵母细胞的激活,这与自然受精存在严重不同,还是存在可能影响。因此,美国生殖医学会共识不建议对非男性因素的不孕患者采用该技术。

(二) 注意事项

在进行常规体外受精或者卵细胞质内单精子注射受精操作时,应该采用双人复核。由于卵细胞质内单精子注射受精技术属于有创操作,存在将外源基因转入卵母细胞内的风险。因此在操作前要对男性精液进行全面的细菌学筛查,并尽可能地减少注入的显微操作液,以避免外源基因转入的风险。

第四节 胚 胎 培 养

在体外培养人的胚胎的目的是使胚胎保持持续性活力,并使其在一定的时间内达到最佳发育阶段。一个优化的培养系统可以支持有活力的胚胎在体外或移植后能够形成囊胚并有能力发育成胎儿。

1. 培养液

(1)培养液的种类:根据培养液的组分,可以分为简单和复合两种培养液。简单培养液的成分比较简单明确,培养液中往往加有丙酮酸、乳酸,以及葡萄糖等胚胎发育所必需的能量物质,而不含氨基酸等复合成分,这些简单培养液需要在添加血清或血清蛋白后使用,多用于合子到卵裂胚的培养。复合培养液则由体细胞培养液衍化而来,这些培养液会添加氨基酸、维生素、核苷酸、辅酶等成分,需要添加血清蛋白等大分子物质后使用,多用于卵裂胚到囊胚的培养。

根据培养方式的不同,培养液分为单一培养液和序贯培养液。单一培养液用于从合子直接到囊胚——即第1~5天的胚胎培养。序贯培养基是根据胚胎在着床前期不同发育阶段对营养物质的不同需求,及其在生殖道内的自然生理环境而完成的。最典型的序贯培养液系列通常有两种培养液,前者用于合子到卵裂胚的培养,后者用于囊胚的培养。

(2)培养液的准备:提前一天用体外操作液、体外受精液、卵裂期胚胎培养液、囊胚期胚胎培养液配制相应的培养皿,在液滴上方覆盖矿物油,放置二氧化碳培养箱内平衡备用。

(3)培养环境:多用二氧化碳培养箱或三气培养箱进行胚胎培养。根据所用培养基成分的不同,多数实验室的培养箱二氧化碳的浓度设定为5%~7%。大量研究发现,降低氧气浓度可以促进胚胎在体外的发育,降低氧气浓度至5%,对第3天优质胚胎的形成,以及卵裂率、囊胚形成率、妊娠率和活产率也有明显作用。因此,建议尽量采用三气培养箱(5%~6% CO_2,5%O_2,其余为N_2)进行体外培养。

2. 培养方式

(1)单独培养:在一定条件下,单个胚胎在体外培养系统中也能生存和增殖、生长,有很强的独立性。在采用单胚胎培养比较便于观察,有连续性。在进行单个胚胎培养时应进行微滴培养,并且盖油。

(2)集合培养:是指将多个胚胎(一般4~5个/液滴)放在培养基内一起培养。胚胎数量适当增多可以利用胚胎的自分泌和旁分泌作用,有研究证实与单独培养相比,集合培养的囊胚形成率更高,活产率更高。缺点是不便于追踪某一枚胚胎的发育情况。

3. 原核期胚胎培养

(1)原核期胚胎观察:将去除颗粒细胞的受精卵用新鲜的卵裂期培养液进行漂洗后,移入卵裂期胚胎培养液内,放入培养箱内进行培养。在受精后的16~18小时进行观察受精情况。建议在40倍物镜下观察,有双原核且在卵周隙内存在两个极体的胚胎为正常受精的胚胎,单原核、3个或以上多原核、无原核的卵则判断为异常受精或不受精,详细记录观察时间及受精卵的其他特殊情况(如透明带异常,卵细胞质折光性,空泡,极体数目,有无碎裂等),观察者、记录者签名。单原核的卵母细胞应在2~6小时内重新观察,以确定他们的原核状况。约25%的单原核合子在第2次检查时会显示出第2个原核。真正单原核合子通常卵裂慢,常停滞在卵裂早期。如果本周期没有正常受精的双原核合子,来源于常规体外受精的单原核合子的胚胎可在医患充分沟通、患者夫妇知情的情况下考虑移植。

(2)原核期胚胎评分:目前有多种原核期胚胎的评分模式,但均依照类似的原则:原核大小、原核排列、核仁数目、核仁排列和分布位置等进行评估。其他标志包括细胞质的外观和发育为2细胞胚胎的进程。原核期质量最好的胚胎应为:两原核紧邻接近,原核对称,核仁数量相同,可以是3~7个,在2个原核的交界处排列成行或在2个原核中对称地分散分布,原核周围有清晰的细胞质晕圈。常用的评分方法:

1)Scott 评分法:在 IVF 或 ICSI 后 16~18 小时对双原核胚胎从原核、核仁及细胞质三方面进行形态评分,还包括核膜的破裂和第一次卵裂。两原核很近,核仁为线状排列在原核交界处评 5 分;如原核清楚分开、大小非常不一致评 1 分。核仁在原核交界处排列成线评 5 分,开始排列评 4 分,散在分布评 3 分。细胞质四周有异质样晕圈,偶尔在核周有清楚区域或有黑色的环状表现评 5 分,细胞质均匀或呈坑状和/或黑色细胞质评 3 分。另外,若于受精后 24~26 小时移植时见核膜破裂或卵裂为 2 细胞再加 10 分。受精后 16~18 小时最高分为 15 分,而在受精后 24~26 小时最高分为 25 分。

2)Tesarik 评分法:将原核形态分为 0 型和非 0 型两种。0 型合子的评判标准为:①两核核仁数目相差<3。②核仁分布性一样,或极性或非极性。③每个原核中至少有 3 个核仁。④两个原核中核仁同时极性排列或同时散在排列。非 0 型有 1~5 级,即:①两个原核中的核仁数目相差>3 个。②至少一个原核中散在排列的核仁数目<7 个。③至少一个原核极性排列的核仁数>7 个。④至少一个原核中核仁数<3 个。⑤其中一个原核核仁呈极性排列,另一个非极性排列。

3)Scott Z 评分:Z 分级将核的大小、排列情况作为评分参数,根据原核期核及核仁的大小、数目和分布情况分为 Z1~Z4 级。

Z1 级:在原核相交处有数目相同的核仁排列成线、核仁数 3~7 个。

Z2 级:原核中核仁的大小数目相等,均匀分散于核质。

Z3 级:核仁的大小数目相同,但只在一个原核中的核仁排列成行,而另一原核中核仁分散排列或者原核未连接,原核大小不同或原核不在合子中央。

Z4 级:在一个原核中,核仁呈极(线)性排列,在另一个原核中,核仁呈散在排列。

4. 卵裂期胚胎培养

(1)卵裂期胚胎观察:在受精后的第 2 天或第 3 天进行观察。评估内容包括胚胎细胞数、卵裂球的均匀度、胚胎的色泽、细胞质颗粒化、胚胎碎片数量与分布、透明带与卵周隙状态等。细胞分裂速度正常且质量好的胚胎往往显示出阶段特异性细胞分割、卵裂球大小相等、无细胞质碎片。通常第 2 天的胚胎(受精后 43~45 小时)应该有 4 个大小相等的卵裂球,并呈四面体排列,碎片小于 10%。第 3 天的胚胎(受精后 67~69 小时)应有 8 个大小相等的卵裂球,碎片小于 10%。挑选质量最好的 2~3 枚胚胎进行移植(35 岁以下,第一次助孕,尽可选择 2 枚胚胎移植),其余可移植胚胎进行冷冻保存或将所有剩余胚胎全部培养。所有观察均应有详细记录,观察者、记录者签名。

(2)卵裂期胚胎评分:卵裂期胚胎的形态学评级见表 14-1。

表 14-1 卵裂期胚胎的形态学评级

评分	质量	形态描述
1 分	优	● 碎片<10% ● 细胞大小与发育阶段相符 ● 无多核现象
2 分	中等	● 碎片含量为 10%~25% ● 多数细胞的大小与发育阶段相符 ● 没有多核的证据

续表

评分	质量	形态描述
3分	差	● 大量碎片(>25%) ● 细胞大小与发育阶段不相符 ● 有多核现象

[引自:Alpha Scientists in Reproductive Medicine and ESHRE Special Interest Group of Embryology. The Istanbul consensus workshop on embryo assessment:proceedings of an expert meeting. Hum Reprod,2011,26(6):1270-1283.]

5. 囊胚期胚胎培养

(1)囊胚期胚胎观察:进行囊胚培养有利于进一步筛选出发育潜能好的胚胎,同时囊胚期胚胎移植更符合生理情况,可以提高 IVF 效率,降低多胎发生。通常在受精后的第 5 天或第 6 天进行观察。发育良好的种植前胚胎在获卵后的第 4 天从 16 细胞发展成致密的桑葚胚,细胞不完全至完全融合。获卵第 5 天或 6 天形成囊腔,有致密的内细胞团和滋养层细胞。高质量囊胚的囊腔呈扩张或完全扩张状态,内细胞团清晰完整,滋养层细胞多且结构致密。

(2)囊胚期胚胎的评分:常用的评分方法为 1999 年 Gardner 等提出的囊胚评分方法,此方法根据囊胚扩张状态、内细胞团和滋养层细胞的发育对囊胚的质量进行全面评定。

根据囊胚腔的大小和是否孵出将囊胚的发育分为 6 个时期:

1 期:早期有腔室囊胚,囊胚腔小于胚胎总体积的 1/2。

2 期:囊胚腔大于或等于胚胎总体积的 1/2。

3 期:扩张囊胚,囊胚腔完全占据了胚胎的总体积。

4 期:囊胚腔完全充满胚胎,胚胎总体积变大,透明带变薄。

5 期:正在孵出,囊胚的一部分从透明带中溢出。

6 期:孵出囊胚,囊胚全部从透明带中溢出。

处于 3~6 期的囊胚,还需对其内细胞团和滋养层细胞进行质量分级。

内细胞团分级:

A 级:细胞数目多,排列紧密。

B 级:细胞数目少,排列松散。

C 级:细胞数目很少。

滋养层细胞分级:

A 级:上皮细胞层由较多的细胞组成,结构致密。

B 级:上皮细胞层由不多的细胞组成,结构松散。

C 级:上皮细胞层由稀疏的细胞组成。

为了消除工作人员之间在评分方法上的差异,推荐采用更为细化和客观化的评分手段,扩张之后的囊胚(4 期)因为囊胚腔明显扩大,内细胞团与滋养层清晰,而且囊胚在此阶段发育的时间较长,因此在此发育阶段进行形态学评分更客观可靠。可以在扩张囊胚的中部最大直径平面("赤道面")上以及囊胚最贴近培养皿的底面上分别聚焦后观察滋养细胞和内细胞团。细化的扩张囊胚形态学评分标准见表 14-2。虽然滋养细胞层将来并不发育成胎儿,但其形态对于囊胚的进一步发育和着床有着非常重要的意义。第 5 天和第 6 天形成的囊胚均可进行移植或冷冻,第5天的囊胚着床率高于第6天的囊胚。

囊胚培养记录中应该包含培养箱、培养液的情况,并记录囊胚形成的时间。

表 14-2 细化的扩张期囊胚形态学评分标准

评分	内细胞团	滋养细胞层
A	形态规则,直径在 60μm 以上,细胞大小均匀,融合	沿囊胚"赤道面"分布的滋养细胞数明显超过 10 个,大小均匀,在囊胚底面的细胞全部形态清晰,大多数可见细胞核
B	形态不规则,直径在 60μm 以上,细胞大小不匀,有相当一部分没有融合	沿囊胚"赤道面"分布的滋养细胞数 10 个左右,大小欠均匀,在囊胚底面的部分细胞形态清晰,部分可见细胞核
C	明显小于正常大小,卵裂球数极少	沿囊胚"赤道面"分布的滋养细胞数明显少于 10 个,大小明显不均匀,滋养细胞与透明带之间有明显的碎片残留,囊胚底面的细胞难以辨认

第五节 移植和冻融胚胎的评估

胚胎质量是影响临床妊娠结局的重要因素,移植和冻融胚胎的评估是胚胎实验室的重要工作。建立完善的胚胎评估方法,有利于准确预测胚胎的发育与种植潜能。挑选具有发育潜能的胚胎进行移植和冷冻,可以有效减少移植胚胎的数量,从而控制医源性多胎妊娠的发生比例,为实现健康单胎分娩的目标提供有力的保障。

依据胚胎分裂的规律,同时也为了促进胚胎评估的标准化,不同发育阶段的胚胎应在相应的恰当时间区段进行评估。2011 年 2 月,伊斯坦布尔胚胎评估共识(The Istanbul consensus workshop on embryo assessment)建议:分裂期胚胎的观测点分别在受精后(44±1)小时、(68±1)小时,囊胚的观察时间点在受精后(116±2)小时、(140±2)小时。冻融胚胎时,可以重复评估胚胎,以记录冷冻时间截点的胚胎发育状况,以及复苏后胚胎的存活与进一步分裂的能力。

一、卵裂期胚胎形态学评估

(一)卵裂期胚胎评估的重要参数

1. 卵裂期胚胎评估的首要参数 卵裂球数目。

细胞数反映胚胎分裂的速度,是胚胎活力的重要指标之一。发育速度正常的胚胎在受精后第 3 天达到 7~10 细胞,并且在过去 24 小时内分裂过。卵裂速度过快或者过慢,对于胚胎种植都是不利的,染色体异常的发生率在停滞胚胎、生长迟缓或发育过快胚胎中的发生概率较正常胚胎显著升高。

2. 胚胎形态学评估的主要参数 卵裂球均一度和胚胎碎片的数量与分布。

胚胎出现不均衡的分裂在体外培养过程中并不少见,不均衡的细胞分裂会导致卵裂球的大小不均。不均衡胚胎的定义早期是指卵裂球大小相差 1/3。由于卵裂球不均一与染色体畸变程度有关,不均衡分裂导致蛋白质、mRNA、线粒体分布不均,对妊娠结局产生负面效应。目前不均衡胚胎的定义已经严格到卵裂球大小相差 1/5。

胚胎出现碎片也是体外培养过程中的常见现象。碎片是细胞外膜包裹的细胞质结构，在第 2 天胚胎中直径小于 45μm，第 3 天胚胎中直径小于 40μm。人类胚胎的碎片中观察到各种类型的坏死特征，但碎片产生的确切机制尚不明确，授精密度过高导致培养液中氧自由基含量上升、胚胎体外培养过程温度或 pH 的改变、胚胎技术人员的操作因素都有可能产生碎片。碎片的程度从 5% 的少量碎片到 100% 不等。碎片评级的百分比是基于碎片大小与胚胎的比较。对于四细胞的胚胎，25% 的碎片与一个卵裂球的体积相等。

依据碎片的数量，可将胚胎评为 4 级：1 级胚胎无碎片；2 级胚胎碎片少于 20%；碎片在 20%～50% 的定为 3 级；碎片超过 50% 为 4 级胚胎。碎片可以集聚或散在分布。除了碎片的程度，碎片的类型也决定了胚胎发育能力。

依据碎片的分布，可将胚胎分为 5 种类型：1 型碎片少于 5%，位置局限；2 型碎片大于 5%，伴有 5 个或 5 个以上形态均匀的卵裂球，大多局限在某一位置；3 型碎片散在分布，体积相近；4 型碎片面积大而分散，大小不均，而卵裂球数目少；5 型碎片分散，细胞边界不清，常伴细胞质收缩和颗粒化。种植潜能最好的是 1 型和 2 型碎片，胚胎期 10% 碎片对着床率的影响可以忽略不计。3 型、4 型胚胎种植减少，但碎片不能作为判断胚胎质量的唯一形态标准。

3. 胚胎形态学评估的次要参数　包括多核现象、胚胎的色泽与细胞质形态、透明带与卵周隙状态等。

卵裂球多核胚胎出现异常染色体概率较大，从而导致种植能力较低，影响妊娠与分娩结局。细胞质中出现的一些特征性表现，如细胞颗粒粗或粗颗粒区域集聚、滑面内质网集聚、空泡等，对胚胎的发育潜能的影响也值得关注。

细胞分裂速度正常且质量好的胚胎往往显现出阶段特异性细胞分裂、卵裂球大小均等，无细胞质碎片。通常第 2 天的胚胎(授精后 43～45 小时)应有 4 个大小相等的卵裂球，并呈四面体排列，碎片小于 10%。第 3 天的胚胎(授精后 67～69 小时)应有 8 个大小相等的卵裂球，碎片小于 10%。

(二) Alpha Executive 和 ESHRE 胚胎学专业学组(2011 年)的胚胎分级内容

1. 胚胎发育速度有特定时间轴，最优卵裂速度　第 2 天为 4 细胞，第 3 天为 8 细胞。

2. 碎片分为 3 级　轻度(<10%)、中度(10%～25%)和重度(>25%)。

3. 胚胎质量分为三级　一级良好、二级中等、三级不良。

一级胚胎(良好)：碎片在 10% 以内，细胞大小均匀，无多核。

二级胚胎(中等)：碎片 10%～25%，大多数细胞呈现胚胎发育阶段性大小，没有多核的现象。

三级胚胎(不良)：碎片比例>25%，细胞严重不均一，存在多核现象。

(三) 临床常用的卵裂期胚胎形态学评估分级标准

1. 5 级胚胎评分法(不纳入细胞数)

1 级胚胎：卵裂球大小一致，无碎片、空泡。

2 级胚胎：卵裂球轻度不均，或均一性好，碎片 10%～15%。

3 级胚胎：卵裂球均一性差、有小空泡等其他形态学特征，或轻度不均，碎片 15%～25%。

4 级胚胎：卵裂球均一性差、有小空泡等其他形态学特征，碎片 25%～50%。

5级胚胎:碎片大于50%,均一性差或卵裂球24小时停止分裂。

其中1级胚胎评级最高。

2. 纳入细胞数的胚胎评估

(1)将细胞数、碎片、卵裂球均一度、细胞质特征等指标整合在一个胚胎的评分中,并将观察指标量化。胚胎依据卵裂球数目,1个计为1分;有碎片(碎片小,局限在卵周隙)时减2分;细胞大小均匀,卵裂球扩张良好(卵周隙小),细胞质没有空泡,细胞出现斑点,致密化征象,上述5项每项0.4分,从而得出胚胎的总分。

(2)将细胞数、碎片、卵裂球均一度3个指标标记在一个胚胎的评分中。细胞数依据卵裂球数目,标为1~14;碎片分为5个标记:无碎片标为0,碎片1%~9%为1,10%~25%为2,26%~50%为3,碎片在50%以上为4;卵裂球均一度分为3个标记:均一的标为0,部分不均为1,严重不均为2。如胚胎标为"801"可知胚胎形态为8细胞、无碎片、部分不均。

(四) 挑选胚胎用于移植或冷冻的标准

1. 根据胚胎等级顺序挑选优质胚胎用于移植和冷冻保存。

2. 卵裂期胚胎移植挑选顺序依次为细胞数、碎片数量、均一性。

3. 复苏后胚胎以全部卵裂球存活定义为胚胎完整,以一半及以上卵裂球存活定义为胚胎存活。胚胎复苏后出现卵裂球溶解的,胚胎评分降级。

4. 建议第3天细胞数在6细胞以上胚胎用于移植,优先选择8细胞胚胎用于新鲜周期胚胎移植。建议7~12细胞的2级以上胚胎用于冷冻。建议复苏后一半及以上卵裂球存活的胚胎用于冻融胚胎的移植。

二、囊胚期胚胎形态学评估

适宜的体外培养条件下,延长胚胎培养时长至囊胚阶段,可进一步筛选出有发育潜能的胚胎。

(一) 囊胚期胚胎评估的重要参数

发育良好的种植前胚胎在获卵后第4天从16细胞发展成致密的桑葚胚,细胞不完全至完全融合。获卵第5天后形成囊腔,有致密的内细胞团和滋养层细胞。高质量囊胚的囊腔呈现扩张或完全扩张状态,内细胞团清晰完整,滋养层细胞多且结构致密。

1. **囊胚期胚胎评估的首要参数**　囊腔扩张程度。

2. **囊胚期胚胎评估的主要参数**　内细胞团和滋养层细胞形态。

3. **囊胚期胚胎评估的次要参数**　空泡、碎片等异常形态特征。

4. **无囊胚形成**　评估细胞数或致密化情况,并追踪胚胎下一步的发育情况。

(二) 囊胚形态学评估标准

囊胚质量的评估主要依据显微镜下的形态学观察。常用分级标准有两种。

1. **简易囊胚分级标准**　1993年,Dokras等提出依据囊胚发育速度,将囊胚分为3级:

1级:第5天或第6天形成的内细胞团和滋养层细胞清晰的扩张囊胚.

2级:比1级囊胚发育延迟24~48小时,第6天或第7天形成与1级囊胚形态相似的胚胎。

3级:体外培养5~7天形成的囊腔发育差、内细胞团与滋养层细胞内有退化区域的囊胚。

2. 人类囊胚分级系统 1999 年,Gardner 等综合囊胚扩张状态、内细胞团和滋养层细胞的发育对囊胚的质量进行全面评定。

(1)根据囊胚腔的大小和是否孵出将囊胚的发育分为 6 个时期

1 期:早期有腔室囊胚,囊胚腔体积小于胚胎总体积的 1/2。

2 期:囊胚腔体积大于或等于胚胎总体积的 1/2。

3 期:扩张囊胚,囊胚腔完全占据了胚胎的总体积。

4 期:囊胚腔完全充满胚胎,胚胎总体积变大,透明带变薄。

5 期:正在孵出,囊胚的一部分从透明带中溢出。

6 期:孵出囊胚,囊胚全部从透明带中溢出。

(2)处于 3~6 期的囊胚,还需对其内细胞团和滋养层细胞进行质量分级。

内细胞团分级:

A 级(良好):细胞数目较多,排列紧密,大小均匀,形态规则,融合,直径在 $60\mu m$ 以上。

B 级(中等):细胞数目中等偏少,排列松散,形态不规则,直径在 $60\mu m$ 以上,细胞大小不匀,有相当一部分没有融合。

C 级(不良):细胞数极少,明显小于正常大小。

滋养层细胞分级:

A 级(良好):细胞数目多,排列紧密,沿囊胚"赤道面"分布的细胞数明显超过 10 个,大小均匀,在囊胚底面的细胞全部形态清晰,大多数可见细胞核。

B 级(中等):细胞数目偏少,排列松散,沿囊胚"赤道面"分布的细胞数 10 个左右,大小欠均匀,在囊胚底面的部分细胞形态清晰,部分可见细胞核。

C 级(不良):细胞数极少,沿囊胚"赤道面"分布的细胞数明显少于 10 个,大小明显不均匀,滋养细胞与透明带之间有明显的碎片残留,囊胚底面的细胞难以辨认。

3. 两种分级方法的比较和囊胚分级系统的优化 两种囊胚评估方法,在选择有种植潜能的囊胚用于移植,及限制移植囊胚数量以减少多胎妊娠方面,都有很好的实用性。Dokras 的分级系统在仅有质量差的囊胚可用时,对妊娠失败的预测性更好。与 Dokras 的分级标准相比,Gardner 的分级系统细化了观察指标,根据囊胚发育阶段、内细胞团和滋养层细胞的综合情况来对囊胚质量进行评定,分级更细,可以更好地预测妊娠结局和多胎妊娠,尤其是移植优质囊胚时。

Rehman 等在 Gardner 的评分系统基础上做了量化改进。囊腔的扩张程度和孵化状态由数字 1~6 编码,内细胞团和滋养层细胞分级的字母等级也转化成数字形式:A = 3,B = 2,C = 1。将囊胚评定等级的 3 个数值相乘得出囊胚的质量得分,从数值上突出优质囊胚。囊胚的形态学特征反映了胚胎发育能力,对临床妊娠结局有预示价值。囊胚分级系统提供的细节越多,对囊胚挑选越有利。

(三)囊胚移植或冷冻标准

1. 根据囊胚等级顺序挑选优质囊胚用于移植和冷冻保存。

2. 囊胚移植挑选顺序依次为囊腔扩张程度、滋养层细胞分级、内细胞团分级。

3. 建议Ⅳ期以上非 CC 囊胚用于冷冻。

三、动 态 评 估

胚胎的形态学评估是目前最常用的评价胚胎质量的方法。胚胎发育是动态的过程,胚胎在每一个发育阶段都有其特征,发育过程也有其速度和延续性。但是,多次观察在获得更多胚胎信息的同时为胚胎培养带来了不利因素。时差成像系统(time-lapse system)将培养箱与成像系统相结合,可避免传统观察方法的弊端,保护胚胎培养环境的稳定。

通过培养箱内安装的内置摄像装置,每间隔一定时间可对胚胎进行自动摄像。时差成像系统的优势是可以记录胚胎发育过程中的关键事件,观察胚胎发育过程中的动态变化,如原核的形成和消失、细胞分裂的方式、细胞周期的间隔、碎片的形成和变化等。在经典的形态学评分基础上,加入卵裂方式和动态参数,可以丰富移植和冷冻胚胎选择的指标。时差成像系统可提供胚胎分裂模式的影像。胚胎没有经过2细胞期,突然由受精卵直接分裂至3细胞或更多细胞的胚胎,发育潜能低下。时间参数中,第一次细胞分裂的时间、从受精后发育至5细胞的时间间隔等,都非常重要。

时差成像系统提供了先进的胚胎观察模式,实现了在稳定可控的环境中对胚胎进行实时观察,其提供的动态参数对于胚胎活力的评估、预测胚胎发育潜能具有重要意义。但是由于时差成像系统价格昂贵,尚未得以广泛应用。同时,通过时差成像系统建立的时间参数评估方法,受到临床方案和培养模式的影响,不同实验室有不同的参数标准。

四、移植胚胎的选择

移植胚胎的选择要综合考虑种植前各个阶段配子与胚胎的发育速度和形态学特征。

(一)总体原则

1. 胚胎移植时机。取卵后48~72小时进行分裂期胚胎移植,取卵后5~6天进行囊胚移植。

2. 移植胚胎数目。依据我国卫生行政部门的规定执行移植胚胎数量的限制。对于瘢痕子宫、双子宫等畸形子宫、宫颈内口松弛、身材过于矮小等高危患者,建议进行单胚胎移植。

3. 结合原核到不同发育阶段胚胎的形态学与发育速度特征,进行连续胚胎选择。等待挑选移植的优质胚胎应具有以下指标,包括:①原核与核仁的对称性,存在偶数核仁数目。②加精或ICSI后25~26小时观察到:胚胎卵裂至2细胞期,或者合子的核膜破裂。③加精或ICSI后42~44小时观察到:卵裂球数目大于或等于4个,碎片少于20%,没有多核的卵裂球。④加精或ICSI后66~68小时观察:卵裂球数目大于或等于8个,碎片少于20%,没有多核的卵裂球。⑤囊胚期胚胎观察到:囊腔扩张充满,内细胞团致密、细胞数多,滋养层细胞数目多。

4. 胚胎发育速度是移植胚胎选择中最重要的参考依据。

5. 延长胚胎培养至囊胚期有助于挑选最有发育潜能的胚胎用于移植。

6. 每个阶段不符合发育参数指标的胚胎,将不优先用于移植。

(二)卵裂期胚胎用于移植的选择标准

1. 优先选择2PN来源的胚胎用于移植。

2. 优先选择第3天为8细胞且前一天为4细胞的胚胎。第3天细胞数在6细胞以上胚胎可以用于移植。

3. 形态学参数依据卵裂球均一度、碎片的数量及类型、有无多核卵裂球等来判断胚胎优劣。最好的胚胎形态为:卵裂球分裂同步,大小均匀,每个卵裂球单核,无胚胎碎片。优先选择碎片数在 15% 以内、卵裂球均一性的胚胎用于移植。透明带有薄弱区域、折光性好的胚胎种植率较高。

（三）囊胚用于移植的选择标准

1. 囊胚期移植胚胎以扩张囊胚为宜。囊胚移植挑选顺序依次为囊腔扩张程度、滋养层细胞分级、内细胞团分级。

2. 优质囊胚的形态学特征为 114~118 小时囊胚形成，囊腔扩张，内细胞团细胞数多且致密，滋养层细胞数目众多。

3. 内细胞团和滋养层细胞分级均评定 C 级的囊胚不建议用于移植。

五、冻融胚胎的选择

（一）冷冻胚胎的选择

胚胎冷冻前，需要认真对胚胎进行筛选，预测发育潜能及冷冻保存的预后，以便获得较高的妊娠结局。分裂期胚胎选择用于冷冻的细胞数在 7~12 细胞，胚胎评级在 1~2 级。囊胚期胚胎建议冷冻扩张期囊胚，囊胚评级非 CC 囊胚可以选择用于冷冻。

（二）复苏胚胎的选择

胚胎可在解冻当天移植；也可提前一天复苏，培养过夜后再移植。

胚胎复苏后，即刻评估胚胎存活状态。分裂期胚胎复苏后一半以上的卵裂球溶解，判定胚胎损毁，不能用于移植，应解冻剩余胚胎。分裂期胚胎复苏后一半及以上卵裂球存活时，胚胎可用于移植。移植前再次观察存活卵裂球数目，以判定卵裂球在复苏后有无增殖。冷冻胚胎复苏后种植率的预测中，卵裂球之间的连接也是一个重要的指标。

囊胚在冷冻前经过皱缩，复苏后囊腔紧闭，判断囊胚存活需要体外培养后复检。培养 1 小时后复检的关键是检查囊腔的扩张情况，如果囊腔扩张，判断囊胚存活，可以移植。如囊胚未扩张，但培养 2 小时后囊胚细胞形态仍然存活，也可判断囊胚存活，挑选用于移植。

第六节　胚胎辅助孵化

一、胚胎辅助孵化技术及方法

人类胚胎被一层名为"透明带"的无细胞结构包围。透明带可激发顶体反应。受精后透明带发生一系列生化改变，阻止多精受精，即透明带"硬化"。胚胎发育至囊胚期，透明带开始变薄直至破裂，随后囊胚孵出。自然孵化机制尚不明确，有研究报道可能与胚胎自身或者母体分泌的酶相关。胚胎进入子宫腔必须从透明带中孵出，否则可能影响胚胎着床。人类胚胎经体外培养等操作，如培养时间延长、培养基不合适等因素会促进透明带硬化，胚胎溶解素分泌不足会使透明带溶解薄化困难，最终导致胚胎孵出困难。在胚胎移植前，利用激光、机械和化学方法在胚胎透明带上开孔或减薄透明带的厚度，使胚胎易于从透明带孵出的技术称为辅助孵化。

辅助孵化原理：①克服因透明带变厚、变硬而造成对胚胎孵出的机械障碍。②活力不足的胚胎产生的能量不能满足胚胎孵出需要，辅助孵化可降低其对能量的需求。③与生理周期相比，利用外源性促性腺激素促排卵的患者，其植入窗口期提前了 1~2 天，辅助孵化允许胚胎较早孵出,在种植窗关闭前种植。④卵裂球通过透明带上的孔与内膜相互作用,可以促进胚胎和子宫内膜之间的代谢产物、生长因子和信息的交换。

1990 年首次报道了应用机械方法切开透明带提高胚胎植入率。随后,一篇有关"取卵后72 小时行选择性辅助孵化操作"的随机对照试验表明,当选择具有"不良预后"的胚胎时,植入率显著改善。随后不同辅助孵化方法得到发明并应用(表 14-3),目前国内外许多辅助生殖机构已纳入辅助孵化技术,旨在改善临床疗效及妊娠结局。美国辅助生殖技术监测发现,2000~2010 年,在 75 万余 IVF 周期中有逾 33 万例接受了辅助孵化技术干预,且逐年呈递增趋势。然而就辅助孵化技术究竟能否能够改善其他重要的临床结局,例如临床妊娠率、活产率、多胎妊娠率等,以及是否与一些不良妊娠结局如流产率等相关,仍是目前亟待解决发现的问题。

表 14-3 辅助孵化方法

辅助孵化方法	化学法		机械法	激光法
	酸化法	酶消化法		
优点	操作时间短,无需特殊仪器设备	操作时间短,无需特殊仪器设备	机械法辅助孵化不需要特殊仪器,避免了胚胎体外培养环境的特殊变化	操作简单、精确、时间短,并易于控制
缺点	Tyrode 酸可能因改变胚胎体外培养环境的 pH 影响胚胎发育缺点,泰诺酸对胚胎的毒性作用也不容忽视,故主张适量、快速的操作,减少暴露时间	酶消化法需要将胚胎在含有消化酶的培养基中培养 1 天,影响胚胎体外培养环境,极少有中心采用该方法	操作相对复杂,需娴熟的技巧,否则可能会影响胚胎发育潜能	缺点是需要特殊的仪器设备,可能会因其热效应而影响胚胎发育
应用情况	较少	极少	极少	较多
近年研究进展	化学方法辅助孵化技术的应用研究多数在十余年前,缺少对囊胚的技术操作,并多数应用于新鲜胚胎移植。几乎无任何研究发现化学方法比激光法更具有优越性		针对机械法辅助孵化技术对新鲜卵裂期胚胎的影响研究分歧巨大,并多数在十余年前发表。虽然没有直接证据,但近年机械法已不再普遍用于新鲜胚胎移植	激光法辅助孵化技术对新鲜卵裂期胚胎影响尚无定论。较多研究一致认为激光薄化透明带的方法具有一些优势

二、胚胎辅助孵化技术应用推荐

近几年发布的辅助孵化技术系统综述及 meta 分析结果见表 14-4。

表 14-4 辅助孵化技术系统综述及 meta 分析结果

项目	2014 ASRM（2012 Cochrane 评价）			2016 meta 分析结果			2018 meta 分析结果		
	纳入研究	OR	95% CI	纳入研究	OR	95% CI	纳入研究	OR	95% CI
临床妊娠率	31项随机对照试验	1.13	(1.01, 1.27)	36项随机对照试验	1.16	(1.00, 1.36)	11项随机对照试验	1.65	(1.24, 2.19)
活产率	9项随机对照试验	1.03	(0.85, 1.25)	15项随机对照试验	1.09	(0.92, 1.30)	4项随机对照试验	1.09	(0.77, 1.54)
多胎妊娠率	14项随机对照试验	1.39	(1.09, 1.77)	20项随机对照试验	1.50	(1.11, 2.01)	5项随机对照试验	2.30	(1.30, 4.07)
流产率	–			17项随机对照试验	1.03	(0.72, 1.48)	5项随机对照试验	0.86	(0.50, 1.48)

根据文献系统检索结果(见表14-4),针对目前辅助孵化技术的热点问题,形成以下推荐意见。

【推荐意见1】辅助孵化能够适度提高临床妊娠率

基于目前的系统综述及meta分析,结果显示辅助孵化技术能够适度提高临床妊娠率。2014年ASRM发布的指南指出,对于有过IVF助孕失败史或预后不良的女性,辅助孵化可提高临床妊娠率。

【推荐意见2】暂无证据可证明辅助孵化技术可提高活产率

基于目前的系统综述及meta分析,结果显示无证据表明辅助孵化技术可提高活产率。

【推荐意见3】辅助孵化技术可以明显增加多胎妊娠率

基于目前的系统综述及meta分析,结果显示辅助孵化技术与多胎妊娠风险增加显著相关。

【推荐意见4】缺乏证据证明辅助孵化能够增加流产率

基于目前的系统综述及meta分析,缺乏证据提示辅助孵化增加流产率。

三、胚胎辅助孵化技术安全性及注意事项

辅助孵化作为一种人为干预操作,违背了胚胎自然孵出的过程,目前仍无指南明确指示ART患者需要应用辅助孵化技术,其安全性仍然是一个值得关注的问题。美国一项研究提示,辅助孵化可增加单羊膜囊双胎的妊娠比率。

关于辅助孵化与新生儿畸形风险的研究较少,2015年一项日本队列研究表明,在7.2万例IVF周期中,其中接受辅助孵化干预的约3.5万例,未发现胎儿主要先天性畸形同辅助孵化技术相关。另一项临床对照试验评估了134名激光辅助孵化技术应用后的胎儿畸形结局,该研究发现主要先天性畸形率和轻度先天性畸形率并未显著增加。未来仍需更多的临床对照试验进一步研究辅助孵化技术与其他系统畸形的关系,以提供更有力

的证据。

由于透明带对于早期胚胎有多种保护功能,辅助孵化后透明带上形成裂隙,有可能增加免疫细胞或宫腔内微生物入侵透明带,直接或间接影响卵裂球的发育,因此,可考虑从获卵后第4天开始,使用广谱抗生素和类固醇类药物治疗,这类治疗对于辅助孵化后胚胎防止感染及免疫细胞侵犯是有效的,但此类治疗的长期安全性缺乏有效随访数据。另外辅助孵化多在开放条件下的显微操作仪上进行,故操作时注意尽量缩短胚胎在培养箱外的时间,以尽可能减少培养液 pH 及温度的变化,且胚胎移植入宫腔时应尽量无创伤,以避免损伤操作过的胚胎。

第七节　胚胎冷冻及解冻

1983 年,Trounson 和 Mohry 采用 DMSO 作为冷冻保护剂成功冷冻复苏了一枚 8 细胞的人类胚胎,移植后获得妊娠。1985 年甘油用于人类囊胚的冷冻复苏后妊娠,1986 年 Testart 将 1,2-PROH 应用于人原核期胚胎的冷冻,1998 年玻璃化冷冻技术应用于人卵裂期胚胎。现在全世界范围内的生殖中心广泛采用胚胎冷冻及解冻技术,该技术的应用增加了 IVF 治疗的安全性和有效性。

一、胚胎冷冻/复苏方法

在人类胚胎冷冻领域,最主要的两种方法为慢速冷冻和玻璃化冷冻。2017 年 Human Reproduction update 发表了关于胚胎慢速冷冻和玻璃化冷冻的系统综述,指出玻璃化冷冻技术用于胚胎冷冻/复苏的效果优于慢速冷冻,现在玻璃化冷冻技术已在全球 IVF 实验室广泛应用。玻璃化冷冻技术逐步取代慢速冷冻技术的时代已经到来。玻璃化冷冻与慢速冷冻的区别见表 14-5;玻璃化冷冻与慢速冷冻能力值和基准值见表 14-6。

表 14-5　玻璃化冷冻与慢速冷冻比较

冷冻方法	冷冻液浓度	降温速率	冷冻保护剂	细胞外结冰	细胞内玻璃化
玻璃化冷冻	4~8mol/L	>2 000℃/min	多种联合使用	否	是
慢速冷冻	1~2mol/L	0.3~1℃/min	较单一	是	是

注:慢速冷冻:植冰(诱发结冰)后控制降温速度,避免过快降温诱导的大冰晶形成;同时避免降温过于缓慢,胚胎过分脱水而产生溶质效应。玻璃化冷冻:应用高浓度冷冻保护剂,使胚胎内外液的晶核形成温度与玻璃态转化温度接近,控制冷冻保护剂与胚胎的平衡时间和温度,使对胚胎的毒性达到最低

表 14-6　玻璃化冷冻与慢速冷冻能力值和基准值

项目	指标	冷冻方法	能力值	基准值
卵裂胚	复苏存活率	玻璃化冷冻	≥85%	≥95%
		慢速冷冻	≥60%	≥85%
	复苏完整率	玻璃化冷冻	≥70%	≥85%
		慢速冷冻	≥40%	≥55%

续表

项目	指标	冷冻方法	能力值	基准值
囊胚	复苏存活率	玻璃化冷冻	≥80%	≥95%
		慢速冷冻	≥70%	≥85%

注:此表格及如下定义来源于 2018 年 9 月中华医学会生殖医学分会制定的"胚胎实验室关键指标质控专家共识":卵裂胚复苏存活定义为复苏后≥50%卵裂球完整;卵裂胚复苏完整定义为复苏后所有卵裂球完整;囊胚复苏存活定义为解冻复苏后≥75%细胞完整。复苏存活率=存活卵裂胚或囊胚数/复苏卵裂胚或囊胚总数×100%;复苏完整率=完整卵裂胚数/复苏卵裂胚总数×100%

二、玻璃化冷冻载体

目前,玻璃化冷冻采用的载体类型主要包括开放载体和封闭载体。但在当今的冷冻载体领域,至少有超过 30 种不同载体,其中至少有 15 种载体已经完全商品化,但大多数载体均是在早期载体的基础上的微小改进,多种封闭载体也仅仅是在前期开放载体基础上的稍做修饰,但这种改进是否有效仍然不得而知。

载体的种类将直接决定卵母细胞和胚胎冷冻时的降温速率。为了使卵母细胞和胚胎直接与液氮接触,通过快速降温来达到最好的冷冻效果,首先应用于玻璃化冷冻的载体被设计为开放式。然而 20 世纪 90 年代初期,封闭载体逐渐被设计出来,意图是阻断病原体通过液氮在被冷冻体间的传播。近些年来,关于开放载体和封闭载体的优劣陷入各种"争论",当然主要还是围绕着降温速率和病原体传播两个方面。如今,我们不仅能听到对于这两种技术的客观评价,也时常会出现一些"偏见",这种偏见可能来源于不严谨的科学设计所得出的实验结论、商业利益的干扰,甚至是对于伦理和法律问题的过度思考。

三、人 工 皱 缩

人工皱缩的主要原理是用显微操作针或激光穿透透明带和滋养层细胞(目前认为激光皱缩方式更理想),将囊胚腔液释放出来,此时会出现囊腔塌陷甚至消失,滋养层细胞与内细胞团细胞皱缩成一个细胞团(图 14-1A、B),囊胚内水分子的含量减少,充分避免了玻璃化冷冻时冰晶的形成,因此是一种有效的扩张期囊胚玻璃化冷冻的预处理方法。这种操作技术的发明与预想基本一致,许多研究数据都建议囊胚人工皱缩后行玻璃化冷冻,囊胚存活率更高,生殖结局也较理想。但是不能忽略的是,囊胚腔液中含有相当水平的游离核酸分子、蛋白质、乳酸、葡萄糖、丙酮酸、天冬氨酸、谷氨酸、甘氨酸、丙氨酸和色氨酸等多种氨基酸、金属离子,并且已有研究建议这些物质可能参与胚胎的发育和着床。

为了维持生命体在体外的发育和存活,每一项辅助生殖技术,包括玻璃化冷冻、人工皱缩等,都引入了大量与胚胎本身组成不相关的外源物质。我们相信未来的辅助生殖技术所关注的问题不仅仅是临床妊娠和活产,更多的是要去关注如何保障生命体的远期安全。

根据文献系统检索结果,针对目前胚胎冷冻/解冻技术的热点问题,形成以下推荐意见。

【推荐意见 1】胚胎玻璃化冷冻的复苏率优于慢速冷冻

2017 年,Laura Rienzi 等人将 meta 分析结果纳入了 7 个随机对照研究,共计 3 615 枚卵裂期/囊胚期胚胎(慢速冷冻:2 061 枚;玻璃化冷冻 1 554 枚)数据进行荟萃分析,结果发现

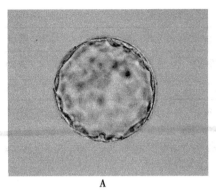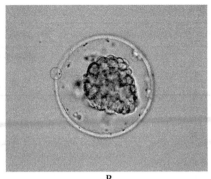

A B

图 14-1 人工皱缩囊胚情况

A:人工皱缩前的 4 期囊胚,囊胚腔充分扩张,内含大量囊胚腔液(×200);B:激光法人工
皱缩后的 4 期囊胚,由于囊胚腔液被释放,因此囊腔塌陷细胞皱缩成一团
(红色圈为激光打口处,与 A 为同一囊胚)(×200)

玻璃化冷冻胚胎复苏率较慢速冷冻显著增加($RR=1.59,95\%CI(1.30,1.93)$;$P<0.001$;$I^2=$93%;中等证据强度)。其次,该研究对 12 个队列研究,共计 64 982 枚原核期/卵裂期/囊胚期胚胎(慢速冷冻:2 061 枚;玻璃化冷冻 1 554 枚)数据进行荟萃分析,同样发现玻璃化冷冻胚胎复苏率较慢速冷冻显著增加($RR=1.12,95\%CI(1.07,1.18)$;$P<0.001$;$I^2=98.6\%$;极低证据强度)。

【推荐意见2】目前没有足够有效的证据显示开放性载体增加胚胎感染概率。

病原体可以在液氮中存活是不争的事实,且有部分观点认为:在辅助生殖治疗的过程中,不育夫妇携带的病原体可能造成交叉感染。但截至目前,唯一公布的可以将事故原因归因于液氮交叉污染所引起的病原体感染事件,是发生在储存大量血液制品的塑料液氮容器内,而这种储存大量血液制品的液氮里的病原体量与储存胚胎的液氮环境中的病原体量并不在一个数量级上。①据估计,每年至少有近百万例患者会采取开放载体的方式进行胚胎或卵母细胞玻璃化冷冻,至今仍未见有病原体交叉感染的病例报道。②没有直接的证据表明病原体可以通过液氮在玻璃化冷冻的胚胎间进行传播。③在胚胎库中,无论使用开放载体还是封闭载体,这种细菌和真菌的污染情况均没有出现。④在 IVF 的治疗过程中,将男性的精子与女性的卵母细胞受精并体外培养后移植女性宫腔,也未见交叉感染的报道。最可能的解释是:储存配子或者胚胎的液氮中病原体的含量远未达到感染阈值,并且在经过整个IVF 过程中的多次稀释和冲洗,这种病原体的含量已经微乎其微,有数据估计>500 000 次利用全开放载体进行玻璃化冷冻后移植,似乎都不会导致一次可检测到的感染,感染概率小于0.000 2%。

【推荐意见3】目前没有足够有效的证据显示封闭性载体的胚胎冷冻效果劣于开放性载体。

2017 年,Youm HS 等人将 meta 分析结果纳入了 2 个前瞻性研究,5 个回顾性研究,针对封闭性载体与开放性载体的冷冻效果进行系统分析,从复苏率、种植率、临床妊娠率和活产率 4 个方面进行系统分析,在开放式载体与封闭式载体无统计学差异,复苏率($RR=1.00$,$95\% CI(0.98,1.02)$;$I^2=49\%$),种植率($RR=1.02,95\%CI(0.93,1.11)$;$I^2=8\%$),临床妊娠率($RR=0.99,95\%CI(0.89,1.10)$;$I^2=24\%$),活产率($RR=0.99,95\%CI(0.58,1.03)$;$I^2=$

81%）。近些年封闭载体主要用于卵母细胞和胚胎的冷冻,载体封闭后无疑会影响降温速率。然而,近期研究几乎一边倒的建议:相比开放载体,封闭载体的玻璃化冷冻效果似乎并不影响卵母细胞和胚胎的各种形态学特征、发育潜能,甚至生殖结局,而相反的报道并不多见。但是我们不能忽视的是,此前的大多数试验数据并非来源于前瞻性随机对照试验和多中心研究,证据级别并不太高。

第八节　卵母细胞冻融

卵母细胞冻融是女性生殖能力保存的重要方法,是临床处理 IVF-ET 中临时取精失败等的重要手段之一。成熟卵母细胞和未成熟卵母细胞都可冻存,当前以成熟卵母细胞冻存为主。然而,卵母细胞体积大,生殖功能复杂,冷冻后卵母细胞存活和功能与新鲜卵母细胞比较存活率和受精率较低,胚胎的非整倍体发生率增高。这与成熟卵母细胞纺锤体损伤、透明带硬化和过早的皮质反应有关。GV 期卵母细胞可以避免纺锤体问题,但解冻后的成熟培养也是难点。尽管如此,技术发展本身已经给人们在生育方面带来了更多的选择。尽管程序冷冻和玻璃化冷冻都可以用于卵母细胞冷冻,但多数研究显示玻璃化冷冻的效率更高。这里仅表述玻璃化冷冻。

一、玻璃化冷冻保护剂与解冻剂

玻璃化液及解冻液均由冷冻保护剂组成,在卵母细胞冷冻中具有关键性的作用。由于前面章节已经就冷冻保护剂有所介绍,这里只就其要点加以说明。

1. **玻璃化液**　冷冻保护剂的主要目的是避免细胞内外液体在冷冻过程中形成冰晶而损伤细胞,使这些溶液形成玻璃体可达到这一目标。液体形成玻璃化的条件是标本具有足够快的降温速率。高渗透压的液体可以使形成玻璃体所需的降温速率降低(可在 100℃/s 左右)。这要求在不产生致命毒性的情况下,用冷冻保护剂(玻璃化液)置换卵母细胞内外的水。保护剂可分为细胞内保护剂(如二甲亚砜、丙二醇、甘油等)、细胞外保护剂(如蔗糖)和高分子保护剂(如人体白蛋白、聚乙二醇等)。在程序冷冻中通过程序控制的缓慢降温使远离卵母细胞的细胞水有顺序结冰,卵母细胞周和细胞内不断脱水和冷冻保护剂渗透压升高,最终卵母细胞周和细胞内的极少量液体玻璃化凝固。与程序冷冻不同,在玻璃化快速冻结过程中,保护剂和水在细胞外的不同区域间和细胞内外之间没有发生转移而直接冻结,其保护剂配方的渗透压要远高于程序冷冻。例如,在某以丙二醇、二甲亚砜、蔗糖和白蛋白为保护剂、HTF 为基液的冷冻保护液中,程序冷冻最终浓度配方为丙二醇 0.75M、二甲亚砜 0.75M、蔗糖 0.1M,白蛋白 20mg/ml,而玻璃化液的配方为丙二醇 1.5M、二甲亚砜 1.5M、蔗糖 0.3M,白蛋白 20mg/ml。

为降低玻璃化冷冻保护液对卵母细胞的毒性,可以将各种保护剂进行合理组合。为避免对卵母细胞的渗透压物理损伤,在达到最终玻璃化液保护状态过程中,需要经历中间梯度的保护剂和合理的平衡时间。

2. **玻璃化解冻液**　是细胞解冻后,恢复卵母细胞内外液体至培养液的中间过度液体。由于细胞内的高渗状态,水进入细胞的速度高于保护剂逆出细胞的速度,极易造成渗透压损伤。解冻液的主要目的就是通过保护剂浓度梯度和细胞外保护剂控制水进入细胞的速度。在冷冻液与复苏后的培养液间须经过不同渗透压梯度的中间液体和优化的平衡时间过渡。

二、卵母细胞包装

由于导热与冷冻体热容量的关系,小包装、高导热性才能实现标本玻璃化所需要的降温速率。尽管塑料不利于导热,但由于加工方便,目前卵母细胞所用的包装多为 φ0.2~0.4mm 塑料管装载,采用开放的方式,标本可以直接与液氮接触实现快速降温。

三、卵母细胞玻璃化冻结与解冻复苏

1. 玻璃化冻结

(1)玻璃化液平衡:考虑到冷冻保护剂特别是细胞内保护剂在高温下有较大的细胞毒性,卵母细胞玻璃化液平衡在室温下进行。在每一个浓度梯度的处理中,可以观察到细胞在渗透压作用下脱水皱缩,然后保护剂进入细胞再适当复形的过程。要严格遵循平衡时间的要求,避免细胞脱水不全或渗透压损伤。

(2)标本装载:细胞经玻璃化液平衡处理后装到 φ0.2~0.4mm 毛细塑料管内。液体的体积尽可能小,一般体积在 1μl 以下。

(3)冻结与保存:将装载有卵母细胞的毛细塑料管置入液氮。要注意的是将标本插入到液氮的速度要快,以达到最快降温速率。标本在液氮内平衡后,放入标本存储液氮罐保存。

2. 卵母细胞解冻与复苏 操作步骤参照本节内容。

(1)解冻:将取出的冷冻标本快速浸入解冻液即可达到解冻的目标。其要点是浸入的速度要快,以保障标本快速复温,避免细胞内外的水分子"重结晶"。标本复温必须快速通过 -60~-6℃ 的温度区间。

(2)去冷冻保护剂:在过渡到正常培养液的每一个浓度梯度,都需要合理的平衡时间。细胞外保护剂在控制水进入细胞、避免渗透压损伤方面具有重要作用。

(3)卵母细胞培养:去保护剂后,卵母细胞置于培养箱培养待用。

四、卵母细胞玻璃化冻融操作步骤

(一) 冷冻操作

1. 试剂和物品

(1)玻璃化试剂盒(加藤),如平衡液(equilibration solution, ES)、玻璃化液(vitrification solution, VS)。

(2)胚胎体外操作液。

(3)卵母细胞载杆、体视显微镜(室温)、35mm 培养皿适量、液氮及其容器、计时器、巴斯德吸管、镊子、冷冻支架等。

2. 操作步骤

(1)在冷冻操作前 30 分钟,将冷冻液颠倒 2 次混匀,并将适量的 ES、VS 放在工作站,自然升温至室温。

(2)将液氮倒入宽口的容器内待用。

(3)取 φ35mm 培养皿盖 1 个,于内面底部滴 4 滴胚胎体外操作液(20μl/滴),将卵母细胞依次在胚胎体外操作液内清洗。

(4)取 φ35mm 培养皿盖 1 个,于内面底部分别制作 3 液滴:①为胚胎体外操作液液(20μl/滴),②、③为 ES 液(20μl/滴)。3 液滴相距 5mm 呈等边三角形。将前面清洗后的卵母细胞放入液滴①内。

(5)以巴氏吸管头端由液滴②划向液滴①形成两液滴相连,停留 2 分钟,使卵母细胞所在液体的渗透压逐步增高并使细胞内外逐步平衡。同样再由液滴③划向液滴①与②连接段的中点,停留 2 分钟,使卵母细胞所在液体的渗透压进一步增高并细胞内外平衡。

(步骤(5)~(7)在 90~120 秒内完成)

(6)平衡操作结束前 1 分钟,取 φ5mm 培养皿盖 1 个,于内面底部滴 4 滴 VS 液滴(15μl/滴)。将 ES 中的卵母细胞吸至吸管的末端,转移到第 1 滴 VS 液滴表面中央(尽量不带 ES 液)。

(7)更换巴斯德吸管拉制的毛细管。将卵母细胞依次在第 2、3 VS 液滴洗涤后,转移到第 4 VS 液滴等待装载。

(8)将卵母细胞装载在卵母细胞载杆末端,挨近末端标记线。保持适量 VS 液(<0.1μl,盖过卵母细胞即可)。将载杆投入前面准备的液氮容器内。

(9)在液氮液面下完成支架安装(保证载杆末端始终在液氮液面下)。

(10)将标本置入标本储存罐保存。

(二)解冻操作

1. 试剂和物品

(1)解冻试剂盒,包括解冻液(thawing solution,TS)、稀释液(diluent solution,DS)、洗涤液 1(washing solution 1,WS1)、洗涤液 2(washing solution 2,WS₂)。

(2)培养皿、体视显微镜、液氮及其容器、计时器、巴斯德吸管、移液器、镊子、卵母细胞培养液。

2. 操作步骤

(1)取 TS、DS、WS1、WS₂,颠倒 2 次后使用。取 OC 培养皿 1 个,加入 TS 500μl,培养箱预热 1 小时以上待用。取培养皿 3 个,分别加入 DS、WS1 和 WS₂ 500μl 室温待用。

(2)取出待解冻载杆放在液氮内,靠近实体显微镜的地方。

(3)(操作在 37℃下进行)。取出预热的 TS 液,放在体视显微镜上。将载杆末端迅速放置在 TS 液的皿中。观察并确保卵母细胞脱落至液体中。平衡 1 分钟。

(操作(4)~(5)在室温下进行)

(4)将卵母细胞转移至 DS 液中,平衡 3 分钟。

(5)卵母细胞皱缩后将其转移至 WS1 液中,平衡 5 分钟。

(6)将卵母细胞转移到 WS₂ 中(尽量不带 WS1 液),37℃热台平衡 5 分钟。

(7)将卵母细胞转移到其培养液中,2 小时后待用。

第九节　胚胎植入前遗传学诊断

植入前遗传学诊断是通过在配子或胚胎阶段对遗传病进行分子遗传学的诊断,选择没有疾病表型的胚胎移植入子宫,从而避免遗传病胎儿的妊娠。20 世纪 90 年代中期兴起的植入前遗传学筛查旨在对高龄、反复种植失败和复发性流产患者的胚胎进行非整倍体的筛选,选择整倍体胚胎,从而提高妊娠率。

鉴于 PGS 中"screen"这个英文单词不能准确反映出其侵入性检测的性质,2016 年 ICMART 和 WHO 中将 PGD 和 PGS 统称为植入前遗传学检测。其中,PGT-A(PGT for aneuploidies)为胚胎的非整倍体检测,PGT-SR(PGT for chromosomal structural rearrangements)为胚胎的染色体结构重排的检测,而 PGT-M(PGT for monogenic defects)为胚胎的单基因病检测。而我国目前在 ART 技术准入评审中,仍然使用胚胎植入前遗传学诊断。

一、胚 胎 活 检

胚胎活检是 PGD 过程中至关重要的一个环节。活检可在受精卵、受精后第 3 天和囊胚期进行。鉴于囊胚期活检提供的细胞数更多,活检对胚胎的损害更低,目前国际上逐步从卵裂期活检转向囊胚期活检。

1. 卵裂期活检的操作步骤

(1)确保倒置显微镜、活检用微调显微注射仪和恒温台工作正常。

(2)确保工作培养液(囊胚培养皿、冲洗皿、活检皿)、矿物油、固定针、活检针(外径 45μm)准备好。

(3)在受精后第 3 天选取发育至 5 细胞及以上、碎片<20% 的胚胎进行细胞活检。通常诊断活检 1 个细胞,多种遗传疾病的诊断可根据需要在发育至 6 细胞以上的胚胎活检 2 个细胞。

(4)用适合强度的激光直接对透明带打孔,激光打孔的参数根据透明带的厚度和特征确定,同时避免损伤卵裂球。

(5)透明带打孔后的胚胎放入体外操作液中。用卵裂球活检针从透明带打孔处进入缓慢吸出有核的完整的细胞,注意压力的控制,避免吸出多个细胞,造成胚胎的损害。这一步骤均在无钙、镁的体外操作缓冲液中进行。

(6)将胚胎移到冲洗液中彻底冲洗 3~4 次,然后移到活检后的囊胚培养皿中,注意以活检号为顺序;将有活检胚胎对应活检细胞的皿递给诊断者,诊断的序号同活检序号。

2. 囊胚期活检的操作步骤

(1)确保倒置显微镜、活检用微调显微注射仪和恒温台工作正常。

(2)确保工作培养液(囊胚培养皿、冲洗皿、活检皿)、矿物油、固定针、活检针(外径 30μm)准备好。

(3)活检前准备活检皿,在皿盖上用记号笔标注患者姓名与胚胎编号,皿底用钻石笔编号,盖油后在 37℃恒温台至少 30 分钟以上。

(4)第 5 天观察囊胚生长情况,将处于 Gardner 囊胚评分标准 3 期以上的胚胎进行活检。对于处于 3~4 期的囊胚先用强度适合的激光在远离 ICM 的地方进行透明带打孔,多次激发直至击穿透明带,以利于滋养外胚层细胞部分孵出。5~6 期的囊胚不用再次辅助孵化。将打孔后的胚胎继续培养 3~8 小时至部分滋养外胚层细胞孵出之后进行囊胚活检。活检之前,对胚胎信息进行双核对,包括胚胎培养皿及活检皿等。利用激光辅助每次活检 4~10 个 TE 细胞用于遗传学诊断。

(5)对于发育迟缓的胚胎可以于第 6 天上午再次活检。对于第 6 天评分低于 3BC 或者 3CB 的胚胎,予以丢弃。

(6)活检后将胚胎移到囊胚冲洗液中彻底冲洗 3~5 次,然后移到活检后的囊胚培养皿中,注意以活检号为顺序。

(7)活检后的囊胚进行玻璃化冷冻保存,标记好胚胎的编码,每次操作均需要双核对。

二、活检细胞装管

用低吸附胚胎吸管从活检的 HEPES 液滴内直接吸出细胞,在 PBS(含 10mg/ml BSA)中洗涤 3 次,然后将其放入 3.5μl 的全基因组扩增试剂盒配备的 PBS 的 PCR 反应管中,同时,取最后一次洗涤液 PBS 1μl 移入含 3.5μl 的全基因组扩增试剂盒配备的 PBS 的 PCR 反应管中,作阴性对照。

三、全基因组扩增

单细胞全基因组扩增过程需在符合国家临床基因扩增检验实验室标准的专用场所进行。扩增前,需对试验场所、操作台及相关试验用品紫外消毒至少 30 分钟。启用新的批次的扩增试剂盒之前,需首先用阳性样本进行测试。扩增过程中,使用纯水作为阴性对照,用于检测是否存在体系污染;使用细胞标准品作为阳性对照,用于检测反应体系的有效性。如果阳性样本质量控制试验通过,可正式使用该批次试剂进行扩增;如果阳性样本质量控制试验未通过,需重复质量控制试验,试验后质量控制仍未通过则不使用该批次试剂,并记录反馈。

四、遗传学检测

1. **PCR 技术** 适用于常见单基因病,如地中海贫血。

(1)建立单独的工作区域以利于不同试验的流水操作,包括体外受精及 ICSI 区、胚胎活检区、试剂准备区、全基因组扩增制备区、PCR 样本准备区、扩增区等。

(2)把每个工作区域与自由通道分隔开,建立一个出入口控制的缓冲间作为通道进入工作区域。

(3)在安排试验或试验进行时,确保样品及人员按试剂准备区→标本制备区→扩增(及产物分析)区方向流动。

(4)如有实验室通风系统,则通风换气时间建议每小时大于 10 次,一般的二级生物安全实验室通风换气时间是每小时 3~4 次。

(5)在对某种疾病建立基于 PCR 技术的 PGD 时,需针对每个突变位点优化扩增体系。还应同时扩增目标基因及目标基因邻近(1cM/1Mb 以内)的连锁多态性标记物,可最大限度地降低因任何一个位点的单个等位基因脱扣率、污染或重组而导致误诊的风险。

(6)PCR 结果分析利用已知单细胞(如口腔黏膜细胞、外周血淋巴细胞等)进行 PCR 实验验证有效扩增率,要求不低于 85%,等位基因脱扣率低于 10%;对已知细胞的扩增还可检测假阳性率和假阴性率。各个实验室应设定 KPI 的阈值。

PCR 结果应由双人审核。如果结果有冲突,应由实验室主管来审定。

2. **SNP 芯片技术** 适用于染色体非整倍体筛查。

(1)每张 SNP 芯片设置阴性对照及 gDNA 阳性对照。

(2)整个试验操作过程需两人完成,一人操作,一人核对及记录。

(3)结果报告由两人完成,一人输出结果报告并对特殊结果进行必要的备注、解释,一人在报告发出前进行审核、核对。

3. 核型定位芯片技术 适用于有先证者的单基因疾病。

(1)完善家系评估,根据先证者的基因型构建单体型,目的基因上、下游 2Mb 内有效 SNPs 应各不少于 4 个。

(2)整个试验操作过程需两人完成,一人操作,一人核对及记录。

(3)使用分析软件加载原始数据前,仔细核对检查所需原始数据的芯片编号及样本位置编号;仔细核对家系成员血缘关系,致病基因以及遗传方式等信息。

(4)原始数据录入软件后,需重点关注样本 DNA 质量,最重要的 3 个参数分别是 Call Rate、ADO 和 Mis Call rate。

(5)结果报告由两人完成,一人输出结果报告并对特殊结果进行必要的备注、解释,一人在报告发出前进行审核、核对。

4. 二代测序 NGS 技术 适用于染色体非整倍体筛查和基因背景明确的单基因疾病。

(1)需对家系相关成员样本进行已知致病突变的验证,排除样本错误或基因检测报告错误的可能性。除对致病突变位点进行检测外,需选择紧挨着突变位点上、下游 1~2Mb 内的单核苷酸多态性(single nucleotide polymorphism,SNP)标记,在家系样本中进行连锁分析,筛选足够多的有效 SNP 位点用于构建单体型,并在单细胞水平验证相关位点的扩增效率以及等位基因脱扣率。

(2)对 WGA 扩增产物进行文库构建。根据测序平台的不同,可采用不同的测序文库制备试剂,构建测序文库,包括:末端修复,加接头和分子标签,文库扩增及纯化等。

(3)PGT-M 中还需要进行多重聚合酶链反应进行靶向富集。靶向基因测序深度为(×100),以确保致病基因序列的单个碱基的分辨率。

(4)在染色体分析时,仅需低深度测序。

(5)对测序数据径线生物信息学分析。与 SNP 芯片类似,目前 NGS 数据分析能分辨染色体 4Mb 以上大小的重复和缺失,存在 Y 染色体诊断精度低的问题。另外,NGS 难以诊断单亲二体或无拷贝数变异的杂合性缺失,以及 23,X、69,XXX 等整倍性异常。

(6)结果报告由两人完成,一人输出结果报告并对特殊结果进行必要的备注、解释,一人在报告发出前进行审核、核对。

五、选择移植胚胎

在有诊断结果后,选择移植胚胎的原则如下:

1. 建议对活检后的胚胎进行单胚胎移植。

2. 在单基因性疾病的 PGD 中,常染色体隐性遗传性疾病的诊断结果包括正常、携带者和重型三种,需要结合胚胎的发育情况选择移植胚胎,建议选择移植胚胎的顺序为第 5 天的正常纯合子→第 6 天的正常纯合子→第 5 天的杂合子→第 6 天的杂合子。移植携带者需要与患者再次说明。

3. 在单基因性疾病的 PGD 中,常染色体显性遗传性疾病的诊断结果包括正常和致病胚胎两种。仅可选择正常胚胎进行移植。选择移植胚胎的顺序为第 5 天的正常纯合子→第 6 天的正常纯合子。

4. 如果仅有嵌合型胚胎可供移植,需根据检测人员的意见与患者签字知情同意后方可移植。

5. 在染色体易位 PGD 中,选择移植胚胎的顺序为完全正常→易位携带者。

六、PGD 随访

对通过 PGD 技术妊娠的孕妇需加强孕期监测,定期追踪了解胎儿发育情况,强烈建议孕妇在妊娠约 4 个月时行产前诊断并记录结果。若产前诊断的结果与实验室检测结果不相符需追查原因。胎儿分娩后追踪有无新生儿畸形,必要时抽取脐血行新生儿染色体或基因型诊断。

第十节　未成熟卵母细胞体外成熟

在标准的体外受精程序中,从卵巢收集的卵母细胞为成熟的卵母细胞。未成熟卵母细胞体外成熟体系中,收集来自中小卵泡的卵母细胞,在体外完成成熟,再实行体外受精。在 IVM 中,女性不需要等待卵泡发育足够大、使用 LH 活性药物或自然 LH 峰诱发卵母细胞成熟,而是从直径 2~10mm 中小卵泡取出未成熟卵母细胞后培养 24~48 小时,恢复减数分裂并成熟。要说明的是,在 IVM 取卵前的临床处置中也使用了 LH 活性药物如 HCG,其目的不是促卵母细胞成熟,而是作用于颗粒细胞有利于取卵中卵冠丘复合体脱落。中小卵泡期间大剂量 LH 活性药物使卵母细胞的影响尚不完全清楚。目前 IVM 主要用于卵泡发育与卵母细胞成熟障碍、IVF 中卵巢对促性腺激素敏感性异常预防卵巢过度刺激综合征、FSH 抵抗,以及激素依赖性肿瘤患者的生育等情况。此外,IVM 还可以降低过高雌激素的不良反应风险,如血栓、减少用药量等。自 1991 年首例报道 IVM 活产婴儿以来,目前全球 IVM 技术出生的婴儿超过 3 000 例。

一、IVM 培养体系

培养液是不成熟卵母细胞成熟的微环境,十分重要。目前,市场上具有商业性的 IVM 培养液供应,可以按说明直接使用。

1. **基础培养液**　IVM 基础培养液可以由 TCM199、Ham's F10、Earles 平衡液、HTF 等加 10%~20% 白蛋白或血清替代品构成。其中,基于 HTF 系列与人体白蛋白构成的培养液是用于临床 IVM 的主要培养液。

2. **添加成分**　促性腺激素在卵母细胞成熟培养中具有重要的作用。卵母细胞离体后,细胞质内 cAMP 浓度会迅速下降,导致核成熟加速,与细胞质成熟的不同步。FSH 能够促进卵冠丘复合体的颗粒细胞发育,提升卵母细胞内 cAMP 的浓度,促进卵母细胞细胞质成熟。在有些培养液中添加 LH 和 HCG 以模拟体内的 LH 峰。在培养液中,通常添加 FSH 0.075IU/ml 和 LH 0.5IU/ml。为提供能量,添加丙酮酸 1mmol/ml。此外,添加氨基酸、维生素等。也有学者探索在培养液中添加雌二醇、孕酮、生长因子(如 EGF、IGF-Ⅰ、IGF-Ⅱ)、胰岛素、cAMP、KPA、MMP 等,目前没有足够证据证明它们可以改善成熟结局。

3. **培养条件**　不成熟卵母细胞成熟培养在以上介绍的培养液条件下,条件为 37℃、5%~6% CO_2、95%湿度。有条件者,可实施三气培养(37℃、5%~6% CO_2、5% O_2、90% N_2、

95%湿度)。如培养液有特殊要求,则依据要求培养。

二、卵泡发育与卵母细胞回收

1. **促卵泡发育**　尽管自然状态下的中小卵泡可以进行 IVM 实验室程序,但经过促排卵获得的不成熟卵母细胞效率明显提高。促卵泡发育与取卵详见第八章第一节。

2. **实验室卵母细胞回收**　卵泡冲洗液最好富含氨基酸,以提高对未成熟卵母细胞代谢的支持能力。卵母细胞需迅速转移至 IVM 专用培养液中,以维持其发育潜能。不成熟卵母细胞的卵丘颗粒细胞极少,单纯在体视显微镜下肉眼寻找可能增加捡卵的难度和时间,为了增加卵母细胞的获得率,可使用细胞筛帮助寻找。

3. **成熟培养**　收集的卵母细胞清洗后应尽快置于 IVM 培养液的培养箱中培养,以完成成熟过程,并达到核和细胞质同步成熟。成熟培养时间一般为 24 小时和 48 小时,若观察到卵丘-卵母细胞复合体变得松散,卵母细胞排出第一极体,为卵母细胞成熟,可进行受精。有研究表明,24 小时内核成熟的卵母细胞发育潜能显著高于超过 48 小时者,且染色体异常率更低。超过 48 小时才成熟的卵母细胞所形成的胚胎发育潜能很低。

体外成熟培养可能会导致透明带硬度增加,经 IVM 成熟的卵母细胞常规 IVF 受精的受精率显著低于卵胞浆内单精子显微注射受精。IVM 成熟的卵母细胞一般采用卵胞浆内单精子显微注射受精。无论是常规受精或卵胞浆内单精子显微注射受精,两者的囊胚形成率以及着床率无显著差异。

4. **IVM 的胚胎培养**　IVM 发生的胚胎培养与一般 IVF 的胚胎培养相同。三气低氧培养、使用时差成像(time lapse)培养有利于胚胎发育和选择。研究发现 IVM 发生的胚胎存在一定的早期发育阻滞增加的现象,但对胚胎发育的动力学没有影响。

5. **内膜准备和黄体支持**　内膜准备详见第八章第四节。由于未成熟取卵,子宫内膜发育不足,取卵前 2 天补充外源性雌激素,在卵母细胞成熟 ICSI 日开始使用孕激素进行黄体支持。有研究显示 IVM 周期胚胎在解冻复苏周期种植率更高,可能与避免了 IVM 周期胚胎与内膜不同步有关。

三、卵母细胞体外培养操作步骤

1. **取卵前准备**

(1)取 15ml 试管,加入 10.0ml 的卵母细胞成熟培养液,加入 FSH 75IU 和 LH 75IU,完全溶解成 1#液。

(2)15ml 试管,再加入 9.90ml 的卵母细胞成熟培养液,加入 0.1ml 1#液。混匀成 2#液。

(3)成熟培养皿准备:每个患者取 OC 皿 3 个,每皿内孔加入 1ml 的 2#液,外孔加入 2ml 的 2#液。盖上皿盖,将培养皿放入培养箱平衡过夜。

(4)卵丘-卵母细胞复合体清洗皿准备:每个患者准备 φ35mm 培养皿 3 个,每皿加卵母细胞冲洗液 2~2.5ml,覆盖矿物油加盖后放入培养箱平衡过夜。

2. **卵丘-卵母细胞复合体回收与成熟培养**

(1)取卵前取出卵丘-卵母细胞复合体清洗皿。

(2)吸取卵丘-卵母细胞复合体收集到装有 2~3ml 的 GB/MOPS 试管中,在 φ100mm 皿中分拣出卵丘-卵母细胞复合体,转移到卵丘-卵母细胞复合体清洗皿。

（3）取卵结束后，将卵丘-卵母细胞复合体清洗皿的卵丘-卵母细胞复合体转入成熟培养皿，放入培养箱培养。

（4）培养 24 小时后，剥除卵母细胞周围颗粒细胞进行观察。出现第一极体者为 M Ⅱ 期，行 ICSI。若无第一极体，继续培养至 48 小时，出现第一极体者，处理同前。

3. ICSI 与胚胎培养

（1）至少在 ICSI 前 2~4 小时准备好各种器皿与液体，培养箱中平衡。

（2）ICSI 操作、受精观察与胚胎培养与常规 IVF-ET 程序一致。

四、影响 IVM 成功率的因素

IVM 获婴率低于常规 IVF，主要有两方面因素：一是对体外成熟认识不足，卵母细胞质量低下，胚胎发育潜能不足。IVM 中，未成熟卵母细胞在体外培养环境中很难达到理想的生理状态，卵母细胞减数分裂纺锤体的异常率显著增高，且正常的基因表达发生改变，影响细胞质成熟，进而影响后续的早期胚胎发育。二是子宫内膜发育不足容受性差和胚胎与子宫内膜同步性差。IVM 周期中雌激素水平较低，且子宫内膜生长时间缩短，人工补充雌激素及黄体支持可以在一定程度上改善子宫内膜状态。冷冻胚胎移植也是可选择的方案。

第十五章 体外受精胚胎移植实验室
特殊情况处理

本章主要介绍体外受精胚胎移植中实验室可能碰到的特殊情况及其处理策略。包括配子异常、受精失败、受精异常、卵裂模式异常和胚胎污染等特殊情况的处理。

第一节 配子异常及其处理策略

一、卵母细胞异常

卵母细胞异常可分为细胞质内异常和细胞质外异常。不同的异常表型对卵母细胞的发育影响不同。本节主要介绍卵母细胞成熟障碍、卵母细胞透明带异常和极体异常。

（一）卵母细胞成熟障碍

卵母细胞成熟障碍，临床表现多次辅助生殖治疗周期反复未获成熟卵母细胞，且经体外培养不能获得成熟卵母细胞。可能的致病因素有缺乏或不足的黄体生成素峰值、卵丘颗粒细胞信号转导机制的紊乱，以及卵母细胞固有因素等，如 TUBB8 基因突变可能影响纺锤体组装，并导致卵母细胞成熟缺陷。

内分泌学和生殖医学专家应要注意单基因起源的卵母细胞成熟缺陷，以便建立正确的诊断方法和适当的治疗策略。卵母细胞成熟障碍目前没有好的治疗措施，建议行全外显子测序以探寻卵母细胞成熟障碍的致病基因。存在明确致病基因的患者，可尝试实施受卵助孕治疗。

（二）卵母细胞透明带异常

人卵母细胞透明带（zona pellucida,ZP）是由卵母细胞周围的 ZP1、ZP2、ZP3 和 ZP4 组成的细胞外糖蛋白基质，在受精过程中的精-卵相互作用中起重要作用。ZP 变形，往往对受精结局影响不大，但基因突变引起的 ZP 异常，可能导致精卵的结合障碍，致传统 IVF 不能受精，研究显示：ZP1、ZP2 和 ZP3 突变导致以卵母细胞变性、空卵泡综合征或体外受精失败等表型的女性不孕。部分患者可以采用 ICSI 授精获得临床妊娠，有报道 ZP 突变的患者在卵胞浆内单精子显微注射后分娩了健康婴儿。临床实践显示，部分 ZP 异常卵母细胞伴有第一极体排出延迟或受阻现象，该部分卵母细胞在 ICSI 授精 16~18 小时可以观察到原核形成。对卵母细胞 ZP 异常的患者，除了建议针对 ZP 基因进行有针对性的遗传诊断外，对 MⅡ期和看似 MI 期的卵母细胞实施 ICSI 授精，并对正常受精卵体外培养至卵裂期阶段实施激光削薄透明带，有望提高这部分患者辅助生殖技术治疗的成功率。

(三) 极体异常

临床治疗中,有时会遇到一次取卵周期中,卵母细胞全部为极体异常(巨大极体或多个极体),这种极体异常可能由于卵母细胞第一次减数分裂错误所致,通常不管采取 IVF 授精还是 ICSI 授精均很罕见获得正常受精的胚胎,多数以受精异常致无胚胎移植而取消周期。对极少数获得正常受精胚胎的患者,建议对其胚胎行囊胚培养,并行胚胎种植前遗传学检测,如为整倍性胚胎可用于移植。反复 COS 治疗周期不能获得极体正常卵母细胞患者,尝试自然周期或微刺激周期仍然无极体正常的卵母细胞,建议对该患者进行外周血测序等遗传学方面的检测。

二、精 子 异 常

精子活力异常、形态异常和功能异常均属于精子异常。多数精子异常可以通过 ICSI 获得满意的助孕结局。本节主要介绍两种异常:Y 染色体微缺失和精子特异性磷脂酶 PLCζ 缺陷。

(一) Y 染色体微缺失

Y 染色体微缺失是常见的男性不育的遗传学病因之一,约占非梗阻性无精子症和严重少精子症、弱精子症患者的 10%~15%。根据其亚染色体层面的片段缺失的相对位置和无或少精子症的发病机制及临床表型不同,可分为 AZFa、AZFb 和 AZFc 3 种类型,最常见的缺失类型是 AZFc 微缺失,大约占 Y 染色体微缺失的 80%。AZFa 微缺失会导致无精子症,其睾丸组织学表现为唯支持细胞综合征,临床表现为睾丸体积缩小;而 AZFb 也会导致无精子症,其睾丸组织学表现为严重的生精停滞。这两种类型的 Y 染色体微缺失即便通过睾丸手术取精亦很难获取精子,目前临床上推荐使用精子库精子助孕治疗。

AZFc 区缺失包括完全缺失和部分缺失,其精子表型亦存在很大差异,可以表现为精子数量正常、少精子症或无精子症。因此,AZFc 微缺失患者可以获得自己的后代。由于 AZFc 微缺失可以随着 Y 染色体遗传给男性后代,并表现为同样的生育障碍,AZFc 微缺失不育患者可以选择直接 ICSI 助孕,也可以选择做胚胎植入前遗传学检测挑选女性胚胎。AZFc 微缺失精液中可见精子的患者,可以直接行 ICSI 助孕;AZFc 微缺失患者的精液中无精子时,可通过睾丸取精获取精子后行 ICSI 助孕。此外,临床实践显示,AZFc 微缺失患者的精子数量随着年龄增长呈现渐进性减少的趋势,建议此类患者尽早实施助孕治疗获得后代或者尽早实施精子冷冻。

(二) 精子特异性磷脂酶 PLCζ 缺陷

有确凿证据表明,哺乳动物的卵母细胞激活是由精子特异性磷脂酶 PLCζ(被称为精子因子)触发的。其作用过程依赖一系列的信号转导级联反应并诱导卵母细胞内钙离子振荡的启动和卵母细胞激活。精子因子 PLCζ 的表达异常和功能缺陷可能是圆头精子或某些非形态异常精子 ICSI 助孕受精失败的原因,亦是造成某些男性不育的原因。精子因子 PLCζ 的表达可通过免疫荧光和免疫印迹方法进行检测。对前次 ICSI 授精失败或低受精患者,推荐进行 PLCζ 检测。对明确的 PLCζ 表达异常患者,建议在实施 ICSI 后进行人工卵母细胞激活(assisted oocyte activation,AOA),以提高其受精率和可用胚胎数。另外,有学者提出在实施 ICSI 时注射 PLCζ 可能是治疗精子因子 PLCζ 缺陷所致 ICSI 授精失败的一种新思路,但其有效性和安全性需要进一步研究来证实。

第二节 受精失败及其处理策略

受精是一个极其复杂且有序的过程,如果卵母细胞或是精子一方或双方出现问题,都可能导致受精失败,如精卵不能正常的结合、或是卵子激活失败、或是原核形成障碍都是受精失败常见的原因。尽管科学在进步,对受精机制及发育生物学的研究正在深入,但至今仍无法完全避免受精失败的发生。

对于体外受精失败,可以在下一周期采用 ICSI 授精,多数患者会改善受精结局。此外,短时受精联合早期补救可以最大限度地阻止常规体外受精失败的发生。但目前对于短时受精结合早期补救的临床应用尚无共识。

ICSI 是解决男性不育的主要手段,但通过 ICSI 助孕仍有 1%～5% 的完全或接近完全受精失败。ICSI 授精失败很大程度上归因于卵母细胞激活失败。研究报道,精子进入卵母细胞与卵黄膜融合后数分钟钙离子从内质网储存库释放入细胞内,引起细胞内钙离子浓度的短暂升高,继而钙离子振荡持续存在于受精的整个过程,并随着受精过程的进行振荡幅度和频率逐渐降低,直至原核形成时终止,可见钙离子是诱发细胞核质变化、受精和胚胎启动的必要因素。从卵母细胞角度来看,不能对精子诱导的激活产生反应和不能将精子核去浓缩形成雄原核,均可导致卵母细胞激活失败。大量证据显示精子核膜周围的精子特异性 PLCζ 缺陷可导致卵母细胞激活失败。另外,卵母细胞自身状态在卵母细胞激活机制中同样发挥着重要的作用。卵母细胞核和细胞质的不成熟状态可能抑制卵母细胞对精子 PLCζ 激活的反应,随着卵母细胞逐步成熟至 MⅡ状态,其对激活的反应能力逐步增强。另外一些不常见的原因,比如精子 DNA 去凝集的缺陷、卵母细胞纺锤体的缺陷、卵母细胞质量的降低、原核形成的异常和操作技术因素等,亦可能导致卵母细胞激活失败。由此可见,卵母细胞激活失败的原因极其复杂,包括精子因素和卵母细胞因素。如何解决卵母细胞激活失败,进而解决 ICSI 授精失败,成为生殖领域的难点。

人工卵母细胞激活是前次 ICSI 授精失败再次助孕时采取的主要措施。AOA 旨在人工诱导钙浓度升高来启动卵母细胞激活过程,包括电刺激、机械激活和化学激活三种方法。在人类卵母细胞激活中,通常采用的是化学激活方法。钙离子载体(A23187)、离子霉素和氯化锶是最常用的化学激活剂。但是关于各种化学激活剂的用法用量尚不统一。另外,多数报道缺乏 ICSI 未受精原因分析和诊断。在临床治疗和管理中,判定是精子因素还是卵母细胞因素导致的卵母细胞激活失败是非常重要的。不是所有的 ICSI 授精失败周期都能够通过 AOA 获益,报道显示存在精子相关激活缺陷的周期可能从 AOA 中获得益处。

临床报道显示,钙离子载体(A23187)、离子霉素和氯化锶等已应用于人卵母细胞激活,并在卵母细胞激活失败中发挥着正向作用,但考虑到 AOA 对卵母细胞生理机制的介入作用及对细胞稳态和其下游级联事件的影响以及可能传至后代的表观遗传效应,国际生殖专家建议 AOA 仅适用于特定病例,且必备严格记录和保证患者详细知情 AOA 的潜在风险。

目前,在临床实践中,对前次 ICSI 授精失败或低受精的周期,可进行鼠卵激活实验,即异质性 ICSI,或者进行 PLCζ 检测,以推测受精失败或低受精的原因。若推测是卵母细胞因素,建议再次助孕周期从临床促排卵方案等方面进行改进;若推测是精子因素,建议再次助孕周期实施 ICSI 联合 AOA 措施。另外,时差监测培养系统可实时观察 ICSI 后第二极体排出情况,对可疑 ICSI 授精失败或低受精周期,若 ICSI 后 4~6 小时观察无第二极体排出,经患者知情同意,可尝试实施补救性 AOA。

第三节　受精异常及其处理策略

异常受精是指体外受精过程中受精卵表现为非两个原核,通常是指单原核(1PN)受精和多原核(≥3PN)受精。

一、单原核(1PN)受精

源于 1PN 的胚胎的应用尚存在争议。研究显示,IVF 周期和 ICSI 周期 1PN 来源的卵裂期胚胎移植结局显著低于 2PN 来源的胚胎;但囊胚期移植,IVF 周期的 1PN 来源胚胎与 2PN 来源胚胎的活胎出生率相似,而 ICSI 周期的 1PN 来源胚胎与 2PN 来源胚胎相比,活胎出生率显著降低。另外的研究也显示,通过严格的形态学选择和囊胚培养,IVF 周期 1PN/2PB 来源的囊胚移植周期与 2PN 来源囊胚移植周期有相似的妊娠结局。

但多数研究报道中的 1PN 来源胚胎是通过传统培养箱培养、常规倒置显微镜下静态观察的。"1PN"是否是真正的 1PN,是否是两原核早期融合或在没形成原核膜前融合或是原核发育不同步等造成的"1PN",以及其所占比率均尚不明确。因此,利用时差培养系统进一步研究真正 1PN 来源胚胎的应用价值是必要的。另外考虑到 1PN 发生的可能机制:孤雌激活、精子染色体解聚异常、纺锤体损伤致第二极体排出受阻而抑制雌性原核形成等,以及单亲二倍体囊胚的存在。目前,移植 1PN 来源囊胚仍应该谨慎进行。在临床实践中,推荐对 1PN 来源囊胚行植入前遗传学检测。

二、多原核(≥3PN)受精

多原核(≥3PN)受精在常规体外受精中接近 10%,在 ICSI 授精周期中也时有发生。其发生机制可能是多精受精或者第二极体排出障碍等。卵母细胞的成熟状态(细胞质欠成熟或过熟)、透明带异常导致其阻止多精入卵的屏障功能受损、高浓度的受精密度以及 IVF 实验室培养环境等因素均可导致多精受精的发生。另外,卵母细胞自身异常,如双倍体卵母细胞或极体异常卵母细胞等均可导致多原核受精。

在临床实践中,对体外受精多原核受精率较高的周期,应首先从可能影响多精受精发生的因素来分析原因。能够明确原因的病例,再次助孕时进行针对性改进;而不能明确原因的病例,建议再次助孕改行 ICSI 授精。有少数病例无论是采用体外受精,还是 ICSI 授精,都会出现多原核受精,这种可能是由于自身因素所致,建议从遗传学的角度查找原因。

第四节　异常卵裂胚胎及其临床应用价值

胚胎卵裂模式异常可能与染色体异常相关,异常卵裂模式的胚胎发育潜能降低。异常卵裂有多种不同形式,其对胚胎后续发育的影响也不同。

一、异常卵裂胚胎可能的发生机制

有丝分裂早期胚胎异常卵裂模式主要包括直接卵裂(1个细胞直接分裂为3个细胞:1-3细胞;2-5细胞)、细胞快速卵裂(1个细胞分裂为2细胞,然后又快速进入第二个分裂周期,由2细胞分裂成3细胞:1-2-3细胞)、逆向卵裂(细胞形成分裂沟,但并未完全分开,或是一1细胞分裂成2个子细胞后又融合变成了1个细胞)等。导致异常卵裂发生的可能机制是在分裂过程中,形成了三极纺锤体,导致染色体向3个方向拉动;1-2-3细胞快速卵裂也被认为是异常特征(过快且不同步),并且可能与染色体错误分离和嵌合体风险增加相关;逆向卵裂:即2个子细胞融合成了1个细胞,通过研究逆向卵裂中的融合细胞,表明逆向卵裂导致胚胎多倍体或嵌合体。

异常卵裂模式可能反映了有丝分裂周期延长或缩短。人类植入前胚胎细胞周期延长可能与DNA修复过程、染色体与纺锤体错误附着或未能完成细胞周期前的阶段有关。相反,异常快速的细胞周期可能与细胞周期检验点不足有关。这些都可能增加有丝分裂染色体错误分离风险,继而导致嵌合体或非整倍体胚胎。

二、异常卵裂胚胎可能的修复机制

桑葚胚致密化过程是囊胚形成的关键阶段,即第一次细胞命运决定与调控的关键阶段,如要发育到囊胚阶段,须在桑葚胚致密化过程中克服其自身染色体异常的缺陷,桑葚胚期胚胎致密化过程可能涉及自我纠正机制。对同一胚胎分别在细胞期(第3天)和囊胚期(第5天)活检分析发现,某些细胞期染色体异常的胚胎能够发育到正常的囊胚胚胎,这可能是胚胎发育过程中自我修复机制在调节胚胎发育,也可能是胚胎嵌合现象所致。

三、异常卵裂胚胎的临床应用价值

相比于传统的培养和观察,TLM可以筛选异常卵裂模式胚胎。研究发现,异常卵裂胚胎形成囊胚后的整倍体率与正常卵裂胚胎无统计学差异。由胚胎发育早期有丝分裂异常引起的染色体异常可以通过培养到囊胚阶段来进一步筛选。因此,在有选择的前提下,不建议移植卵裂模式异常胚胎;如果仅有卵裂模式异常胚胎,建议行囊胚培养,如能够发育到囊胚,可行囊胚移植。

第五节 配子和胚胎的污染及处理

体外受精和胚胎体外培养过程中,污染的发生概率在 $0.35\% \sim 0.69\%$ 之间。污染可能来源于精液和卵泡液,也可能来自体外操作和培养环境。

一、污 染 来 源

(一) 精液

精液是培养系统污染的主要来源,培养液污染较多源于精液,精液的污染大部分来自尿道。射精时精液通过尿道,可能被尿道的菌群污染。男性尿道菌群常见需氧菌、厌氧菌、酵母菌、生殖道支原体、淋球菌、沙眼衣原体等。精液的污染亦可能来自皮肤菌群的污染,在取精的过程中,手和外阴等部位的细菌可能会污染精液。

(二) 卵泡液

卵泡液细菌源于阴道菌群,女性阴道内有多种微生物存在,由于阴道与这些微生物之间形成生态平衡,通常情况下并不致病。72%的阴道菌群为正常菌群,常见有乳酸杆菌、大肠埃希氏菌、类白喉杆菌、白念珠菌等。采卵的过程中有可能通过采卵针污染卵泡液,继而污染配子和培养体系。Cottell 等报道采卵针冲出液细菌培养阳性率为 27%,证实污染可能来自阴道菌群。

二、污染对配子及胚胎的影响

(一) 污染对精子质量的影响

精液中细菌对精液质量的影响取决于所含的细菌类型。精液质量差的患者其普氏杆菌数量增加。革兰氏阴性菌的细胞壁中含有脂多糖,这些脂多糖与炎性反应和氧化作用有关,从而可能破坏精子运动能力。Moretti 等研究表明,革兰氏阳性菌中金黄色葡萄球菌和大肠埃希氏菌可能通过两种机制诱导精子细胞凋亡:产生细菌毒素及与菌毛和鞭毛的接触。含有表皮葡萄球菌、金黄色葡萄球菌和大肠埃希氏菌的精子样品中的精子浓度和运动活力显著降低。

(二) 污染对胚胎质量的影响

培养液中一般都含有抗生素,所以在培养系统中污染发生的概率不高。污染对胚胎的影响取决于污染的菌种和污染的严重程度,污染严重将导致胚胎退化。酵母菌或真菌污染时,常可见存活的胚胎;α-变形杆菌和大肠埃希氏菌污染时,将严重影响胚胎质量。

三、污染的处理及预防

(一) 污染的处理

当培养液被污染时,培养液或微滴混浊,显微镜下可见微生物活动,很容易被发现。一旦发现污染可用含抗生素的培养液清洗胚胎,同时检测精液和培养液,以确定污染源。

如果胚胎培养至第二或第三天发现被污染,立即用含有抗生素培养液反复洗涤,并对污染胚胎行囊胚培养,如果胚胎能够发育到可用囊胚且未见污染物,可以将囊胚透明带去除后行囊胚移植。

(二) 污染的预防

1. 取精和取卵时的预防　为避免精液收集过程中的污染,取精前要求患者多饮水,排空小便,以缓解尿道细菌的负荷;取精前要求患者清洗手及外生殖器皮肤,以防皮肤表面细菌的污染;对有生殖道感染的患者进行微生物检查,当精液中检测含有大肠埃希氏菌、金黄色葡萄球菌、表皮葡萄球菌等影响精子质量的病菌时,应给予积极治疗;对于培养体系来源于精液污染的患者,再次 IVF 周期前进行积极预防和治疗。

取卵前用生理盐水冲洗阴道,取卵过程中使用含有抗生素的缓冲液冲洗采卵针,所有涉及到配子/胚胎的体外操作都要求无菌、规范操作。

2. ICSI 授精　受精前,卵母细胞周围的颗粒细胞已被去除,同时卵母细胞不直接接触精液,可以减少卵泡液或精液中的微生物污染。除积极的预防措施外,对于有污染经历的患者,为降低再次污染的风险,可采取 ICSI 授精。

第四篇 人类精子库

第十六章 人类精子库设置及基本要求

第一节 建立人类精子库的目的

人类精子库是采集、检测、利用超低温冷冻技术保存和储存精子以及提供冷冻精子的医疗机构。人类精子库的冷冻保存精子主要用于以下目的：

1. 提供冷冻供精行辅助生殖技术，解决男方无精子症或严重精子异常不育夫妇的生育问题。

2. 提供冷冻供精行辅助生殖技术，解决男方患遗传病夫妇的生育问题，避免遗传病的垂直传递。

3. 对于可能影响生育力的环境与职业暴露男性和接受可能损害生育力的医学治疗前的男性，作为提供精子冷冻保存的生育保险措施。

4. 用于科学研究。

第二节 人类精子库的伦理原则

人类精子库的精子捐赠、采集、保存和使用，特别是第三方参与的供精辅助生殖技术治疗，涉及医学、人文、法律、道德和伦理等方面，需要制定严格的伦理原则加以规范和管理。我国原卫生部要求我国设立的人类精子库应该接受人类辅助生殖技术伦理委员会的全程监督审查，并提出必须遵守的基本伦理原则，以保障供精者和受者个人、家庭和后代的健康和权益，维护社会公益(卫科教发〔2003〕176 号文件)。

1. **有利于供受者的原则** 人类精子库应尊重供精者人格尊严，采用合理措施募集供精者，并为其供精过程提供心理咨询和帮助。应严格制定供精筛查程序，供精须经检疫后方可外供，应最大限度地避免受者感染精源性性传播疾病和后代出生缺陷与遗传病风险。应制定严格的质量控制体系，确保供精质量，以获得合理的临床妊娠结局。

2. **知情同意原则** 应确保供精者完全自愿供精。人类精子库应制定内容详尽、规范的供精知情同意书，应告知供精者捐献精液的流程、用途、限制供精次数的必要性，其权利和义务和可能的潜在影响，供精者有权在心理、生理不适和其他情况下终止供精。人类精子库不得在未签署知情同意书情况下采集、检测、保存和使用精子。

3. **保护后代原则** 人类精子库有义务告知供精者对其供精出生的后代无任何权利和义务。在我国目前采用的匿名供精方式下，人类精子库应建立完善的供精使用和随访管理

233

系统,有义务为使用供精出生后代提供有关医学信息的婚姻咨询服务。

4. **社会公益原则** 人类精子库应建立完善的内部供精者管理机制,应努力建立精子库间联网的信息查询系统,以避免同一供精者多处供精并使 5 名以上妇女受孕。人类精子库不得实施无医学指征的精子性别染色体筛选。

5. **保密原则** 为保护供精者和受者夫妇及出生后代的权益,人类精子库应制定严格的保密制度并确保实施,有义务为供者、受者和后代保密。我国目前采用匿名供精方式,供者和受者夫妇应保持互盲;人类精子库和实施供精辅助生殖技术的医疗机构应分开设置,实行双盲操作,供者与实施供精辅助生殖技术的医务人员保持互盲;供精和后代也应保持互盲。受者夫妇和实施供精辅助生殖技术的医务人员不得查阅可证实供精者身份的一切信息资料,供精者无权查阅受者及其后代的一切身份信息资料。

6. **严防商业化原则** 人类精子库应将社会公益放在首位,禁止以盈利为目的的供精行为,仅可以对供精者给予必要的误工、交通和其承担的医疗风险补偿。人类精子库不得向未获国家卫生行政部门审批的机构提供用于治疗目的的供精,禁止精子买卖,不得为追求高额经济回报降低供精质量。

7. **伦理监督原则** 为确保以上伦理原则的实施,人类精子库应建立独立的人类辅助生殖技术伦理委员会及其相应的工作章程和工作制度。人类辅助生殖技术伦理委员会应由医学伦理学、心理学、社会学、管理学、法学和生殖医学、护理等专业人员和群众代表等组成,应依据上述伦理原则对人类精子库的业务及管理工作进行指导和监督,对遇到的伦理问题进行论证和审查,并提出处理意见和建议。

第三节　人类精子库的准入标准

我国人类精子库严格执行技术准入。在人类精子库的审批过程中,应严格按照相关技术标准、技术规范和伦理原则进行申请、评审、审核、申报和审批。

一、人类精子库准入、管理及相关文件

人类精子库准入、管理及相关文件为《人类精子库管理办法》(卫生部〔第 15 号〕令,2001 年 8 月 1 日起施行),该文件规定:设置人类精子库应当经卫生部批准。卫生部根据我国卫生资源、对供精的需求、精子的来源、技术条件等实际情况,制订了人类精子库设置规划,主管全国人类精子库的监督管理工作。县级以上地方人民政府卫生行政部门负责其行政区域内人类精子库的日常监督管理。

按国卫妇幼发〔2015〕53 号文件:《人类辅助生殖技术配置规划指导原则》。要求各省(区、市)卫生计生行政部门按本原则制定本省(区、市)人类精子库配置规划,严格控制人类精子库设置,每省(区、市)设置人类精子库原则不超过 1 个,直辖市和常住人口 1 亿以上的省份,在数据库信息共享前提下,可设置 2 个人类精子库。

二、设置人类精子库的机构要求

新筹建的人类精子库应当配置在三级综合医院、三级妇幼保健院或三级妇产医院。具有医疗机构执业许可证,应设有医学伦理委员会。设置机构需获得 HIV 初筛实验室资格。

人类精子库或其所在机构必须具备染色体核型分析的技术和相关设置。

新设置人类精子库必须经国家卫生健康行政管理部门审批合格，获得人类精子库批准证书。

中国人民解放军医疗机构中设置人类精子库的，由所在省、自治区、直辖市国家卫生健康委员会或中央军委后勤保障部卫生行政审批部门组织专家论证评审、审核，报国家卫生健康委员会备案。

人类精子库必须具有安全、可靠、有效的精子来源；设有人类精子库的机构内同时开展人类辅助生殖技术，必须从行政、业务管理上严格分开。

三、部门及人员要求

（一）部门设置

根据人类精子库的任务，应设以下 5 个工作职能部门：

1. **精液采集部门**　负责征集志愿者、筛选捐精者和采集精液。
2. **精液冷冻保存部门**　负责精液的冷冻与保存。
3. **精液供给部门**　负责精液外供的管理。
4. **档案管理部门**　负责建立捐精者及人工授精信息档案管理制度和计算机管理系统。
5. **质量管理部门**　负责全流程的规范化管理、质量控制和质量保证。

（二）人员要求

人类精子库应配备具有专业知识、工作经验、组织能力及熟悉国家有关规定的管理和技术人员。

1. 人类精子库主任和副主任须具有医学专业本科或以上学历，主任应具有正高级专业技术职称，副主任应具有副高级以上专业技术职称。

2. 新筹建人类精子库其主任及部门技术负责人需取得人类精子库培训基地的培训证书。

3. 现行《人类精子库基本标准和技术规范》（2003 年）的要求，精子库至少配备 5 名专职专业技术人员。建议增加必要的工作人员。

（1）至少 1 名具有高级专业技术职称、从事泌尿男科或生殖医学专业的执业医师。

（2）至少 1 名具有医学遗传学临床经验中级以上职称的技术人员。

（3）至少 2 名实验技师，具备男科实验室操作技能并熟悉世界卫生组织精液分析标准程序、生物细胞冷冻保存有关的知识及冷冻保存技术，掌握传染病及各类感染，特别是性病的检测及其他临床检验知识和技能。

（4）至少 1 名管理人员，具有计算机知识和操作技能，并有一定的管理能力。

（5）增加质量控制部门及其他必要的工作人员。

四、场地及设备要求

2003 年，卫生部颁布的《人类精子库基本标准》对人类精子库场所及仪器设备配置作了基本要求。但随着精子库规模的扩大，精子库应根据规模及条件进行调整和升级。

（一）精子库场所

1. **咨询宣教室** 有条件的精子库应具备独立的咨询宣教室,用于对第一次来精子库的志愿者进行咨询、宣教,使用面积为 $10m^2$ 以上。

2. **捐精者接待室** 用于对志愿者进行信息采集和体格检查等,使用面积为 $15m^2$ 以上。

3. **初筛志愿者取精室和正式捐精者取精室** 用于初筛志愿者和正式捐精者留取精液的场所。每个精子库至少要有 2 间取精室,每间使用面积为 $5m^2$ 以上,配备洗手及呼叫设备;为避免交叉感染,建议增加取精室间数,并将初筛志愿者取精室和正式捐精者取精室分开。

4. **精液冷冻实验室** 精液冷冻复苏的场所,使用面积为 $40m^2$ 以上。为保证精液操作区域局部达到百级净化标准,减少精液污染,建议冷冻实验室设置层流设备,以达到万级净化标准。

5. **精液标本储存室** 储存冷冻精液的场所。为满足分区及安全要求,应增加精液标本储存室面积不少于 $80m^2$,应将自精与捐精以及及捐精不同阶段的精液分区(存储区、检疫区、外供区、封存区等),并配备具有通风、防盗和氧气监测报警等设施。

6. **辅助实验室** 进行性传播疾病及一般检查的实验室,使用面积 $20m^2$ 以上。建议根据精子库的规模相应增加面积。

7. **档案管理室** 存放捐精志愿者纸质档案及精子库管理文件的场所,使用面积不少于 $20m^2$。具有防火、防盗(24 小时监控)等设施。

（二）精子库仪器设置基本要求

2003 年开始实行的《人类精子库基本标准》规定人类精子库仪器设备配制的基本条件为:

1. 冷冻精液标本的储存能力不少于 10 000 份。

2. 百级洁净超净台至少 2 台。

3. 程序降温仪由于冷冻技术改进,该仪器目前为非必需品。

4. 精子运输罐 3 个以上。

5. 精液分析仪器及设备,包括相差显微镜。

6. 37℃恒温培养箱和水浴箱。

7. 恒温操作台。

8. 离心机。

9. 电子天平。

10. 混匀搅拌设备。

11. 冰箱。

12. 纯水制作装置(或所在机构具备)。

13. 计算机及文件柜。

14. 其他。建议在此基础上,适当增加程序降温仪、精液标本储存罐、精子运输罐等精液冷冻复苏、储存和外供运输设备,以及精液分析、档案管理等其他仪器设备;配置液氮罐液位监测报警装置,配置人类精子库计算机管理系统、气相储存罐等。

第四节　人类精子库的制度化管理体系

一、人类精子库准入和校验的管理

对于人类精子库准入和校验的管理,目前沿用的我国人类精子库管理的规范性文件包括:2001年8月1日起施行的《人类精子库管理办法》(中华人民共和国国家卫生部令第15号),原卫生部《关于修订人类辅助生殖技术与人类精子库相关技术规范、基本标准和伦理原则的通知》(卫科教发[2003]176号)和原卫生部《关于印发人类辅助生殖技术与人类精子库校验实施细则的通知》(卫科教发[2006]44号)是规范性文件。

原国家卫生和计划生育委员会《关于加强辅助生殖技术与人类精子库管理的指导意见》(国卫妇幼发[2015]55号)、原国家卫生和计划生育委员会《关于规范人类辅助生殖技术与人类精子库审批的补充规定》(国卫妇幼发[2015]56号)、《人类辅助生殖技术配置规划指导原则》(国卫妇幼发[2015]53号)文件。

二、人类精子库制度管理

人类精子库必须建立有效、合理、适合本单位发展的管理制度各项管理制度,以保证人类精子库安全、有序地工作。

1. 人类辅助生殖技术伦理委员会工作制度。
2. 人类精子库消毒隔离制度。
3. 人类精子库实验室消防安全制度。
4. 人类精子库突发事件报告制度及应急预案。
5. 人类精子库自查制度。
6. 人类精子库保密制度。
7. 人类精子库工作人员分工责任制度。
8. 人类精子库随访制度。
9. 人类精子库档案管理制度。
10. 人类精子库精液外供的管理制度。
11. 人类精子库药品试剂管理制度。
12. 人类精子库液氮罐管理制度。
13. 人类精子库仪器管理制度。
14. 人类精子库实验材料管理制度。
15. 人类精子库精液废弃、销毁制度。
16. 人类精子库各项技术操作常规。
17. 人类精子库采集部、冷冻部、供给部、档案管理部及质量控制部等部门的工作制度。
18. 其他相关管理及工作制度。

三、人 员 管 理

(一) 人类精子库工作人员的资质

应达到原国家卫生部、原国家卫生和计划生育委员会的规范性文件规定的最低配置及资质标准。

(二) 人类精子库工作人员的专项培训

1. 拟设置人类精子库的机构,在申请评审前,其临床、实验室负责人及主要技术人员要到培训基地接受培训。辅助生殖机构要有计划地安排新上岗的专业技术人员到培训基地接受培训。

2. 人类精子库工作人员应接受其他相关专业技术培训,包括 WHO 人类精液检查与处理实验室技术标准化操作培训等新技术培训,以保证人类精子库技术的稳定和发展。

3. 各精子库应建立新技术人员培训考核制度及考核标准,考核合格后方能独立从事精子库的技术工作和管理工作。

(三) 工作人员行为准则

所有人类精子库工作人员必须具备良好的职业道德。

1. 具备良好的职业道德,遵守职业纪律,遵循医学伦理,一切从精液供、受者利益出发,文明礼貌服务。

2. 努力学习,刻苦钻研业务,引进吸收先进科学技术,不断提高理论水平和专业技术能力,促进人类精子库的不断发展。

3. 尽职尽责,严格操作规程,确保技术质量。

4. 自觉遵守国家法律、法规,认真贯彻执行《人类辅助生殖技术规范》《人类精子库基本标准和技术规范》《人类辅助生殖技术和人类精子库伦理原则》,严格遵守人类精子库的各项规章制度。

(1)人类精子库只能向批准开展辅助生殖技术的医疗机构提供冷冻精液。

(2)严格执行每个供精者编号只能使 5 名妇女妊娠的规定,严格控制发放冷冻精液样本的份数。

(3)人类精子库不得提供新鲜精液或 2 人及 2 人以上的混合精液。

(4)人类精子库提供精液必须是冷冻储存 6 个月以上,并且经过复检合格的精液样本。

(5)人类精子库工作人员及其家属不得供精。

(6)设置人类精子库的科室不得开展人类辅助生殖技术,其专职人员不得参与实施人类辅助生殖技术。

四、专 业 管 理

(一) 技术管理

人类精子库必须对供精者的筛选,精液的采集、冻存、供精和运输制定规范的流程并进行严格管理,建立供精者、用精单位反馈的受精者妊娠结局及子代信息的计算机管理档案库,控制使用同一供精者的精液获得成功妊娠的数量,防止血亲通婚。

1. 建立供精者筛选和精液采集、冻存、外供、运输、随访和销毁等过程等一套科学、实用、操作方便的流程,并严格执行。

2. 人类精子库的核心技术、精液分析标准化操作技术、冷冻复苏技术等及其质量控制程序必须按照《世界卫生组织人类精液检查与处理实验室手册》(第 5 版)标准程序进行。

3. 精子库档案管理应设专用计算机,并设置密码、权限,专人分级管理。所有资料应备份,文字资料放置整齐有序,注意防火、防盗和保密。人类精子库资料应永久保存。

4. 人类精子库只能向经国家卫生健康委员会或所属省卫生健康部门批准开展供精人工授精或体外受精胚胎移植术的医疗单位提供冻存的精液,人类精子库所提供的冻存精液必须检验合格。人类精子库精液标本的供给按照供精管理制度执行,用精单位必须根据流程及时向人类精子库反馈精液使用情况和子代信息。

5. 精子库在与经批准的人类辅助生殖技术的医疗机构签署供精协议书的同时,须明确该用精单位有向人类精子库及时、准确反馈冷冻精液质量及精液使用后受者有关信息的义务。

6. 严格控制每一位供精者所捐精液最多只能使 5 名妇女妊娠。要防止一位供精者在多处捐精。人类精子库必须对冷冻精液使用情况进行定期随访,及时搜集外供精液的反馈信息,记录每一份发放精液的受孕情况、子代发育生长情况,以及是否有性传播疾病等临床信息。

7. 精子库必须将供精者的主要信息,如姓名、年龄、身份证号和生物学特征的标志等上报精子库中央信息库,予以备案。以确保其只在一处捐献精液。

8. 自精保存者管理

(1)自精保存者的病史、家系调查、体格检查和实验室检查按照供精者健康检查标准执行。

(2)使用自精保存者的冷冻精液应注意如下几点

1)欲使用自精保存者精液的合法妻子如果是获得性免疫缺陷综合征(简称艾滋病)及梅毒等国家严格控制的性传播疾病和传染病的患者或携带者、患有医学上认为不宜生育的遗传病者,将不能接受辅助生殖技术服务。

2)利用自精保存者精液进行辅助生殖技术服务时,自精保存者夫妇双方一起到精子库提交相关法律公证证明,证明自精保存者存活,且同意为其目前合法妻子提供自身精液并接受辅助生殖技术服务。

3)精子库只向经过中华人民共和国国家卫生健康委员会或省级以上卫生健康行政管理部门批准开展相应辅助生殖技术服务的单位提供自精保存者精液,不向其他单位或个人提供自精保存者精液,不直接向自精保存者本人提供精液。

4)接受辅助生殖技术的女性必须符合国家卫生健康委员会辅助生殖技术服务和计划生育法规。

(二) 质量控制

1. 人类精子库必须遵循供精者筛查程序及健康标准,保证捐献精液的质量。

2. 人类精子库须完善健全各项规章制度。

3. 严格遵循人类精子库的保密原则

(1)人类精子库工作人员应尊重供精者和受精者的隐私权并严格保密。

(2)除司法部门出具公函或相关当事人有充分理由外,其他任何单位和个人一律谢绝查阅供精者档案;确因需要或其他特殊原因必须查阅时,则应经人类精子库机构负责人批准,并隐去供精者的社会身份。

(3)除精子库负责人外,其他人员不得查阅供精者的身份资料和详细地址。

4. 对精子库规章制度及伦理原则的执行、精液质量、服务质量、档案资料管理等建立自查制度,并随时准备接受审批部门的检查和抽查。

五、人类精子库的安全管理

(一) 人员安全

1. **生物安全** 人类体液,如精液,应视为具有潜在的传染性。最重要的是感染性微生物,如精液中的 HIV 和乙肝、丙肝病毒。精子库实验室应按照生物安全Ⅱ级实验室的要求进行防护、操作和管理。应注射疫苗;应按照标准操作规程进行实验操作和生物安全防护;操作过程中尤其应注意避免被含有精液的锐利器械刺伤(注射器针头、载玻片等),避免开放性皮肤伤口、眼睛、口、鼻接触精液,避免被盛有精液的冻存管炸伤。

2. 液氮损伤及防范措施

(1)防止工作人员皮肤冻伤:操作时要戴防冻手套和防护眼镜,鞋口要覆盖遮脚布,或穿靴子,穿工作服。发生冻伤事故后,现场用大量微温水冲洗受冻表面。不能用电炉或加热器直接加热,在任何情况下不要对受伤表面进行按摩,以免导致附加的危险。重者送医院做进一步治疗。

(2)预防液氮泄漏时缺氧:室内要有良好的通风条件,或安装适当的换气装置;应安装使用氧分析仪的连续监控器,当空气中氧含量太低或太高(可取值为 16%~25%)时,应发出警报。

(3)防止液氮容器及冻存管炸裂:应使用质量可靠的厂家提供的液氮容器及冻存管,并定期对液氮容器进行检查,注意应在保质期内使用;如发生人员损伤,及时对伤口进行消毒及包扎。

(二)精液的安全

1. 生物安全

(1)捐精者精液中病原微生物感染未能检测出:尽管在初筛及每次捐精的过程中进行了严格的病原微生物检查,但由于窗口期及检测项目局限等问题,仍无法完全确保供精者捐赠的每一份精液不含有病原微生物。尽可能增加检测项目,如:丁肝、戊肝、真菌、滴虫等;视某种疾病的窗口期和发病率情况,适当增加检测频率;病原微生物的检测方法应严格按照操作规范进行,并进行质量控制;HIV 的检测必须获得卫生健康部门授予的初筛实验室资格。加强捐精过程中供精者的检查及随访,定期对供精人员进行生殖器检查、询问最近性伴侣的情况,发现异常情况,立即停止或暂缓捐精。

(2)防止精液操作过程中被污染(取精-冷冻过程):精液处理及储存中的污染。

1)精液采集:如先排尿,对双手及外生殖器进行消毒,射精于无菌的取精杯内,加盖后送至实验室。

2)精液处理:严格消毒环境设施,如精子库实验室、超净工作台、水浴箱或恒温箱等;与精液直接接触的耗材或试剂应该无菌:如冻存管、加样吸头、吸管、冷冻保护剂及液氮等;精液的分析、分装、冷冻等处理过程严格进行无菌操作。

3)精液储存:减少样本之间交叉污染。

使用高效安全麦管代替冻存管;用于液氮中贮存的麦管须用可热封的离子型树脂制成,以保证在-196℃低温下维持其抗漏、防菌、防病毒污染及机械抗性;使用气态氮代替液氮进行储存,与在液氮中贮存相比,在液氮气相中贮存能够减少交叉污染的机会;定期对内部储存盒和罐体进行消毒。

(3)冷冻精液从出库到使用各环节被污染:出库-运输-处理-使用,尤其是冷冻精液解冻复苏使用过程要避免可能的生物污染。

2. 质量安全

(1)对志愿者进行严格的遗传学筛查:志愿者筛选时应做好家系调查,不应具有遗传病病史和遗传病家族史,排除各类染色体病、单基因遗传病、多基因遗传病。外周血染色体检查正常。对出生婴儿的情况进行随访。

(2)确保冷冻后精液的质量安全:严格把握精液筛选标准;做好实验室的质量控制;严格按照《世界卫生组织人类精液检查与处理实验室手册》(第5版)方法进行精液分析及质量控制;精液分装、冷冻程序应严格按照标准化程序进行;确保冷冻保护剂的稳定性(每批次均要进行毒性试验、细菌培养及复苏率试验);确保实验室环境、仪器、设备的稳定;与精液接触的一次性耗材均要做毒性试验;每份精液冷冻均留取一份样本做复苏试验。

(3)保证储存时精液质量安全:标本的管理要规则有序、存取时定位准确;在储存及外供精液时,标本脱离液氮的时间尽可能地短。减少精液从冷冻到发放进出液氮罐次数;安装温度和液位的实时监控及报警系统,大型液氮罐应备有液氮自动充装系统;定期自查冻存精液标本的质量。

(4)保证运输时精液质量安全:使用进口的液氮吸入式运输罐(航空、公路、火车),配专用的包装箱,并贴上醒目的防止倒置或倾斜的标致;如为汽车货运,可考虑外加梯形架,以防止倒置或倾斜。精子运输罐使用前先充满液氮,放置一定时间待确认运输罐安全后方可使用。及时与用精单位沟通到达时间及确认标本的安全。记录每一运输罐的使用情况,液氮挥发情况。尽可能专人护送。

(5)确保精液使用时的质量安全:精液交接清点时,防止精液在外界环境暴露时间太长;储存时,定期添加液氮。使用合适的精液复苏方法,应该根据精子库提供的复苏方法进行。掌握及稳定精液优化处理技术,提高前向运动精子的回收率,可以根据精液的质量选择不同的精液处理方法(如上游法、梯度离心法等)。用精机构严格按照《世界卫生组织人类精液检查与处理实验室手册》(第5版)方法进行精液分析,并进行质量控制。

3. **外供的安全** 只向有AID或IVF资质并签署供精协议的医疗机构供精;出库、接收时双人核对;严格控制供精份数,一名供精者的精液不能使5名以上妇女受孕。

4. **治疗结局及子代安全** 用精单位精液冷冻复苏质量;AID、IVF妊娠结局;出生婴儿健康状况。

(三)信息安全

人类精子库信息内容主要包括:捐精者或自精保存者的身份信息、体检档案、精液处理信息、精液使用及用精机构的反馈信息等。可分为计算机数据(即电子档案)及纸质档案。

人类精子库信息安全主要涉及上述信息的泄露、资料遗失及损毁等。

人类精子库有义务对捐精者、自精保存者及用精机构的信息进行保密,所有资料应备份,并永久保存。

1. **人类精子库计算机管理系统数据安全** 人类精子库计算机管理系统是一个独立于互联网的系统,信息安全主要包括安全维护、身份认证、权限限制、数据备份等多个方面。

(1)计算机管理系统硬件与数据库安全

1)计算机机房的安全维护

环境:应根据机房内设备的要求,对室内温度、相对湿度进行严格控制。

配电:应采用多路供电,配备后备的不间断电源,保证机房供电的稳定和连续。

限制进出:采取必要的门禁制度,控制人员流动。

2)管理系统服务器的安全维护措施:应配置专门的服务器,具备双硬盘同时对数据进行备份;其次,配备高质量、高可靠性、可长时间工作的 UPS 电源,并保证其稳定、可靠、高效地运行。

3)管理系统终端:是精子库各部门的终端计算机设备,不同终端均统一连接服务器的数据库。严格规范移动存储设备及光盘的使用,不安装光驱,屏蔽 USB 接口。

4)硬件接口设备的管理:禁止非精子库管理系统的计算机接入;对传输线缆的端口进行登记管理。

(2)身份认证及分级授权管理

1)管理系统应设置身份认证,增加了信息泄露和口令被破解的可能。

2)按人类精子库各部门职责及每名工作人员的工作分工,分层次进行授权,加强信息的保密性。

(3)数据备份:服务器每天定时对精子库运行的数据进行双硬盘备份;管理人员定期对服务器的数据通过移动存储设备、光盘等方式进行数据备份,并放置于专用保险柜内;为防止火灾、地震等因素的影响,可以定期放置于银行的保险柜内进行保存。

2. 纸质档案资料的安全 纸质档案资料主要包括捐精者或自精保存者的身份信息、体检档案、精液处理信息、精液使用及用精机构的反馈信息等。所有资料及时整理归入档案,档案资料由专人负责。

(1)人类精子库档案室的设置要求

1)远离水源、火源、污染源。

2)具备防盗措施、防火设施。

3)配备降温、去湿、温湿度测试等设备,温度应控制在 14~24℃、相对湿度应控制在45%~60%。

4)防有害生物措施:配有防虫、防霉、防鼠等有害生物的药品。

(2)档案室的管理要求

1)定期对档案室环境安全情况(水、电、门、窗等)进行检查,防盗报警装置应处于 24 小时工作状态。

2)定期检查消防器材,必要时及时更换。

3)建立档案、人员出入库及档案资料借阅登记制度。

(3)纸质档案的安全

1)建立专用的档案室,防火、防盗、防潮。

2)使用具备密码或指纹验证的档案柜。

3)专人管理,建立档案管理规范。

4)建立录像监控系统。

3. 信息安全管理制度

(1)建立人类精子库信息保密制度、信息安全管理制度及自查制度。

(2)除司法机关出具公函或相关当事人具有充分理由同意查阅外,其他任何单位和个人一律谢绝查阅供精者的档案。

(3)确因工作需要及其他特殊原因必须查阅档案时,则应经人类精子库主任的签字批准,并隐去供精者的社会身份资料。

(4)制订信息泄露、资料遗失或损毁的应急预案,使损失减至最低程度。

第十七章　供者精液的冷冻保存与管理

　　人类精子库是指以治疗不育症以及预防遗传病等为目的,利用超低温冷冻技术,采集、检测、保存和提供精子的机构。人类精子库技术范围涉及供精志愿者招募、初筛、精液冷冻与储存、冷冻精液外供与反馈以及档案管理等。20 世纪 60 年代,美国艾奥瓦州出现了人类历史上第一家精子库。我国也从 20 世纪 80 年代开始陆续在各地建立人类精子库。

　　2001 年,国家卫生部颁布了《人类精子库管理办法》,并于 2003 年配套出台了《人类辅助生殖技术与人类精子库相关技术规范、基本标准和伦理原则》规范性文件。对人类精子库的准入标准、管理体系、技术规范和伦理原则等都有具体的规定和要求。经过十余年规范有序的发展,截至目前全国已有 27 家医疗机构开展人类精子库技术,覆盖全国 24 个省份和直辖市。实现了众多不育症夫妇的生育梦想,为家庭和谐与社会稳定做出了重要贡献。

第一节　供精者的筛查

一、供精者的初筛

　　严格的供精者筛查程序是人类精子库提供合格冷冻精液标本的保证,供精者的初筛是指用非实验室手段对供精志愿者进行选择。初筛的过程应由接待人员、临床医师、遗传咨询或心理咨询等人类精子库工作人员会同供精志愿者共同完成。供精志愿者必须符合基本的要求和条件,具有良好的身体健康和心理状况,并且无家族遗传病病史才能通过前期的初步筛查。

　　(一) 供精者基本条件

　　1. 供精者认可捐献精液是一种人道主义行为并自愿参与。在全面了解精液捐献的意义、目的、用途、可能承担的风险和为降低这些风险所采取的措施后,签署书面的知情同意书。供精者有权利无条件终止供精和知晓自己的各项检查结果,但不得追问或追踪受精当事人和获得妊娠后子代的任何信息,对出生的后代没有任何的权利和义务。

　　2. 根据 2003 年卫生部《人类精子库基本标准和技术规范》(卫科教发〔2003〕176 号)的相关规定,供精者必须原籍为中华人民共和国公民,年龄要求在 22~45 周岁之间。22 周岁是我国婚姻法规定男性结婚的最低年龄,在此年龄段的男性身心发育已经成熟,能够对自己的行为选择做出理性的判断。年龄过大精液质量下降可能无法达到筛选要求,同时也增加了遗传缺陷的风险。目前国内各人类精子库的供精志愿者主要还是在校大学生群体,但 22 周岁后绝大部分大学生即将面临毕业,忙于毕业论文和就业等问题。将年龄限制在 22 周岁以上,在一定程度上会影响供精志愿者的招募。随着生活水平的改善,男性的身体发育比以前早熟,男性性成熟呈普遍提前的趋势。国内一项研究显示年龄低于22周岁,尤其是20~21周岁组对捐精行为及精子库的认知、心理承受能力和精液参数与≥22周岁组差异无统计学意义。同时考虑到一些国家将捐精的最小年龄限定在18周岁,因此有学者建议将供精者最小年龄调整为20周岁。

3. 供精者能够提供真实、有效的个人身份信息,包括姓名、年龄、身份证号和指纹等相关生物学特征标志,用于中央数据库的信息比对,以保证所有供精志愿者只能在一处人类精子库进行供精。同时人类精子库应尊重供精者的隐私权,对个人信息进行严格保密。

4. 目前,对于供精者的身高和学历尚无明确的规定和限制,但是由于受精者往往对供精者的学历和身高有一定的要求,为了充分尊重受精者的选择权,所以国内部分人类精子库也在执行各自的身高和学历标准,以满足受精者的要求。

(二) 病史筛查

1. 个人病史　所有的供精者在满足基本条件后还必须身体健康,排除性传播疾病和遗传性疾病的高风险人群。通过询问供精者的既往病史、个人生活史、性传播疾病史来进行筛查。供精者有责任真实地提供本人及其家族成员的一般病史和遗传病病史,回答体检医师提出的其他相关问题。

(1)既往病史:供精者不能有心脏病、糖尿病、肺结核、肝脏病、泌尿生殖系统疾病、血液系统疾病、高血压、精神病和麻风病等严重器质性疾患和全身性疾病。

(2)个人生活史:供精者应无长期接触放射线和有毒有害物质等情况,没有吸毒、酗酒、嗜烟等不良嗜好和同性恋史、冶游史。

(3)性传播疾病史:询问供精者性传播疾病史和过去6个月性伴侣情况,是否有多个性伴侣,以及性伴侣是否患有性传播疾病、阴道滴虫病等疾患,排除性传播疾病的高危人群。供精者应没有性传播疾病史,如淋病、梅毒、尖锐湿疣、传染性软疣、生殖器疱疹、艾滋病、乙型及丙型肝炎等。

2. 家系调查　所有供精者不应有遗传病病史和遗传病家族史。人类精子库需对供精者及其亲缘关系较近的家族成员进行遗传病调查,包括染色体病、单基因遗传病和多基因遗传病等。

(1)染色体病:是指由于染色体数目和/或结构异常所引起的遗传性疾病,分为常染色体遗传病和性染色体遗传病,临床表现多种多样,常表现为综合征。

(2)单基因遗传病:排除白化病、血红蛋白异常、血友病、遗传性高胆固醇血症、神经纤维瘤病、结节性硬化症、β-地中海贫血、囊性纤维变性、家族性黑矇性痴呆、葡萄糖-6-磷酸脱氢酶缺乏症、先天性聋哑、Prader-willi 综合征、遗传性视神经萎缩等疾病。

(3)多基因遗传病:排除唇裂、腭裂、畸形足、先天性髋关节脱位、先天性心脏病、尿道下裂、脊柱裂、哮喘、癫痫症、幼年型糖尿病、精神病、类风湿性关节炎、严重的高血压病、严重的屈光不正等疾病。

鉴于遗传病的多样性和散发性,在家系调查时的内容虽以上述常见疾病为主,但不应仅局限于这些疾病,尽可能扩大调查疾病的种类,以最大限度地避免或减少受精者子代可能的遗传病风险。

家系调查是排除供精者遗传异常非常重要的环节,供精者的家系调查应由具有医学遗传学临床经验中级以上职称的技术人员来完成。家系调查影响因素较多,供精者应真实提供本人及其亲缘关系较近的家族成员的遗传病病史,基于供精者可能不具有临床遗传学的知识背景,遗传咨询人员应对上述遗传病的临床表现和遗传方式进行讲解。同时人类精子库应尽量结合辅助检查和实验室检查来发现遗传病携带者和患者,从而得到更加客观、准确和可靠的结论。

（三）体格检查

1. **一般体格检查**　供精者必须身体健康,无畸形体征,心、肺、肝、脾等检查均无异常,同时应注意四肢有无多次静脉注射的痕迹、有无面肌痉挛和严重皮肤性疾病等。体格检查时还应进行色盲、色弱和视力的检查。

2. **生殖系统检查**　供精者生殖系统发育良好,无畸形,无生殖系统溃疡、生殖系统疣和尿道分泌物增多等疾患。

（四）其他事项

1. 人类精子库工作人员及其家属不得供精。

2. 心理咨询。供精者存在一定的心理顾虑是正常的,关键在于如何解除其对捐精的心理顾虑。人类精子库应重视供精者的心理健康,提升心理支持服务能力。建议由心理咨询师对供精者在捐精过程中可能出现的心理顾虑,如个人隐私、子代责任、近亲结婚、伤害身体、影响学习或工作等问题进行解释和疏导。同时对供精者的心理健康状况进行评估,结合家族史,排除有明显精神病和精神病家族史、焦虑症、强迫症、注意力缺陷/多动症、认知功能障碍和人格障碍者等。对被排除的供精者,工作人员应给予耐心细致的解释,必要时提供有效的心理疏导服务或建议其接受更加专业的治疗。

3. 供精者生物学特征。要建立完善的供精者体貌特征表,尊重受精者夫妇的选择权。收集的基本特征包括民族、籍贯、身高、体重、血型、体格、肤色、脸型、眼睛颜色、是否重睑、头发颜色和曲直,甚至包括个人爱好和文艺、体育特长等。

二、供精者的实验室检查

符合基本条件的供精者,还需要接受进一步的实验室检查,达到合格检查标准后,方可对供精者的精液进行冷冻保存。实验室的检查项目主要包括精液分析、冷冻复苏实验、血型、性传播疾病和染色体核型分析等。

（一）精液分析

精液分析是评价男性生育能力最基础、最重要的实验室检查方法。要求供精者在指定的取精室内采集完整的精液,一般要求留取精液前禁欲 2~7 天。2003 年制定的《人类精子库基本标准和技术规范》,主要是参考《世界卫生组织人类精液及精子-宫颈黏液相互作用实验室检验手册》(1999 年第 4 版)制定了精液筛选标准。入选标准为精液液化时间少于 60 分钟,精液量大于 2ml,精子浓度大于 $60×10^6/ml$,存活率大于 60%,其中前向运动精子大于 60%,精子正常形态率大于 30%。而 2010 年《世界卫生组织人类精液检查与处理实验室手册》(第 5 版)的精液参数的参考值与第 4 版相比有较大变化,尤其是精子形态学的判断标准和参考值变化很大,现在国内各人类精子库均在按《世界卫生组织人类精液检查与处理实验室手册》(第 5 版)的标准进行精液分析,因此有学者呼吁结合国内人类精子库的实际情况,及时调整供精者精液筛选的入选标准。

（二）冷冻复苏实验

对精液分析达到入选标准的精液标本还需要进行冷冻复苏实验。冷冻复苏后前向运动精子（PR级）不低于40%，每份精液中前向运动精子的总数不低于$12×10^6$，且前向运动精子的冷冻复苏率不低于60%，达到该标准则冷冻复苏实验合格。

（三）性传播疾病的检查

供精者乙肝及丙肝的相关检查应正常；梅毒、淋病、艾滋病、衣原体、支原体、巨细胞病毒、风疹病毒、单纯疱疹病毒和弓形虫等检查阴性；每批次冷冻合格的精液都要进行常规细菌培养，以排除致病菌感染。

（四）ABO 血型及 Rh 血型检查

（五）染色体核型分析

1. 供精者染色体常规核型分析必须正常，排除染色体核型异常的供精者。常见的染色体异常有重复、缺失、易位、倒位、插入、环状染色体和等臂染色体等，部分染色体异常和染色体多态性如平衡易位、倒位、异染色质携带者虽然表型正常，但可能影响配子减数分裂同源染色体配对，导致不平衡配子产生，进而形成染色体异常的受精卵，引起不育、流产、死产、新生儿死亡、先天性畸形和智力低下等。

2. 不同地区、民族来源的供精者应考虑对一些区域或民族高发的遗传病进行携带者（或杂合子）检测，如我国南方部分省市地中海贫血的人比较多，约有20%人口携带地中海贫血基因。调查资料显示，广西、广东、海南、云南为地中海贫血的高发区，中国香港、福建、四川、贵州、湖北、湖南等地地中海贫血也较为常见。对于原籍或出生地在以上地区的供精者，可以有针对性地进行血常规检查或结合毛细管血红蛋白电泳分析进行联合筛查，有条件的还可以通过基因诊断技术进行筛查，以排除地中海贫血基因携带者。

三、供精者的随访和管理

人类精子库应加强对供精者在供精过程中的随访和管理，建立与供精过程并行的供精者健康状况监督流程。内容包括：

1. 供精者在捐精期间的性生活史及病史，如有无新的性伴侣及性伴侣生殖健康状况等。

2. 供精期间生殖器官有无异常的变化，如出现尿道异常分泌物、生殖器疣、生殖器疱疹、生殖器溃疡等，应立即取消其供精资格。

3. 如果供精时间过长，应至少间隔半年，对供精者再进行一次性传播疾病的全面检查。

4. 最后一次捐精结束至少6个月后，须再次对供精者进行HIV检测。有条件的还可同时加测乙肝、丙肝和梅毒等相关检查，检测结果阴性方可外供使用该冷冻精液。近年来，新的第4代HIV血清学检测试剂和核酸检测方法，不仅具有快速、灵敏和特异等优点，还能有效缩短检测的"窗口期"。为缩短供精者HIV复查时间和降低供精者失访率提供了理论和方法学基础。

5. 其他方面，如在捐精期间供精者的精神、心理状态、生活习性和就业去向等。在我国，供精者的随访主要是在捐精期间和HIV复查前。而在美国还要求供精者在捐精结束的3年内尽可能保持联系。

第二节 供精者精液冷冻与质量控制

低温生物学是精子冷冻保存的理论基础,人类精子的冷冻保存就是经过一定的处理流程,在一定的低温条件下,引起精子的降温、凝固、使精子细胞内分子运动速率减慢,细胞代谢趋于停止,处于休眠状态,从而达到长期储存的目的。随着冷冻保护剂和液氮的应用,精液冷冻已成为一项成熟的临床应用技术。

一、精液冷冻的基本流程

(一)采集精液标本的时机

筛选合格的供精者,在采集精液标本前,应先确定禁欲时间。一般要求禁欲时间为 2~7 天,有研究显示,禁欲 3~5 天的冷冻精液合格率明显高于禁欲 6~7 天者。因此可以根据实际情况,灵活掌握控制供精者的禁欲时间。为保证精液质量,建议供精者在捐精前保证充足的睡眠、不洗桑拿浴,不抽烟、酗酒,少喝浓茶、咖啡等,同时保持愉悦的心情。

(二)采集精液标本的方法

供精者精液采集必须在指定的取精室内进行,建议采用手淫法将精液尽量完整地采集在无菌取精杯内。人类精子库应创造一个温馨的取精环境,如取精室应温度适宜(20~30℃)、环境隐秘、灯光柔和、干净整洁,并保证隔音和通风,使取精者的紧张情绪得到放松,让取精者有一种安全感。在取精时尽量避免打扰供精者,以免造成精神紧张导致取精困难或者精液采集不完整。采集精液前应先对供精者进行身份确认(如身份证识别或指纹比对),再发放无菌取精杯和消毒用品,如一次性坐垫、生理盐水、无菌棉球或无菌纱布。取精杯上应标注好供精者的编号、禁欲时间和采集日期等信息。不建议使用碘伏或酒精消毒剂进行阴茎消毒,会对捐精者取精过程和精子活力造成一定影响。

(三)精液标本的转交

精液采集完成后,供精者应尽快将精液标本转交至人类精子库实验室人员,建议在取精室与实验室间建立恒温传递窗,以方便供精者传递精液标本。实验室人员接收到精液标本后,应核对供精者的编号等基本信息,记录精液留取的时间,再放入 37℃ 恒温培养箱或水浴箱中进行液化。

(四)精液检查

待精液液化后(一般约 10~30 分钟),充分混匀后取样进行分析,目前国内多采用 Makler 计数板进行手工计数或利用 CASA 进行自动分析。建议每份精液标本至少取样分析 2 次,以尽可能减少取样误差。分析完后将精液的体积、pH、浓度、活力、圆细胞数量、液化时间、分析和冷冻日期、冷冻管数、冷冻方法等一并输入人类精子库管理系统。对于初筛合格的供精者还需进行精子形态学分析,建议采用改良巴氏染色法进行染色分析。每批次冷冻合格的精液都要取样进行细菌培养,以排除致病菌感染。

(五)冷冻保护剂的选择

1. 根据保护剂在冷冻过程中调节水流动的方式,可以分成渗透型和非渗透型两类。常见的渗透型冷冻保护剂包括二甲基亚砜、乙二醇、丙三醇和甘油。这类保护剂可以穿透细胞膜,缓解高浓度溶质对细胞内重要蛋白分子的毒性影响。非渗透型冷冻保护剂包括蔗糖、果糖、卵黄和白蛋白等,这类保护剂不能进入细胞,通过提高细胞外渗透压,使细胞脱水,从而减少细胞内冰晶的形成。两类保护剂配合使用能更好地保持精子膜结构的稳定。

2. 目前,精子冷冻保护剂的种类很多,大致分为有单纯甘油型、甘油复合型和无甘油复合型三种,以甘油复合型冷冻保护剂应用最为广泛,有商品化的,也有各人类精子库根据自己的工作经验自行配制的。每一批次的冷冻保护剂在使用前均需做细菌培养和冷冻对照试验,以保证使用的安全性和稳定性。如果自行配制冷冻保护剂中含有卵黄,还要考虑动物源性的生物安全风险。《世界卫生组织人类精液检查与处理实验室手册》(第 5 版)推荐的精液冷冻保护剂(GYEC 冷冻保护剂)配置程序如下:

(1)在 65ml 的无菌蒸馏水中加入 1.5g 葡萄糖和 1,3 二水三羧酸柠檬酸钠。

(2)加入 15ml 甘油混匀,再加入 1.3g 甘氨酸,完全溶解后用 0.45μm 微孔的滤器过滤。

(3)加入 20ml 新鲜卵黄(最好从特定的无病原蛋中提取):清洗鸡蛋,去壳,用注射器穿刺鸡蛋膜取到蛋黄,一般一个鸡蛋可获得约 10ml 的蛋黄。

(4)在 56℃ 水浴箱中孵育 40 分钟,并经常轻柔搅拌。

(5)检测所配制溶液的 pH 是否在 6.8~7.2 范围之内,若超出范围则重新制备,以防试剂成分或剂量加入错误。

(6)配制完成后需对该批次的冷冻保护剂进行细菌培养和精子毒性试验,以检验其安全性。

(7)保护剂的配制和分装须在超净台内完成,分装的量可以根据实际的使用情况调整。

(8)配好的保护剂可以在 −70℃ 冰箱或者液氮中进行保存,最好在 3 个月内使用。

(六) 精液分装

1. 保护剂的添加量与供精者精液的浓度和体积有关,根据精液浓度的不同保护剂与精液的添加比例从 1:1 到 1:3 不等。根据添加比例的不同,需要配制不同成分含量和渗透压的保护剂,以达到更好的冷冻效果。有研究显示,相同的保护剂使用 1:3 的添加比例可以提高冷冻后前向运动精子百分率和复苏率。

2. 保护剂的添加和精液的分装应在百级超净工作台内进行操作。为了降低保护剂高渗对精子的影响,可以在添加保护剂的同时缓慢匀速地摇晃取精杯,逐滴加入精液中轻柔混匀再进行分装;也可以先将精液分装到冻存管中再按比例逐一添加保护剂,最后轻柔颠倒混匀数次。值得注意的是:冷冻保护剂在温度较高的情况下会增加其细胞毒性,因此在精液冷冻前,室温应保持在 20~24℃。有研究显示,低温(4℃)的冷冻保护剂可以改善精液的冷冻复苏效果,同时,添加完保护剂后平衡时间不宜过长,一般以 5~10 分钟为宜,4℃平衡的冷冻复苏率更优于室温平衡。

3. 供精者精液冷冻保存方法。根据选择冷冻载体的不同又分为:冻存管法、麦管法、注射器法、安瓿法和颗粒法等。冻存管因其操作简便、易于标记,同时分装的精液量较大,目前应用最为广泛。对不同血型的供精者的精液标本采用不同颜色的冻存管进行储存,便于标本的出入库管理。冷冻前需在冻存管上标注供精者的编号、血型、冷冻日期等信息,可以手写标注,也可以打印专用的耐低温冷冻标签粘贴于冻存管上,操作更加简便、准确、避免误差,但也需要注意和预防标签脱落的情况发生。

(七) 冷冻方法

1. **降温过程** 人类精子在冷冻过程中,必须通过以下 5 个温度阶段,根据精子在各温度阶段理化性质的变化,应采取不同的降温速率,以获得理想的精子冷冻复苏率(表17-1)。

表17-1 精子的降温过程

降温阶段	温度范围	降温速度
温度休克阶段	室温~5℃	(1~1.5)℃/min
冰晶潜热阶段	5~-5℃	(5~7℃)/min
冰晶形成阶段	-5~-15℃	(5~7℃)/min
再结晶阶段	-15~-80℃	(30~50)℃/min
贮存阶段	-80~-196℃	(30~50)℃/min

2. **冷冻方法** 目前,国内各人类精子库对常规供精者精液冷冻均采用液氮蒸汽作为制冷剂,冷冻方法较多。总结起来,大致可以简单分为手工法和程序降温仪冷冻法。

(1)手工法:根据降温步骤的不同,手工法可以分为一步法、两步法和多步法,其中两步法和多步法应用较多。可以将分装后的精液标本在-20℃冰箱中放置5分钟后再直接浸入液氮中贮存;或者将精液标本悬吊在液氮表面一定高度的液氮蒸汽中(-80~-100℃)10~20分钟后直接浸入液氮中储存;也可以先在4℃冰箱中预冷10分钟,再将精液标本置于液氮表面上2cm处熏蒸10分钟后浸入液氮中储存。手工法操作相对简单快捷,不需要昂贵的仪器,但是降温速率不易控制,影响因素较多,冷冻复苏效果也不稳定。

(2)程序降温仪冷冻法:该方法降温步骤和降温速度可根据需要灵活设置,使精子细胞逐步适应低温环境,减少冷休克和精子损伤的发生,其优点是冷冻复苏效果较好,相对稳定,减少人为因素影响,同时可以大批量冷冻。但缺点是需要专门的程序降温仪,并且仪器价格昂贵、冷冻耗时较长,液氮消耗量较多。

冷冻完成后,应将冷冻好的精液标本转入专门的液氮储存罐中保存,并在人类精子库管理系统中记录冷冻的管数、保护剂类型、添加比例、冷冻方法、储存位置分析冷冻人员和入库人员等信息。未完成HIV复查的精液标本应与可外供的精液标本分区、分罐保存,以便于库存管理和预防交叉污染。

二、供精者精液冷冻的质量控制

质量控制是为满足质量要求所采取的作业技术和手段,其目的就是为了保障精子库各项工作的安全性、规范性和有序性。精子库应建立从供精者筛选、精液采集、分析、冷冻、储存、外供到使用反馈和随访管理的操作规范和质量控制制度,对全流程进行质量控制。

(一)环境的质量控制

精子库冷冻实验室为空气净化实验室,洁净等级应达到万级标准,局部精液分装区域应达到百级标准。所有实验室人员必须更换无菌手术衣、戴帽子、口罩,更换专用鞋,洗手后方可进入工作区域,操作时要戴无粉尘无菌手套。工作区域内需每天进行卫生清洁和空气消毒,每月进行一次空气培养,并做好相关质量控制记录。

(二)仪器设备的质量控制

精子库实验室必备的仪器设备包括:精子计数池、移液器、相差显微镜、电子太平、恒温设备、冰箱和程序降温仪等。其中恒温培养箱、水浴箱、冰箱和程序降温仪等除定期做好仪器设备的保养和维护外,还需要进行温度监测和运行状况的登记管理。此外,移液器、电子天平、pH 计、温度计、精子计数池和计算机辅助精液分析系统等还需要定期进行校准和质量控制,以保准仪器使用的精确性。

(三)试剂和耗材的质量控制

精子库内各物品按无菌区和污染区分开放置,并做好相应标识。各无菌用品应按规定消毒并记录消毒日期和使用时限。实验室还要做好试剂和耗材的出入库管理,确保所有与精子直接接触的试剂、耗材和物品均通过精子存活试验,并都在有效期内使用。

(四)流程的质量控制

1. 供精者采集精液前应交代清楚取精注意事项,督促供精者做好取精前的清洁工作,按照规定方法尽量采集完整的精液标本。

2. 实验室人员接收精液标本时应注意核对供精者的编号、日期等基本信息。不接收没有标识的精液标本,不冷冻保存检验不合格的供精者精液标本。

3. 精液分析前需充分混匀,取样时尽量避免产生气泡,以免影响分析结果。实验室应定期进行人员间精液分析的质量控制,以保证计数结果的准确性和一致性,减少人员间的差异。

4. 精液分装时应在百级的超净工作台内进行,每次仅分装一份精液标本。严格执行一人一使用原则,以避免标本混淆和交叉污染的发生。对试验过程中使用的所有吸头、吸管、注射器、冻存管和取精杯等,均按照医疗废物进行处理。

5. 建议每批次冷冻的精液标本都进行冷冻复苏试验,以评估每次精液的冷冻效果,同时对冷冻复苏率进行监测和质量控制。实验室还要定期对库存的冷冻精液标本进行质量抽查,分析冷冻储存后精液质量和复苏率的变化,是否发生标签脱落或字迹模糊等现象,以评估精液冷冻和储存的稳定性和安全性。

6. 建议精子库对冷冻精液标本进行定期盘点和抽查,对库存标本的位置和数量进行核查。

第三节　供者冷冻精液保存与对外供应

一、供者冷冻精液保存

液氮为一种无色、无味、低黏度的液体,其沸点为-195.8℃,具有温度低、不自燃、不助燃、不易爆炸、来源丰富等特点,细胞在此温度下基本停止了一切代谢活动,被广泛用于冷冻保存生物标本,尤其是动物和人类细胞。目前仍是世界范围内各大生殖中心和精子库储存标本的常用方法。

(一)保存方法

1. **液氮保存**　其储存效果已经得到公认,具有温度低、波动范围小等优点。但也存在易蒸发、消耗量较大、需要频繁添加、定期检查、易交叉污染等缺点。已有证据证明大多数病原微生物可以在液氮中存活,若冷冻载体密封不严在液氮集中存放,存在标本间交叉污染的可能。

2. **液氮蒸汽保存**　与液氮保存相比,在液氮蒸汽中储存冷冻精液标本能够降低标本间交叉污染的风险。同时还有降低液氮消耗量和避免频繁添加等优点,提高了操作的安全性。大量研究显示,使用液氮蒸汽和液氮进行保存,复苏后精子的浓度、活力、形态、复苏率、DNA完整性、顶体酶和线粒体活性等参数均无显著差异。目前,国内已有一些人类精子库采用气相液氮储存系统进行冷冻精液标本的储存,应用效果良好。

(二) 保存时限

如果精液在合适的条件下储存,精子质量不会随时间推移而发生明显的不良改变。国外一项回顾性研究分析了 72 家人类精子库,分别液氮冻存了 0.5 ~ 14.4 年的 2 525 份供精标本,发现不同冻存时间的精液标本在前向运动精子浓度上无显著性差异。目前已有最长冷冻 40 年的精液标本,通过 ICSI-IVF 助孕治疗,并成功妊娠分娩双胞胎的案例。但是也有研究表明,随着冻存时间的延长,精子的膜蛋白和微管结构蛋白的损伤会加剧,进而影响精子存活率,尤其是反复暴露于室温者。所以精液标本在液氮中保存应尽量减少在空气中暴露的次数和时间。

(三) 冷冻复苏

精子冷冻过程中发生的一系列变化也会反向地表现在复苏过程中。有研究表明,若采用慢速复温,可能在精液溶解前(-10~0℃)再次形成冰晶造成精子损伤,而快速复温(100℃/min)则可以避免这种损伤。目前,关于精子冷冻复苏的方法有很多,国内各人类精子库和生殖中心多采用 37℃水浴 10 分钟的复苏方法,效果较好。水浴复苏时应注意水面不能超过冻存管和旋盖的连接处。

(四) 安全管理

1. 只能冷冻保存复苏合格的精液标本,入库前须双人核对冷冻精液的编号、管数、日期和位置等信息无误后方可入库。

2. 在冷冻精液的保存过程中,须采取必要的措施以防止交叉污染。可以将正在捐献期的精液标本和 HIV 复查合格可外供的精液标本进行分罐、分区保存;或使用气相液氮储存系统或/和全封闭冷冻载体储存供精精液标本;或对程序降温仪、冻存载体和液氮罐定期进行消毒。以减少交叉污染的风险,提高标本储存的安全性。

3. 超过 6 个月未完成捐献过程的供精志愿者,应重新对其进行一次全面体检,包括生殖器检查、性传播疾病检查和精液细菌培养检查。对出现异常结果的供精志愿者,应立即取消其供精资格,并将已冻存的精液标本销毁。对于细菌培养异常的供精者,可通过再次解冻复查或一定的药物治疗决定其后续是否可以继续进行捐献。

4. 液氮储存罐有一定的使用年限,要注意储存罐的有效使用期。精子库工作人员应每天对液氮储存罐进行安全检查,定期进行液面高度测量和液氮添加。必要时可以给精液标本储存罐和储存室须加锁,并由专人负责。有条件时,建议在储存室加装监控系统和液氮报警系统。

5. 标本储存室应保持良好的通风,防止因液氮泄漏、挥发而造成缺氧,尤其是在工作期间室内氧气含量要充足,应配备相应的氧含量监测和预警装置。同时由于液氮温度太低,对操作人员存在安全隐患,还应配备护目镜、防护面罩和防冻手套等防护用具。

6. 标本储存室必须加强防火、防盗等安全管理,定期对储存室的用电设备、通风设备、气罐搬运工具和防护用具等进行检查,发现问题及时处理。

二、供者冷冻精液的对外供应

人类精子库只能向取得相应资质的医疗机构提供精液标本,所提供的精液标本必须检验合格。并对用精单位的审核、精液标本的挑选、运输、交接和信息反馈都有明确的制度和规定,具体外供流程见图 17-1。

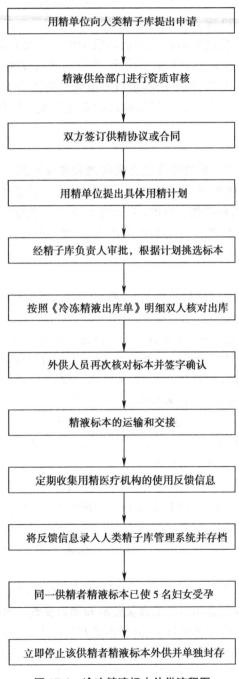

图 17-1　冷冻精液标本外供流程图

（一）供给管理

1. 人类精子库只能向持有开展供精人工授精或体外受精胚胎移植术资质的医疗机构提供检验合格的冷冻精液标本。用精单位须提供医疗机构的营业执照复印件、供精人工授精或体外受精胚胎移植术批准证书的复印件和书面的用精申请书等相关资料。

2. 精液供给部门负责受理和审查用精医疗机构提供的所有资料，审查合格后提交精子库负责人，由精子库负责人代表精子库与用精医疗机构法人代表或其代理人签订供精协议书或供精合同等相关文书。

3. 用精医疗机构根据需要填写《精液标本申请单》，内容应包括所需精液标本的血型、数量、精液使用的性质（AID 或 IVF-D）等。精液供给部门根据用精医疗机构的具体申请，从人类精子库管理系统中挑选出满足要求的冷冻精液标本，打印《冷冻精液出库单》，包括待出库精液标本的编号、数量和位置，经精子库负责人审批后，交给实验室工作人员。

4. 实验室工作人员按照《冷冻精液出库单》明细进行双人核对出库，会同供给部门再次核对无误后，在《冷冻精液出库单》上签字确认并办理冷冻精液标本的出库手续。

5. 精液供给部门挑选精液标本时要严格控制标本的出库使用次数，待用精单位反馈治疗结局后，再以递减的方式（可供次数＝5－已受孕人数－未使用标本－失访人数－冷冻胚胎或囊胚）决定该供精者冷冻精液标本的发放数量。当某一供精者的精液标本已使 5 名妇女受孕时，应立即停止该标本的外供，并上报精子库。

6. 对用于辅助生殖治疗后失访或未收到反馈前，均按受孕计算；若体外受精胚胎移植术治疗后有冷冻胚胎或囊胚保存，且暂未移植或受孕的，均按照临床妊娠计算，并及时跟踪随访。

7. 用精医疗机构在使用人类精子库提供的冷冻精液标本时，如发现精液标本存在任何质量问题，如复苏后不达标或爆炸等情况，应及时与人类精子库取得联系。人类精子库也应定期随访用精医疗机构对冷冻精液标本及相关服务的满意度和反馈意见，将反馈信息记录并上报人类精子库。

8. 随着国家生育政策的调整，人类精子库面临一些使用供精已生育的夫妇，继续生育孩子的需求。针对此类受精者，首选原精液标本出库使用，如果原精液标本已无库存，可以考虑联系原供精者在检查合格后继续进行捐献。

（二）运输管理

1. 精子库供给部门应建立专门的冷冻精液标本运输登记表，由专人负责登记，并永久保存。

2. 冷冻精液标本必须用检验合格的液氮罐进行运输，液氮罐需根据运送标本的数量和运送距离来选择，并由接受过培训的专人负责运输，以确保精液标本的安全。

3. 精液供给部门与用精单位在事先约定的时间和地点办理交接手续，交接前需根据《冷冻精液出库单》再次核对精液标本的编号、数量、血型、冷冻日期等信息，检查精液标本的相关文件资料，包括《供精者体貌表》《冷冻精液质量记录表》《冷冻精液供给交接单》和《供精者的可孕人数》等。双方核对无误后在《冷冻精液出库交接单》上签字确认，并各自保留一份。同时附带《冷冻精液质量反馈表》《供精人工授精精液使用结果反馈表》《供精体外受精胚胎移植术精液使用结果反馈表》和《供精体外受精冻胚移植精液使用结果反馈表》等，以便反馈和随访。

第四节　治疗结局的随访、数据管理与咨询服务

一、治疗结局的随访

随访是指医疗机构对曾就诊的患者以通信或其他的方式,进行定期了解患者病情变化和指导康复的一种观察方法。通过随访可以提高医疗服务水平,同时方便医师对患者进行跟踪观察,掌握第一手资料以进行统计分析、积累经验,同时也有利于医学科研工作的开展和医务工作者业务水平的提高,从而更好地为患者服务。人类精子库的随访工作主要包括供精者随访和用精单位随访,通过定期随访,可有效地控制精液标本质量、监控受孕人数、及时了解患者治疗后的健康状况、胎儿及出生子代的发育情况,以避免和减少子代出生缺陷的发生。

1. 人类精子库在与取得相应辅助生殖技术资质的医疗机构签署供精协议或供精合同时,须明确该用精单位有责任和义务向人类精子库及时、准确地反馈冷冻精液的质量、使用情况和受精者治疗结局等信息。

2. 用精单位在冷冻精液使用后的 2 个月内,要对受精结果进行随访,并及时填写《冷冻精液使用情况反馈表》,由生殖中心负责人签字并加盖单位公章后反馈给人类精子库。

3. 若接受供精人工授精或体外受精胚胎移植术治疗的患者,一旦确定妊娠,用精单位应每 3 个月随访一次,直至分娩,并将分娩结果、子代发育情况、有无出生缺陷等信息及时反馈给人类精子库。

4. 如果用精单位在精液使用后的 2 个月内不能按时完成随访的,人类精子库应暂停向该单位提供精液标本。如果 3 个月内仍不能反馈使用结果,人类精子库有权利收回尚未使用的冷冻精液标本,并向其上级行政主管部门反映,由其上级主管部门进行处理。

5. 供给部门工作人员负责定期随访和收集各用精单位的使用反馈情况,包括:①用精单位总体使用情况:使用精液标本数和受孕妇女数等。②精液标本使用情况:如受精者代号,使用精液标本的血型、编号、管数、使用时间、受精方式(AID、IVF 或 ICSI)及所用精液标本的冷冻复苏情况等。③受精者用精后的妊娠和生产情况:包括是否怀孕,是宫内妊娠还是宫外孕,是单胎还是多胎,是否有冷冻胚胎或囊胚等。④受精者使用该精液后的身体状况:是否出现性传播疾病或遗传学疾病等。⑤出生子代的生长发育状况及有无出生缺陷。⑥其他:受精者进行辅助生殖技术的适应证、受精者家庭状况、精神状态等。但禁止询问受精者的身份资料和详细住址等情况。

6. 供给部门工作人员对收集到的反馈信息进行核对、登记、录入后将反馈表及时归档做永久保存。并定期对所有用精单位的反馈信息进行整理、归纳、汇总,发现问题及时向精子库负责人汇报。

7. 档案管理部门负责收集和统计每一位供精者精液标本的使用情况,统一归档保存并录入精子库管理系统中。如某一供精者的冷冻精液已使 5 名妇女受孕,则应立即停止该供精者精液标本外供,同时将该供精者精液标本进行分罐单独保存,并上报精子库负责人。

二、治疗结局的数据管理

人类精子库应对冷冻精液标本的储存、外供、使用和治疗结局等信息做到准确、安全、有

效的管理。除了原始纸质档案的保存和管理,还需要建立并完善一套科学、方便、高效的精子库管理系统,同时具有查询、统计、预警等功能以实现人类精子库管理的现代化和信息化要求。

1. 精液供给部门在收到各用精单位的治疗反馈信息后,及时整理、核对,将精液使用情况,如供精者编号、使用时间、受精方式及治疗结局等信息准确地录入人类精子库管理系统。

2. 用精单位反馈的所有纸质材料移交档案管理部门归档、保存,档案室应做好防火、防盗、防霉、防虫等措施。

3. 人类精子库应定期对反馈的治疗结局进行统计和汇总,严格控制每个供精者的精液标本最多只能使 5 名妇女受孕。

4. 管理人员定期对精子库管理系统的数据通过移动硬盘或光盘等方式进行备份,以防数据丢失。可定期将备份数据异地保存,以防地震、火灾等不可抗因素的影响。

三、治疗结局的咨询服务

治疗结局的咨询服务主要针对遗传优生、围产保健、生殖健康等问题进行系统的咨询服务。以满足医患双方的共同需求,为辅助临床医师诊治工作、指导患者完善各种检查提供了帮助。

1. 人类精子库应随时接受并解答用精单位在外供精液使用过程中遇到的各种问题,如冷冻精液的复苏质量、外供使用和治疗结局随访情况等。

2. 受精者出于对后代的考虑,需了解供精者的一些基本信息,人类精子库可以将供精者的民族、籍贯、血型、身高、体重、外貌特征、受教育程度和兴趣爱好等基本信息提供给受精者。

3. 人类精子库有责任和义务无偿为受精者及子代提供心理咨询和婚姻咨询服务。

(1)可告知供精者,人类精子库已建立完善的近亲结婚预防体系,供精者子代近亲结婚的可能性几乎为零。包括精液供给部门和精液使用单位建立了 5 例妊娠监控机制,能有效控制超 5 例妊娠的现象发生;同时通过中央信息数据库以确保每位供精者只能在一处供精,避免发生精子库间信息互不沟通造成的后代近亲结婚;虽然目前我国是匿名供精,但人类精子库有完善的供精使用管理体系,包括完整的、永久的纸质和电子资料档案,为未来供精生育后代提供免费婚姻咨询服务。

(2)根据原卫生部《人类辅助生殖技术和人类精子库伦理原则》中保护后代的原则规定,人类精子库有义务在匿名的情况下,为供精出生子代提供有关医学信息的婚姻咨询服务。具体流程如下:

1)使用人类精子库的冷冻精液标本出生的后代,在向人类精子库提出婚姻咨询服务申请时,应携带身份证明、实施辅助生殖技术的医疗机构出具的病历资料或者相关证明,以及父母同意的书面证明。

2)人类精子库在接到申请后,向当事人讲解相关法律法规和制度,应明确告知当事人,通过精子库查询,并不能完全排除近亲婚配的风险。通过遗传学检测等技术手段,可以在最大程度上排除近亲婚配风险。建议当事人采用技术手段排除近亲婚配风险。

3)如果需要查询精子库相关档案,则必须填写《精子库档案查询审批表》,逐级审批。遇到伦理问题难以抉择时,需提请医院伦理委员会讨论决定,或者请示医院相关部门和上级卫生行政部门决定。

4)完成精子库档案查询审批流程后,档案管理人员按照相关规定,通过精子库管理系统查询相关电子档案,同时与纸质档案核对无误后,在遵循互盲原则和保密原则的前提下,联系供精者,在征得对方同意的前提下,确定实施技术鉴定的方式、方法和时间。

5)人类精子库工作人员有义务告知供精者,对其供精出生的后代无任何的权利和义务。

6)人类精子库应针对受精者子代了解其确实出生后,对可能出现的各种情况提供有效的心理、伦理及道德等方面的咨询服务。

第十八章　自存精液的冷冻保存与管理

本章依据 2001、2003 年国家卫生部颁布的《人类精子库管理办法》《人类精子库基本标准和技术规范》《人类辅助生殖技术和人类精子库伦理原则》以及《世界卫生组织人类精液检查及处理实验室手册》(第 5 版)编写。

第一节　自存精液冷冻保存的适应证和禁忌证

一、适　应　证

1. 接受人类辅助生殖技术治疗时,有合理的医疗要求

(1)取精困难或因其他原因取卵日可能不能提供新鲜精液,可提前采集精液冷冻保存。

(2)严重少精子症、弱精子症,精液质量波动较大或者进行性下降,取卵日新鲜精液中可能无可用精子,可提前冷冻精液备用。

(3)接受睾丸或者附睾穿刺、睾丸活检、显微切开等手术治疗,将获取精子或者睾丸组织收集后冷冻,可用于将来的人类辅助生殖技术治疗。

(4)其他方式获取精子,例如射精障碍电刺激辅助射精者酌情提前冷冻精液。

2. 出于"生殖保险"目的

(1)需保存精子以备将来生育者,如夫妇长期两地分居、晚婚晚育等。

(2)男性在接受化疗、放疗或致畸剂量的射线、药品等。

(3)男性接受绝育手术或者可能影响射精功能的手术前。

(4)从事生育力高风险(接触放射性或有毒物质和化学物质、重金属、意外伤害等)职业之前,如军人、放射科技师、消防员、试飞员等。

(5)患有影响生育力的严重疾病但有生育需求的男性,如患有肿瘤、肾病、糖尿病等可能影响射精功能或者导致精液质量持续降低等。

3. 了解有关精子冷冻、保存和复苏过程中可能存在的影响并知情同意。

二、禁　忌　证

1. 性传播疾病及其他传染病急性感染期患者或者病原携带者,以及淋病、梅毒、生殖器疱疹、软下疳、非淋球菌性尿道炎、性病性淋巴肉芽肿和尖锐湿疣等治愈未超过 6 个月者。

2. 泌尿生殖系统炎症急性发病期患者。

3. 有关精神病发病期患者,如精神分裂症、躁狂抑郁型精神病以及其他重型精神病。

4. 不宜生育的严重遗传性疾病患者,包括由于遗传因素先天形成,患者全部或部分丧

失自主生活能力,子代再现风险高,医学上认为不宜生育的疾病。

5. 医学上认为不宜生育的其他疾病患者,如重要脏器疾病等。

6. 长期接触放射线和/或有害物质者。

患有以下疾病,强烈要求自存精液冷冻保存者:有疑似遗传性疾病或遗传病家族史,必须进行严格的优生遗传学筛查;可疑性传播疾病病原携带,必须进行严格的传染病、性病咨询,方可考虑自存精液。HBV等长期带病毒者应单独或者隔离冻存精液。

第二节　自存精液的精子冷冻、保存方法与质量控制

一、精 子 冷 冻

1. 冷冻方法

(1)手工冷冻:将分装好精液标本的冻存管按照两步法手工冷冻:①置于液氮液面上方5cm处,以液氮蒸汽熏蒸10分钟。②将标本置于液氮液面上方0.5cm处,以液氮蒸汽熏蒸5分钟。③把精液移到-196℃液氮中。

(2)程序降温仪冷冻:将分装好的精液标本放入程序冷冻仪,按照三阶段程序冷冻:①每分钟1℃的速率从室温降至0℃。②以每分钟5~7℃的速率从0℃降至-30℃。③以每分钟25℃的速率从-30℃降至-80℃。④投入-196℃的液氮中保存。

(3)玻璃化冷冻:先将精液进行优化处理,然后将尼龙冷冻环直接浸入含有精子的培养液中,再将冷冻环放入冷冻管中,可将冷冻管直接浸入液氮中,也可将冷冻管放置于液氮蒸汽上方3cm,维持5分钟后直接投入液氮中。

(4)去卵细胞透明带法冷冻:选定单个活动精子,通过显微注射针注入去卵细胞的透明带中,一般每个透明带注入5~10条精子,装入麦管中密封,采用人工或者程序冷冻仪冷冻。此法主要用于微量精子或者单精子冷冻。由于操作繁琐、材料不易获取以及生物安全等问题,目前已较少采用。

(5)微量精子冷冻、单精子冷冻:吸取少量微量精子冷冻保护剂滴在冷冻载杆(片)上,显微镜下通过显微注射针吸取单个精子或者2~5条精子注入冷冻微滴中,将冷冻载杆(片)装入冷冻麦管中,封口,采用程序冷冻仪冷冻或者手工把标本放在液氮蒸汽中熏蒸30分钟,投入-196℃的液氮冷冻保存。

2. 冷冻方法的选择　根据精液来源(手淫法取精、附睾或睾丸穿刺取精等)及精液质量确定冷冻方法进行选择。具体如下:

(1)手淫法取精而精液质量能达到人类精子库合格供精员标准者,可直接采用手工冷冻或程序冷冻仪冷冻。

(2)手淫法取精精液质量在正常参考范围以上但低于人类精子库合格供精员标准者,可直接或者优化后,采用手工冷冻或程序冷冻仪冷冻。

(3)手淫法取精而精液质量低于正常参考范围者,可先进行优化处理,再采用程序冷冻仪冷冻或玻璃化冷冻。严重少精症、弱精子症者,可采用微量精子、单精子冷冻法冷冻。

(4)经附睾或睾丸穿刺取精者,可先进行优化处理,再采用程序冷冻仪冷冻、玻璃化冷冻或者微量精子、单精子冷冻法冷冻。

二、精液保存

采用液相液氮或者液氮蒸汽储存自存精液标本。为了防止因液氮不足或者储存罐罐体损坏危及冷冻精子标本安全,应做好维护,并及时添加液氮。建议使用安装自动报警功能的液氮罐保存标本。

普通精液冻存管由于密封的问题,在液相保存时有交叉感染风险,建议精液冻存前参考《人类精子库基本标准和技术规范》规定的捐精志愿者的筛查程序和健康体检标准,做性传播疾病、传染病、病原微生物及精液细菌培养等化验、检查,根据结果分罐、分类保存,或者使用气相液氮罐、采用全封闭的冷冻载体(冷冻麦管两端封口、冻存管外加全封闭套管等)保存,防止交叉感染。

三、质量控制

(一) 冷冻前的质量控制

1. 冷冻保护剂　可自行配置或者商品化采购,使用前均须严格进行质量控制。

(1)自行配制冷冻保护剂须严格按照《世界卫生组织人类精液检查及处理实验室手册》推荐的甘油-卵黄-柠檬酸盐的保护剂配方和标准程序进行。确认配制所需的药品、试剂等处于有效期内,准确称量重量、体积,依次加入,采用 $0.22\mu m$ 微孔过滤器过滤。可在保护剂中添加庆大霉素等抗生素。检测试剂 pH,调整 pH 在 $6.8\sim7.2$ 范围之内。试剂的配制和分装在超净工作台中完成,严格无菌操作,配制完成后做细菌培养,确认无菌,3 个月内使用。

(2)冷冻保护剂使用前,自配试剂和商品化试剂均需要确认有效期在规定范围内,并做精子毒性试验确认试剂安全无毒。

(3)冷冻保护剂多次使用时,用封口膜封口,放于 $4℃$ 冰箱内保存,下次待用。

2. 一次性耗材的质量控制　一次性耗材在使用前需进行消毒,保证无菌。每批一次性耗材使用前须进行精子毒性试验,保证对精子无毒性作用。

3. 程序冷冻仪的质量控制　定期进行仪器的维护、保养和校准,以保证仪器能正常运行。

4. 人员质量控制　定期对操作人员进行质量控制分析,不达标时则寻找原因,进行操作培训、考核。

5. 实验室的使用　实验室在使用前须开启层流,进行紫外线消毒。室内恒温恒湿,保证室温在 $25℃$ 左右,湿度 $40\%\sim60\%$。

6. 精液的采集与送检　须按照《世界卫生组织人类精液检查及处理实验室手册》标准程序严格进行质量控制。精液采集标本容器使用前需做精子毒性试验确认无毒。取精者取精前清洗双手和外阴,使用无菌容器采集精液标本,避免非精液来源的微生物污染。

7. 精液的分析及处理　精子参数(活力分级、浓度等)分析按照《世界卫生组织人类精液检查及处理实验室手册》标准程序严格进行质量控制。精液处理按照手册中精子制备技术标准程序操作,可采用非连续密度梯度法、上游法进行优化处理,处理过程严格无菌操作。

(二) 冷冻中的质量控制

1. 冷冻方法的选择

(1)根据不同的冷冻方法制定各自方法的标准操作程序。

(2)根据精液来源(手淫法取精、附睾或睾丸穿刺取精等)及精液质量选择确定适宜方法,严格参照标准操作程序执行冷冻操作。

2. 精液标本添加冷冻保护剂

(1)保护剂在超净工作台内添加,严格无菌操作。

(2)保护剂应在2分钟内加完。

(3)添加保护剂的同时应轻柔缓慢地晃动容器。

(4)添加完保护剂后精液标本立即分装,室温下平衡5~10分钟。

(5)精液标本送细菌培养。

(6)确保每次操作时,操作台面上只有一人的精液标本。

(7)操作过程双人核对。

3. 手工操作,应按照不同冷冻方法标准操作程序控制标本距离液氮的距离和冷冻时间,利用液氮上方的温度梯度逐步降温;对液氮容器侧壁进行刻度标记,以保证每次冷冻均处于同一高度。

4. 程序冷冻仪冷冻时,严格按照程序冷冻仪的标准操作程序操作,确认选择的冷冻程序中设定的冷冻速率与精子冷冻方法一致。使用UPS电源防止仪器断电冷冻中止。

5. 定期对冷冻操作人员进行质量控制管理分析。

(三)冷冻后的质量控制

1. 每次冷冻后均应进行精液样本的解冻复苏分析,以保证精液质量。原则上应保证冷冻后复温精液必须有前向运动的精子。若无前向运动精子,应将结果告知自存精液者,并建议进行下次再次取精冷冻。

2. 精液复苏的质量控制在精液冷冻结束后,可立即进行复苏,也可在储存24小时后对样本进行复苏。冷冻样本须在37℃水浴中复苏10分钟。

第三节 自存精液的冷冻保存管理的基本要求

只有经卫生行政管理部门批准设置的人类精子库或者辅助生殖技术机构才可进行自存精液的冷冻保存技术服务。

一、签署自精保存意向(申请)书和知情同意书

(一)存精意向(申请)书的主要内容

1. 存精者基本情况(包括婚育状况)。

2. 要求进行自存精液冷冻保存。

3. 说明保存精液的理由。

4. 存精者具有完全民事能力。

5. 无精神病,无传染病,未长期接触放射线和有毒物质,无性传播疾病,无遗传性疾病,无严重家族遗传性疾病史。

6. 接受精子库要求的各项检查,提供有效期内的相关医学检查结果。

7. 按要求缴纳相关费用。

（二）知情同意书的主要内容

1. 精子冷冻、保存和复苏过程中将对精子质量造成一定的损伤，因个体差异，存在精子复苏活动率减低和不能复苏的风险。了解女性妊娠是非常复杂的过程，存在着许多已知和未知的影响因素，精液保存有较高技术风险并愿意承担这些风险。

2. 明白女性妊娠可能存在流产、早产、畸胎、死胎、生育畸形儿等不良结局并愿意承担这些风险。

3. 当预计精液冷冻保存结果可能不理想，但仍坚持自身精液保存时，存精者需亲自签名并对后果负责。

4. 知晓精液保存的有关程序和收费标准，保证按时如数向精子库缴纳自身精液保存前检查费、自身精液保存费、精子优选处理费及超出规定保存次数时应支付的费用，并缴纳法律公证费等相关费用。如逾期和/或未如数缴纳相关费用，自存精液者在精子库保存的精液将被废弃。

5. 精子库有权决定精液保存的最长期限。存精者可选择一次性保存最长期限或小于最长保存期限。保存期到期但未超过最长保存期限时，存精者应到精子库协商是否继续保存。

6. 在精液保存协议的有效期限内，自存精液者夫妇双方通过经省级卫生健康委员会批准开展相应助孕技术服务的人类辅助生殖技术从业单位，提前向人类精子库提出自存冷冻精液标本的提取申请。

7. 自存精液者在接受辅助生殖技术医疗服务后 1 个月内，须向精子库反馈妊娠结局。

8. 自存精液者在精子库冻存的精液只可用于对精液保存者的合法妻子（以身份证、结婚证为准）进行辅助生殖技术服务，不能用于对他人进行辅助生殖技术服务。

9. 关于自存精液者进行辅助生殖技术服务的有关事项。

（1）自存精液者的精液在保存前必须进行检查，按照《人类辅助生殖技术规范》排除性传播疾病（包括艾滋病）、遗传病，并且已经向精子库提交精液保存意向（申请）书，签署知情同意书，缴交相关款项。

（2）如欲使用保存者精液的合法妻子是艾滋病及梅毒等国家严格控制的性传播疾病和传染病的患者或携带者，将不能接受辅助生殖技术服务。

（3）如欲使用保存者精液的合法妻子患有医学上认为不宜生育的遗传病，将不能接受辅助生殖技术服务。

（4）利用保存精液进行辅助生殖技术服务时，自存精液者夫妇双方应与医院办理辅助生殖技术服务手续，缴纳相关款项。自存精液者夫妇双方一起到精子库提交申请和有关复印件。如自存精液者本人因疾病不能亲自前往精子库，则应提交相关法律公证证明，证明自存精液者存活，且同意为其目前合法妻子提供自身精液并接受辅助生殖技术服务。

（5）精子库只向经过卫生行政管理部门批准开展相应医学辅助生殖技术服务的单位提供自身精液保存者精液，不向其他单位或个人提供自身精液保存者精液，不直接向自身精液保存者本人提供其精液。

（6）接受辅助生殖技术的女性必须符合国家卫生健康委员会辅助生殖技术服务的相关法规。

（7）所有相关技术服务必须符合国家生育相关规定。

二、签署自存精液的冷冻保存协议

依据《中华人民共和国合同法》的规定,合同双方,即人类精子库(甲方)与自身精液保存者(乙方)共同商定应用甲方所提供技术条件,为乙方实施精液保存技术服务。经协商一致,签订自存精液的冷冻保存协议。

协议应包括以下基本内容:

1. 甲乙双方主要任务。
2. 协议履行期限、地点和方式。
3. 精子库设备及档案材料在受到不可抗力的事件损害而造成精液保存者利益受损时,精子库将不做赔偿。
4. 人类精子库工作人员应尊重自存精液者和受精当事人的隐私权,并按照有关规定保密。
5. 费用及其支付方式。
6. 违约和争议的相应解决办法。

三、自存精液冷冻保存的伦理和法律法规监管

1. 自存精液所有程序和操作及后续实施的人类辅助生殖技术治疗,均须严格遵循《人类辅助生殖技术和人类精子库伦理原则》,并接受人类辅助生殖技术伦理委员会的监督、审查。
2. 自存精液存在伦理争议或者疑问的,提交人类辅助生殖技术伦理委员会审查和决议,按照决议处理;产生争端无法协商解决的,按国家法律法规程序解决。